HFT

Hochfrequenztraining & Auto-Regulation

Das kybernetische Trainingssystem für

- beschleunigten Muskelaufbau
- deutlichen Kraftzuwachs
- rapiden Fettverlust

novagenics

Christian Zippel

Wichtiger Hinweis für den Leser
Die Erkenntnisse der Sportwissenschaft und Medizin unterliegen laufendem Wandel durch Forschung und Erfahrung. Alle in diesem Buch getroffenen Empfehlungen wurden vom Autor mit großer Sorgfalt erarbeitet und geprüft. Das entbindet den Nutzer dieses Werkes jedoch nicht von der Verpflichtung, präventive und therapeutische Entscheidungen in eigener Verantwortung zu treffen.

ISBN 13: 9-783929-002492

Bibliographische Information der Deutschen Nationalbibliothek
Die Deutsche Nationalbibliothek verzeichnet diese Publikation in der Deutschen Nationalbibliografie; detaillierte bibliografische Daten sind im Internet über http://dnb.d-nb.de abrufbar

Christian Zippel:
HFT – Hochfrequenztraining & Auto-Regulation. Das kybernetische Trainingssystem für beschleunigten Muskelaufbau, deutlichen Kraftzuwachs, rapiden Fettverlust.

2. Auflage Novagenics-Verlag 2012

Inhalt

1. Einleitung

Wissen Sie, welcher Muskel am meisten Potenzial birgt? Welcher Muskel die größte Bedeutung für die Verwirklichung Ihrer Ziele hat? Und welcher Muskel von fast allen Athleten vernachlässigt wird?

Das Gehirn! Es ist der leistungsfähigste aller Muskeln und zugleich Herr über alle anderen Muskeln. Natürlich ist das Hirn kein Muskel im landläufigen Sinne. Aber auch dieses kann hypertrophieren und am Widerstand wachsen – nur auf bedeutend komplexere und sublimere Weise. Sein Training ist das Bewältigen von Aufgaben und Problemen, das Schaffen von Neuem und das Beherrschen des Körpers. Seine Muskelfasern sind Axone, Neuronen und Synapsen. Mit jeder schaffenden Tätigkeit unseres Geistes wachsen Tausende von ihnen heran und verbinden sich neu.

Selbst bis ins hohe Alter können Menschen durch mentale Prozesse ihr Gehirn umstrukturieren und zum Wachsen bringen. Dieses Vermögen wird als »Neuroplastizität« bezeichnet. Sie ist der wahre Reichtum eines Menschen – nicht nur im Alter. Vor allem im Hippocampus, der u.a. für das Lernen zuständig ist, aber auch im sog. Nucleus Accumbens, der im Belohnungssystem unseres Körpers eine bedeutende Rolle spielt, finden wahre synaptische Feuerwerke neuer Verschaltungen statt – wie eine 2008 im *Journal of Neuroscience* erschienene Studie belegt. [1] Dabei ließ man Senioren beider Geschlechter das Jonglieren lernen und beobachtete regelmäßig im Kernspintomographen, wie sich das Gehirn dadurch signifikant umstrukturierte und dass tatsächlich ein Größenwachstum in den beteiligten Gehirnregionen für räumliches Bewegungsempfinden stattgefunden hat.

Darüber hinaus belohnte das Gehirn die Lernprozesse seines Menschen durch die Aktivierung des Nucleus Accumbens. Die Botschaft ist klar: Das Erlernen und Schaffen von Neuem, das Lösen von Problemen – also das erfolgreiche Überwinden von Widerständen – macht glücklich. Je größer hierbei die Herausforderungen sind, desto größer fallen auch die erlebten Belohnungen aus, mit denen das Gehirn dann reagiert. Auf diese Weise bleibt der Mensch beständig dazu motiviert, wirklich Großes, Neues, ja Weltbewegendes zu schaffen und wird umso glücklicher, je mehr er zu erreichen vermag.

Wer hingegen im Trott seines Alltages versinkt und sich nie neuen Herausforderungen und Widerständen stellt, dessen körperliche und geistige Existenz verkümmert zusehends und selbstverschuldet zu einem leb- und glücklosen Dasein – bis man nur noch ein ärmlicher Schatten des eigenen vergeudeten Potenziales ist.

Dabei ist dieses Potenzial doch so unermesslich groß. Bei dem Gehirn haben wir es mit dem komplexesten System im uns bekannten Universum zu tun. Bereits ein Klümpchen davon in der Größe eines Sandkornes beherbergt etwa Hunderttausend Neuronen, zwei Millionen Axone und eine Milliarden Synapsen; sie alle kommunizieren miteinander. Die Anzahl der möglichen Gehirnzustände übertrifft daher die Anzahl der Elementarteilchen im Universum bei weitem. [2] Der wahre, komplexeste und vielschichtigste Kosmos unserer (bekannten) Welt existiert somit nicht irgendwo da draußen, sondern auf unseren Schultern, zwischen unseren Ohren.

Wir Menschen tragen diese Krone der Schöpfung nicht auf, sondern in unserem Kopf. Es ist diese Krone, die den gesamten Werdegang unserer Entwicklung bestimmt; auch den unseres Trainingserfolges und -misslingens. Bisher wird dies jedoch von den meisten Bodybuildern sträflichst vernachlässigt. Sie denken nur an ihre Muskeln. Aber die Muskeln an sich bedeuten nicht viel. Sie sind nur ausführende Organe. Sie machen nur das, was das Gehirn und das restliche Nervensystem befehlen. Vor allem das ZNS – das Zentrale Nervensystem – gibt hier den Ton an, ist hier der Boss. Daraus wird ersichtlich: Wollen wir die Muskeln unseres Körpers zum Wachsen bringen, so müssen wir lernen, dies im Einklang mit der Arbeits- und Funktionsweise unseres ZNS zu machen.

Das vorliegende Buch will diesen Weg des »intelligenten« Muskeltrainings gehen, denn es ist der erfolgversprechendste. Seine beiden Schwerpunkte sind: Hochfrequenztraining und Auto-Regulation! Sie, verehrter Leser, werden mit fortschreitender Lektüre immer stärker nachvollziehen können, weshalb diese beiden Konzepte unausweichlich sind, wenn es um die Entwicklung eines muskulösen, starken, schönen und gesunden Körpers geht.

*

2. Wo ist das Problem?

»Das Gehirn ist ein Apparat, mit dessen Hilfe viele Menschen denken, dass sie denken.« Julian Tuwim

Eine weitere faszinierende Fähigkeit unseres Gehirnes ist die Tatsache, dass es seinen Beitrag an der Konstruktion unserer Wahrnehmungen und Handlungen nicht bewusst werden lässt. Seine Arbeit ist »Understatement« pur. Das hat zur Folge, dass wir es selbst überhaupt nicht wahrnehmen, sondern nur *durch* es wahrnehmen.

Für einen unbedarften Menschen, der sich mit Neurobiologie nicht auskennt, sondern einfach nur vor sich hinlebt, ist sein Gehirn überhaupt nicht existent – er kennt nur seinen oberflächlichen Körper und seine Umwelt. Für viele Bodybuilder trifft dies ebenfalls zu: Sie kennen nur ihre Muskeln und wollen auch nur diese trainieren. Das Problem ist jedoch, dass sich so Denk- und Verhaltensweisen einschleichen, die zwar durchaus zu Erfolgen führen können, aber dennoch weit davon entfernt sind, ein optimales und intelligentes Training im Sinne des ZNS – als Herr über die Muskulatur – zu sein.

Was ist wohl sinnvoller, wenn man eine größere Ansammlung von Individuen zu einem bestimmten Ziel hin bewegen möchte: Wenn man versucht, jedes einzelne von ihnen zu diesem Ziel hin zu überreden oder gar zu zwingen oder wenn man sich den Herrscher, den König über all diese Individuen, die ihm alle aufs Wort gehorchen, vorknöpft und gemeinsam mit ihm und seiner Befehlsgewalt die Gesamtheit all dieser Individuen zu diesem Ziel hin bewegt?

Erst, wenn man es verstanden hat, diesen zweiten Weg mit der bedeutend größeren Hebelwirkung einzuschlagen, wird man auch in der eigenen körperlichen Entwicklung deutlichere, regelmäßigere und einheitlichere Fortschritte im Sinne des eigenen Potenziales machen. Denn sind wir mal ehrlich: Die gängigen Trainingsprinzipien und -systeme haben doch immer einen Haken. Welches von ihnen ist denn wirklich so lohnenswert, dass man es dauerhaft durchführen könnte? Hat man nicht immer recht strengen Vorgaben zu folgen, ist meistens nicht ein Intensitäts- oder Lastenbereich viel zu deutlich hervorgehoben, werden nicht andere Punkte viel zu deutlich vernachlässigt, trainiert man so oftmals nicht unterhalb seiner Fähigkeiten, ist man andererseits nicht auch ab und an davon überfordert, sind die Erfolge meistens doch nicht so groß wie versprochen und wechselt man dann nicht doch früher oder später zu einem anderen System, um dann hier zwar andere, aber ähnliche Erfahrungen zu machen?

2.1 Gängige Systeme gehen am Ziel vorbei

»Unser Kopf ist rund, damit das Denken die Richtung ändern kann.« Francis Picabia

Aus einer anderen Perspektive betrachtet: Diese ganze Verwirrung der Papierexperten um Sätze, Wiederholungen, Prozente, Kadenzen usw. bremst enorm. All diese »Parameter« sind nichts weiter als Krücken, die es dem Anfänger erleichtern, in der Welt des Widerstandes das Gehen zu erlernen. Aber sobald man hier Fuß gefasst hat, sollte man diese Krücken von sich werfen – wie ein Schmetterling den Kokon – um endlich auch einmal größere und freiere Sprünge vollziehen zu können.

Das Problem ist bisher nur, dass die gängigen Prinzipien auch in den mannigfaltigen Trainerausbildungen so gelehrt werden und auch im Gros der Studien und Bücher das Maß der Dinge darstellen. Da heißt es dann z.B., dass man einen Muskel nur alle 48 Stunden trainieren dürfe und nach schwerwiegenderen Belastungen sogar erst wieder nach 72 Stunden. Ein Training im »Hypertrophie-Bereich« z.B. wird dann vorwiegend durch äußere »Belastungsnormative« definiert. Der Klassiker hierbei ist das Training im ungefähren Rahmen von 12 Wiederholungen für 2-3 Sätze mit einer Last, die 70-80 % des möglichen Maximalgewichtes darstellt.

Na dann... Willkommen in der Welt der Theoretiker und Mathematiker. Genau so etwas kommt heraus, wenn Blinde von den Farben reden. Wenn man versucht, subjektive biologische Wachstumsvorgänge von ihren biologischen Subjekten zu abstrahieren: ein paar Zahlen auf dem Papier. Und das Schlimmste daran ist, dass wir alle auch noch daran glauben. Seien wir doch mal ehrlich: Als Sie das gerade gelesen haben, dachten Sie doch bestimmt auch: »Was will er denn? Das stimmt doch auch. Der Hypertrophie-Bereich ist nun einmal so definiert, wird so gelehrt und zeigt auch genau hier die größten Erfolge.«

Ich möchte Ihnen jedoch im weiteren Verlauf des Kapitels bewusst machen, dass diese Vorgaben am eigentlichen Ziel vorbei gehen und nichts weiter als Krücken sind. Aber vorab noch ein weiteres Beispiel – das Training der Maximal-Kraft, wie es im Lehrbuch steht: Hierbei handle es sich – im Sinne der Wissenschaftler und vieler Trainer – um ein Training des ZNS. Durch das Bewältigen maximaler Widerstände von 90-100 % des möglichen Maximalgewichtes schule man die neuromuskuläre Koordination. Mit Hypertrophie habe dies nichts zu tun.

So weit so gut. Auch hier werden Sie wahrscheinlich wieder denken: »Und jetzt? Auch das ist doch völlig klar.« Nun kommen wir aber zum Knackpunkt der ganzen Geschichte und dazu, worum es mir hier geht: Diese objektiven Vorstellungen sind nichts weiter als abstrakte Rahmenbedingungen, nichts als Ballast. Diese Theorien sind wie Scheinwerfer in der tiefen Nacht unseres Verständnisses zum Thema »optimale Wachstumsreizsetzung«: Sie beleuchten nur abstrakte Teilaspekte und lassen doch das große Ganze im Dunkel unserer Unkenntnis.

All diese Prozente, Wiederholungen, Sätze usw. gehen vollkommen an dem vorbei, was wirklich wichtig ist. Es kommt nämlich überhaupt nicht darauf an, sich an derart abstrakte Vorgaben zu halten, sondern einzig und allein darauf, einen signifikanten Wachstumsreiz zu setzen, um eine nennenswerte physiologische Reaktion hervorzurufen. Und lassen Sie, verehrter Leser, sich eines gesagt sein: Diese ganzen Vorgaben mögen zwar einen gewissen Rahmen vorgeben, aber für den Erfolg des Trainings bedeuten sie überhaupt nichts. Man kann als engagierter Athlet jahrelang nach diesen Vorgaben trainieren, ohne dabei signifikante Fortschritte zu machen und sind wir doch einmal ehrlich: Vielen ergeht es genau so.

Als Reaktion wird dann auf ein weiteres System mit anderen Wiederholungs- und Satz-Schemata gewechselt und das Spiel beginnt von neuem. Das Spiel selbst wird jedoch so gut wie überhaupt nicht in Frage gestellt. Nur knapp ein Drittel der Athleten fahren wirklich gut mit derartigen Vorgaben. Ein weiteres Drittel ist dadurch ständig überfordert und bezeichnet sich als zu sensibel und das letzte Drittel ist beständig unterfordert und bezeichnet sich als Gruppe der Hardgainer. Generelle Erfolge sind bei diesem Vorgehen somit vor allem eines: reine Glücks- und Veranlagungssache.

Das Setzen eines signifikanten Wachstumsreizes lässt sich nicht in einem abstrakten System von Zahlen darstellen; es ist eine subjektive, biologische und somit komplexe Angelegenheit, für die man Erfahrung, Kontrolle über die eigenen Lebensumstände und ein feines Gespür benötigt. Das alles hat weniger mit Mathematik zu tun. Vielmehr ist es eine Kunst – vergleichbar mit der Verführung einer schönen Frau.

Und nun stellen Sie sich einmal vor, man würde in einer Ausbildung oder einem Buch zur »Verführung schöner Frauen« den Leuten beibringen: »Ziehen sie sich zu 60 % elitär, zu 30 % leger und zu 10 % bunt/ausgeflippt an, begeben sie sich in die Gegenwart einer liebenswürdigen Dame und sprechen sie diese mit einem Artikulationsvolumen von 3 Sätzen à 12 Wörtern und einem Intensitätspegel von knapp 70 % ihres möglichen Coolness-Maximums an.«

Na, sieht so etwa das Vorgehen des perfekten Abschleppdienstes aus? Können all diese Vorgaben wirklich dafür garantieren, dass man am nächsten Morgen gemeinsam frühstückt? Selbst bewährte Intensitätstechniken wie affirmatives Kopfnicken zum richtigen Zeitpunkt mögen zwar hier und da etwas weiterhelfen, aber grundsätzlich gehen auch sie am Kern des Erfolges vorbei. Das sind alles nur Krücken, nichts weiter als unbedeutende Rahmenbedingungen. Sie sind wertlos für jeden, der die wahre Kunst der Verführung erlernen und beherrschen möchte.

Es kommt nämlich eben nicht darauf an, *was* man macht, sondern vor allem darauf, *wie* man es macht. Begehrenswerte Ziele werden andauernd anvisiert, sind rein quantitative Überredungsversuche mehr als nur gewöhnt und genau diese hängen ihnen auch schon längst zum Halse heraus. Auf die Qualität kommt es hier an; denn Qualität lässt sich auch immer nur durch Qualität verführen.

Für all diejenigen, die – um im Bild zu bleiben – mit der Grazie der Hypertrophie ins Bett hüpfen und am nächsten Morgen mit einem Mehr an qualitativ hochwertiger Masse und Kraft aufwachen wollen, gilt exakt das Gleiche. Ich hoffe, nun verstehen Sie mich ein wenig besser: All diese Vorgaben, das jahrelange Training nach Sätzen und Wiederholungen, der Glaube daran und die geschürte Hoffnung, sind nichts weiter als Irrlichter, die uns im Großen und Ganzen mehr verwirren, als dass sie uns helfen. Sie führen am wahren Ziel vorbei. Über Bord mit dem Ballast! Einige werden damit Glück haben, aber intelligentes Vorgehen hat noch nie etwas mit Glück zu tun gehabt. Es schöpft seinen Erfolg allein daraus, dass es bei jedem funktioniert!

All diese bisherigen Pläne und Systeme hingegen sind starr und tot – viel zu abstrakt. Das Leben jedoch ist wild und unberechenbar. Will man hier die Hypertrophie verführen, so muss man auch genau so vorgehen. Man muss improvisieren können, immer die Oberhand behalten und genau wissen, wie man was erreichen kann. Man muss zum richtigen Zeitpunkt den richtigen Nerv treffen und genau so einen Wachstumsreiz setzen, wie es unter den momentanen Umständen am intelligentesten ist. Man muss smart sein. Das Motto lautet: Trainiere immer smart, nicht einfach nur hart.

Mit festen Trainingsvorgaben hat das Ganze dann so gut wie nichts mehr zu tun. Durch die Prinzipien, die ich Ihnen im Laufe des Buches vermittle, werden Sie lernen, Ihr Training zu beherrschen. Das wird es Ihnen erlauben, in jeder einzelnen Trainingseinheit optimale Wachstumsreize zu setzen und das vollkommen unabhängig von Sätzen, Wiederholungen und Prozenten.

2.2 Eine neue Perspektive

»Ein Mensch ist immer das Opfer seiner Wahrheiten. Hat er sie einmal erkannt, so kann er sich von ihnen nicht frei machen.«
Albert Camus

Viele Athleten sind wirklich engagiert und prüfen beherzt ein System nach dem anderen auf Herz und Nieren. Doch sie finden nicht, was sie wirklich suchen. Diese verzweifelte Suche wird auch niemals ein Ende haben, wenn man immer nur zwischen den Systemen hin- und herwechselt. Die spezifischen Vorgaben von bestimmten Wiederholungen, Sätzen und Prozenten sind nämlich überhaupt nicht das Problem. Vielmehr liegt dieses in der generellen Bindung an diese Parameter begründet. Will man auf ein höheres Niveau intelligenten Trainingsverständnisses wechseln, so müssen sie überwunden werden!

Das in diesem Buch vorgestellte Hochfrequenztraining auf der Grundlage der Kunst der Auto-Regulation wird keineswegs einfach nur ein weiteres System sein, nach dem man einige Wochen trainieren und es dann ad acta legen wird. Vielmehr umfasst es grundlegende Prinzipien, die alle notwendigen Aspekte einer intelligenten Wachstumssetzung miteinbeziehen. Jeder engagierte Athlet, der dies erkennt, wird auch ein Leben lang bei ihnen bleiben oder sie allenfalls noch in seinem Sinne erweitern, ohne dabei jemals einseitig trainieren zu müssen. Denn will man langfristig erfolgreich und nachhaltig trainieren, dann geht kein Weg an ihnen vorbei. Jeder Leser wird dies mit fortschreitender Lektüre dieses Buches erkennen oder bereits schon vorab wissen.

Natürlich geschieht dies alles nur durch Ihre Zustimmung, falls Sie bereit sind, mir diese zuzugestehen. Aber nun danke ich vorab für Ihre Aufmerksamkeit und erlaube mir, Ihnen in den beiden folgenden Kapiteln ausführlich näher zu bringen, was für ein Konzept sich hinter den Begriffen »Hochfrequenztraining« und »Auto-Regulation« verbirgt.

*

3. Was ist Hochfrequenztraining und warum funktioniert es?

»Wenn Sie mich fragen, mit welchem Trainingsprogramm Sie am schnellsten Muskelzuwachs erreichen, würde ich sagen, mit Hochfrequenztraining (HFT). Doch wenn Sie mich fragen würden, welches das härteste und schwierigste Programm ist, dann würde ich Ihnen die gleiche Antwort geben.« Chad Waterbury [3]

Die Behauptung, man dürfe einen Muskel nur alle 48 (oder gar 72) Stunden trainieren, ist genau so sinnig wie die, man dürfe Bankdrücken immer nur mit 50 Kilogramm ausführen.

Der Körper passt sich an – das wissen wir. Ohne eine Progression, eine Steigerung der Trainingsbelastung, können wir somit keine neuen Wachstumsreize setzen – das wissen wir ebenfalls. Aber wenn es um die Progression der Trainingsfrequenz, also eine Steigerung der Trainingshäufigkeit geht, scheinen wir zu glauben, dass die Adaptionsfähigkeit des Körpers für diesen Trainingsparameter nicht gilt. Einige vertreten sogar die Ansicht, dass ein Athlet mit fortschreitender Entwicklung sogar noch seltener trainieren müsse. Warum? Aus Gewohnheit? Weil es alle so machen? Weil es die Theorie so vermittelt? Weil es der Trainer so sagt? Weil man es nie in Frage gestellt hat? Weil man es versucht hat, aber gescheitert ist? Weil es so in vielen Magazinen und Büchern steht? Weil es einfach nicht möglich scheint? Da gibt es viele Gründe und nur wenige Wege, wie man die Trainingsfrequenz erfolgreich und langfristig steigern kann. Fest steht jedoch, dass auch dieser Gedanke der niederfrequenten Reizsetzung nichts als Ballast ist, der unsere Entwicklung enorm zu hemmen vermag – schleunigst über Bord damit!

Die Trainingsfrequenz ist ein Parameter wie jeder andere und muss progressiv gehandhabt werden; und wenn es nicht weiter geht oder man nicht weiter will, sollte sie auf einem möglichst hohen Niveau gehalten werden.

Der stete Tropfen höhlt den Stein und nicht der seltene Wasserschwall. In diesem Sinne werde ich Ihnen nun einige für uns interessante Sportarten sowie sehr erfolgreiche Athleten und Trainer vorstellen, die ihren Erfolg vor allem durch eine überdurchschnittlich hohe Trainingsfrequenz erlangt haben.

3.1 Die Trainingsfrequenz erfolgreicher Gewichtheber

Befasst man sich eingehender mit der Trainingsfrequenz erfolgreicher Gewichtheber, dann springen einem Ivan Abadjiev und die bulgarische Trainingsphilosophie geradezu ins Gesicht. Nachdem Bulgarien bei den Olympischen Sommerspielen 1968 keine einzige Medaille erringen konnte, wurde Abadjiev ins Amt gesetzt und trainierte von nun an die bulgarische Nationalmannschaft der Gewichtheber. Bereits bei der nächsten Olympiade 1972 in München gewannen seine Athleten drei Gold- und drei Silber-Medaillen für ihr Land. Dies war der Beginn einer beispiellosen Erfolgsserie. In den weiteren Jahren und Jahrzehnten erwuchsen aus seiner Obhut neun weitere Olympiasieger sowie 57 Welt- und 64 Europa-Meister! [4]

Verschweigen darf man jedoch nicht, dass viele bulgarische Gewichtheber zum Teil wiederholt des Dopings überführt wurden. Es lohnt dennoch, sich näher mit dem Trainingssystem der bulgarischen Gewichtheber zu befassen. Führt man sich nämlich vor Augen, dass Bulgarien mit seinen derzeit knapp 7,6 Millionen Bürgern gerade mal doppelt so viele Einwohner wie Berlin hat, somit ein überaus kleines Land und durchaus in seinen Möglichkeiten der Leistungsförderung beschränkt ist, so darf man nicht verhehlen, dass hier trotz Dopings weit überdurchschnittliche Leistungen erbracht worden sind. Sicherlich kann man nämlich davon ausgehen, dass das Thema Doping – gerade in dieser Disziplin – auch in anderen Nationen kein Fremdwort war und ist. Darüber hinaus verfügen viele dieser Nationen zum Teil über erheblich bessere Forschungsmöglichkeiten und genetische Spitzenreiter. Insbesondere die größeren Länder der Erde, wie Amerika, Russland und China, besitzen schließlich einen gewaltigen Talent-Pool. Schlussendlich mögen Genetik und eventuelles Doping zwar durchaus eine nicht zu verachtende Rolle beim Erbringen von Spitzenleistungen spielen, aber darüber hinaus entscheidet vor allem eines über Erfolg oder Niederlage: das Training; und das Training der bulgarischen Gewichtheber unterscheidet sich enorm von dem anderer Nationen.

In der Zeit als Ivan Abadjiev die Verantwortung für das Nationalteam übernahm, machte er die dortigen Athleten immer mehr zu wahren Wettkampf-Spezialisten. Sukzessive strich er alles aus dem Trainingsalltag, was keinen direkten Bezug zum Wettkampf hatte. Die übliche Trainings-Periodisierung musste weichen. Die für Gewichtheber üblichen Ergänzungsübungen – wie z.B. Zugübungen oder auch normale Kniebeugen – wurden ebenfalls aus dem Programm genommen. Einzig die beiden Wettkampfdisziplinen Reißen und Stoßen sowie die Frontkniebeuge als Teilaspekt des Stoßens ließ er weiterhin trainieren. Darüber hinaus ließ er in diesen drei Übungen vorwiegend nur Einzelwiederholungen ausführen und das durchgehend im Rahmen maximaler Lasten; und zwar täglich. Das Training der einzelnen Übungen wurde dabei im Laufe des Tages auf mehrere kurze, aber dafür sehr harte Trainingseinheiten aufgeteilt.

Hier waren professionelle Athleten am Werk: Sie trainierten, aßen und schliefen im nationalen Leistungszentrum und arbeiteten auf diese Weise fast ausschließlich an der Perfektionierung ihrer beiden Wettkampfübungen mit maximalen Lasten. Dabei brachten sie es pro Jahr im Schnitt zu 4.000 Maximalversuchen im Reißen und Stoßen. Die russischen Gewichtheber hingegen brachten es nur auf knapp 600 und andere Nationen auf noch weniger. [5]

Für normale Athleten ein schier übermenschliches Programm, aber der Erfolg gibt ihm recht. Abadjiev experimentierte auch mit verschiedenen Trainingsparametern, leichten Trainingseinheiten sowie -wochen und ließ seine Athleten immer nur mit ihrem subjektiven Maximum der jeweiligen Trainingseinheit arbeiten, um sie nicht vollständig zu überlasten. Die Trainingsgewichte waren somit zwar durchgehend fordernd, variierten jedoch von Tag zu Tag. Diese Form der Regulation orientierte sich an der jeweiligen Tagesform. Sie war der Hauptgrund für das Überstehen dieser durchgehend hohen Belastungen! Andererseits waren diese objektiven Schwankungen der Arbeitslast absolut undenkbar für die meisten anderen Gewichthebernationen, deren Trainer ihre Athleten im Rahmen klassischer Periodisierungsprogramme mit exakt berechneten Gewichten arbeiten ließen, die strengstens einzuhalten waren.

An diesem Punkt stoßen wir wieder auf ein Thema des vorherigen Kapitels: Die Verführung subjektiver biologischer Prozesse zur Adaption im Sinne von Hypertrophie und Koordination. Klassische Periodisierungsprogramme können hier durchaus zu einem Erfolg führen, aber sie sind tot und abstrakt, nicht dazu fähig, sich der jeweiligen Tagesform des Athleten anzupassen. Hier muss sich der Athlet dem Trainingsprogramm anpassen, was oftmals dazu führt, dass er unter- oder überfordert ist.

Abadjiev hingegen lehrte seinen Athleten die Kunst der Verführung und zwar dermaßen hochfrequent, dass sie diese perfektionieren konnten. Er ließ sie subjektiv und doch auf sehr hohem Niveau trainieren. Ihre täglichen Trainingslasten wurden dabei reguliert, aber blieben immer fordernd. Jeder Athlet musste immer am Limit arbeiten. Abadjiev achtete hier überaus streng auf die entsprechende Disziplin, weshalb man ihn auch liebevoll als den »Metzger« bezeichnete. Das Training war schließlich ihr Job; dafür wurden sie bezahlt – aber wo dieses Limit lag, das entschied immer die momentane Leistungsfähigkeit und Erschöpfung des jeweiligen Athleten.

Hier, in diesem Vorgehen, liegt der Schlüssel zur Spitzenleistung und zur Bewältigung dauerhaft hoher Trainingsbelastungen verborgen und genau dieses Vorgehen müssen wir uns zu eigen machen. Die klassischen Periodisierungsprogramme müssen überwunden werden. Kein Athlet kann sich dauerhaft einem abstrakt errechneten Trainingsplan anpassen. Das Training muss sich dem Athleten anpassen, sich seiner momentanen Leistungsfähigkeit und Konstitution anschmiegen, wie ein maßgeschneideter Trainingsanzug, und zwar jeden Tag aufs Neue! Stellen Sie sich vor, was es für ein Lebensgefühl wäre, wenn sie jeden Tag in neue, eigens für Sie maßgeschneiderte Kleidung schlüpfen dürften; wenn Sie das Zeug von der Stange, das meistens doch eh irgendwo zu groß, zu lang, zu weit, zu kurz, zu eng oder zu klein ist, endlich in den Müll werfen könnten, wenn sich Ihre

Kleidung Ihrer jeweiligen Tagesform anpassen würde. Wäre das nicht ein Traum?

In Ihrem Training kann und sollte er Wirklichkeit werden! Denn genau hier liegt auch der Grund für das bisherige Versagen hochfrequenter Pläne im Stil klassischer Periodisierungsmuster. Wenn ein Athlet seinen gesamten Körper nur alle paar Tage trainiert und dazwischen immer 48 Stunden der Erholung einschiebt, dann arbeitet er in einem relativ großen Toleranzbereich, in dem der Körper sich an die Unpässlichkeiten eines starren Trainingsplanes anzupassen vermag und trotz einer geringen Trainingsfrequenz oftmals sogar übertrieben stark gefordert wird.

Wenn man nun versucht, ein solch starres Vorgehen jeden Tag durchzuführen, dann wird der Athlet sehr schnell ausbrennen und zu der vermeintlichen Ansicht gelangen, hochfrequentes Training sei unmöglich. Dabei liegt das Problem nicht in der hohen Trainingsfrequenz, sondern einzig und allein in der unnötigen Bindung und unmöglichen Bewältigung einer solch hohen Frequenz auf der Grundlage eines starren Trainingsplanes. Was wir somit vor allem von Abadjiev und den bulgarischen Gewichthebern lernen, ist Folgendes:

Jegliche starre Trainingsplanung ist der Feind optimaler physiologischer Wachstumsprozesse, hochfrequenten Trainings und überdurchschnittlicher Leistungsfähigkeit. Wollen wir hier punkten, müssen wir die Zwangsjacke starrer Trainingspläne ausziehen und lernen, nicht uns dem Training, sondern das Training uns anzupassen!

Im Zuge der unübersehbaren Stärke der bulgarischen Gewichtheber zog die Trainingsmentalität des »Metzgers« immer größere Kreise und wurde auch von anderen Trainern immer stärker in die eigenen Trainingsplanungen miteinbezogen. Bekannt dafür, dass er seine Athleten jeden Tag zweimal und Sonntags einmal trainieren lässt, ist Weightlifting-Coach John Broz in Amerika. Er lässt jeden Athleten in jeder wichtigen Übung jeden Tag und in jeder einzigen Trainingseinheit mit seinem subjektiven Maximalgewicht des jeweiligen Tages arbeiten.

Er verlangt von seinen Athleten, dass sie dauerhaft ans Maximum gehen – was das auch immer in der jeweiligen Trainingseinheit sein mag. Die einzig wahre Möglichkeit für ihn, um wirklich große Gewichte zu heben, ist es, sie auf die Stange zu packen und mit ihnen zu trainieren. Keine Spielchen, keine Periodisierung, einfach nur immer schwerer werdende Gewichte so oft wie möglich. Mit nur drei Trainingseinheiten pro Woche wird das jedoch nichts.

Dabei ist er in seinen Ansichten ebenfalls sehr kompromisslos. Solange einer seiner Athleten nicht verletzt ist und in ärztliche Behandlung muss, hat er gefälligst täglich zu trainieren – selbst wenn es in Ausnahmefällen nur mit einer relativ geringen Last ist. Sein Motto ist: »Go big or go home.« Die Leistung seiner Athleten spricht dabei für sich – sie gehören zu den stärksten des Landes. Viele von ihnen beugen über 500 Pfund (ca. 227 kg) und seine besten beugen bis zu 800 Pfund (ca. 363 kg) und zwar *raw* – also ohne Powerlifting-Equipment. Von John Broz können wir vor allem eines lernen: Der Körper ist absolut dazu in der Lage, sich an hochfrequente und überdurchschnittliche Trainingsbelastungen zu gewöhnen und zwar auch im Rahmen komplexer Mehrgelenksübungen!

Neben John Broz gehört auch Glenn Pendlay in die Riege erfolgreicher amerikanischer Weightlifting-Coaches. Seine Athleten sind dafür bekannt, dass sie stets in Hochform sind. Obwohl sie es zudem nicht einmal darauf anlegen, bauen sie durch sein Training überdurchschnittlich viel Muskelmasse auf. Er umschreibt sein Vorgehen mit den folgenden Worten: »Wir setzen auf sehr häufige, sehr schwere, konzentrische Belastung.« [6]

Dabei trainiert er nicht nur Gewichtheber, sondern auch professionelle Athleten anderer Disziplinen – wie z.B. Footballer – und jeden, der daran interessiert ist, groß und stark zu werden. Sie alle trainiert er nach diesem Muster: Zwei Trainingseinheiten pro Tag – jeden Tag. Dabei bilden jedes Mal schwere und den gesamten Körper belastende Mehrgelenksübungen den Schwerpunkt der Trainingseinheit. Denn genau diese führen zu den größten Optimierungen im Hormonsystem. Er legt auch viel Wert auf explosive Übungen aus dem Gewichthebertraining, bei denen die positive/konzentrische Phase besonders betont wird. Dies bringt bedeutende Vorteile für schweres hochfrequentes Training mit sich – wie wir in einem späteren Kapitel noch sehen werden.

Wer genau so trainiert, wie es Glenn Pendlay empfiehlt, wird nicht nur sehr stark werden, sondern auch Einiges an qualitativ hochwertiger Masse aufbauen und dabei kaum an Körperfett zulegen. Denn wenn man so oft so schwer und so explosiv trainiert, wird es dem Körper kaum möglich sein, Energievorräte in Form ungewollter passiver Körpermasse anzulegen, da der eigene Stoffwechsel bei diesem Lebens- und Trainingsstil durchgehend wie in einem Hochofen lodert. Falls hier Masse aufgebaut wird, dann nur, wenn auch die Notwendigkeit dazu besteht und die besteht hier vor allem durch die hochfrequente und intensive Belastung der Muskulatur. Der Gedanke jedoch, dass bei einem derartigen Vorgehen überschüssiges Körperfett angelegt werden könnte, gleicht der wahnwitzigen Idee, man könne seine Lebensmittel in einer Speisekammer anlagern, in der es durchgehend brennt.

Von Pendlay lernen wir: Hochfrequentes, schweres Training und die Konzentration auf explosive Übungen und Ausführungen ermöglichen signifikante Zuwächse der Muskulatur bei gleichzeitig geringem Körperfettgehalt. Wenn es das perfekte Trainingsystem für »sauberen« Aufbau von Kraft und Masse geben sollte, dann liegt es eindeutig in dieser Richtung verborgen!

Aber auch Deutschland hat hier ein Wörtchen mitzureden. Seit dem Olympiasieg 2008 in Beijing, China und der Weltmeisterschaft 2010 in Antalya, Türkei steht fest, dass der momentan stärkste und somit erfolgreichste Gewichtheber unseres Planeten aus Deutschland kommt – Matthias Steiner.

Tab. 1 Interview mit dem Gewichtheber Matthias Steiner

Der Autor: Lieber Herr Steiner, als momentan stärkster Gewichtheber der Welt sind Sie dem Training mit hohen Lasten stark verbunden. Stark wird nur der, der auch schwer trainiert. Doch wie oft ist es für einen Menschen möglich, an der Hantel zu trainieren, ohne dabei ins Übertraining zu geraten? Herr Steiner, wie oft trainieren Sie pro Woche?

Matthias Steiner: Im Normalfall trainiere ich ein- bis zweimal pro Tag à 3 Stunden inklusive Wochenende. Also insgesamt absolviere ich etwa 7-10 Einheiten an der Hantel in der Woche. Wichtig dabei ist, wieviele Wiederholungen und Tonnen ich pro Woche absolviert habe und nicht, ob es jetzt 8 oder 10 Einheiten waren.

Der Autor: Ist das nicht zu viel oder ist eine derart hohe Trainingsfrequenz vielmehr sogar notwendig, um das eigene Potenzial wirklich auszuschöpfen?

Matthias Steiner: Gerade beim Gewichtheben verliert man extrem schnell an Leistung, wenn man das Training vernachlässigt. Insbesondere die Bewegungsabläufe müssen immer wieder bis zur Perfektion geübt werden, um solche Gewichte heben zu können und Maximalkraftaufbau geht sowieso nur mit ständigem Training.

Der Autor: Denken Sie, dass Sie die gleichen Erfolge auch erreichen würden, wenn Sie Ihren Körper z.B. nur 1-3-mal pro Woche trainieren würden?

Matthias Steiner: Nein, definitiv nicht! Zunächst müssen wir für einen Hauptwettkampf (also EM, WM oder Olympia) monatelang extrem hohen Umfang trainieren, um überhaupt den gewünschten Kraftaufbau zu erreichen. Selbst dabei ist es schon wichtig, die Technik und Schnellkraft nicht aus den Augen zu lassen. Dann wird der Umfang etwas reduziert und die Intensität bis knapp zu den Bestleistungen gesteigert. Der ganze Aufbau findet immer im Rhythmus zwei hohe Wochen, eine etwas niedrigere Woche statt. Im Prinzip sind wir das ganze Jahr übermüdet (außer die Wochen vor dem Wettkampf) und immer an der körperlichen Grenze. Aber anders ist Weltklasse bei uns nicht möglich.

Der Autor: Trainieren Sie mit gedrosselter Intensität und geringerem Einsatz, um solch eine hohe Trainingsfrequenz aufrecht erhalten zu können, oder haben Sie sich vielmehr nur eine sehr starke Arbeitskapazität und Belastungstoleranz aufgebaut?

Matthias Steiner: Die Gewichte am Trainingsplan werden frühestens bei 70 % der jeweiligen Bestleistung gezählt. Alles andere ist kein »wirksamer Bereich« und steigert sich teilweise hoch bis zur Bestleistung. Die Belastungstoleranz spielt bei uns aber auch eine wichtige Rolle, denn in unserem Sport kannst Du nur erfolgreich sein, wenn

Du bereit bist, Dich zu quälen. Auch die Schmerzgrenze ist deutlich höher als bei Hobbysportlern, denn wir kämpfen immer am Rande einer Entzündung.

Der Autor: Gut, Sie sind jetzt Leistungssportler und Olympiasieger, aber denken Sie, dass auch der durchschnittliche Athlet mit einer intelligenten Trainings- und Lebensplanung sowie ausreichend Hingabe ebenfalls dazu in der Lage wäre, eine für ihn deutlich höhere Trainingsfrequenz zu fahren, bei der er seinen gesamten Körper z.B. bis zu fünf- oder sechsmal wöchentlich trainiert?

Matthias Steiner: Da bin ich kein Fachmann. Dennoch denke ich, dass man den Körper an solche Frequenzen anpassen kann. Es gibt ja viele Beispiele aus anderen Sportarten wie z.B. beim Marathon, wo durchschnittliche Läufer nach kontinuierlichem und diszipliniertem Training ordentliche Zeiten erzielen. Die Trainingsintensität kann man meines Erachtens durch kontinuierliche Steigerung an ein vermehrtes Training anpassen. Wichtigster Faktor ist dabei jedoch, die Motivation sowie den Spaß am Sport zu bewahren. Verkrampft Sport treiben zu müssen, kann da schnell zu Frust und Misserfolg führen.

Der Autor: Herr Steiner, vielen Dank für Ihre Zeit und die Einblicke in Ihren Trainingsalltag.

Von unserem Olympiasieger Steiner können wir vor allem lernen, dass eine hochfrequente intensive Trainingsbelastung absolut nichts Absonderliches, sondern sogar vielmehr die Voraussetzung individueller Höchstleistung ist. Hier kann jeder noch einiges an Potenzial realisieren – auch der engagierte Freizeitathlet, der mehr will als eine nur durchschnittliche Entwicklung!

3.2 Powerlifter und ihre Trainingsfrequenz

Jüngst führte der Norges Styrkeløftforbund (Norwegische Powerlifting Verband) ein Frequenz-Projekt durch. [7] In dieser Testreihe ließ man 27 trainierte Athleten des Verbandes für einen Zeitraum von drei Monaten exakt den gleichen Trainingsumfang trainieren. Die eine Hälfte von ihnen teilte dabei den Trainingsumfang auf drei Trainingseinheiten pro Woche auf und die andere auf sechs.

Die Ergebnisse waren wirklich überraschend. Obwohl beide Gruppen genau den gleichen Trainingsumfang pro Woche bewältigten, machte die zweite Gruppe (mit 6 Trainingseinheiten pro Woche) doppelt so viele Fortschritte – in der Kniebeuge sogar noch mehr. [8] In Bezug auf die Entwicklung maximaler Kraft ist die Trainingsfrequenz somit ein nicht zu verachtender Parameter. Wie wir später noch sehen werden, liegt dies vor allem an der

Funktionsweise des ZNS und wie man dieses am besten trainiert.

Darüber hinaus betrachtet, hat das Frequenz-Projekt auch gezeigt, dass man mit einer deutlichen Reduzierung der Trainingsbelastung pro Trainingseinheit immer noch sehr gute Erfolge erzielen kann. Die Reduzierung dieser Trainingsbelastung um exakt die Hälfte in Kombination mit einer verdoppelten Trainingsfrequenz führte im Endeffekt dazu, dass beide Gruppen einen vergleichbaren Fortschritt pro Trainingseinheit vorweisen konnten. Nur mit dem kleinen, aber feinen Unterschied, dass die hochfrequenter trainierende Gruppe derer doppelt so viele hatte – wohlgemerkt in der gleichen Zeit und bei gleicher Gesamtbelastung.

Das Volumen, also der Umfang einer Trainingseinheit ist demnach bei weitem nicht so wichtig wie die Trainingshäufigkeit. Wer folglich seltener trainiert und denkt, er könne diese geringe Trainingsfrequenz durch ein Mehr an Volumen kompensieren, der irrt.

Nun wollen wir diese einzelne »Studie« nicht zu hoch halten, denn das ist nie sinnvoll. Bisher steckt die Forschung bzgl. Hochfrequenztrainings noch in den Kinderschuhen. Nichtsdestotrotz wollen wir festhalten – und das bestätigt die Erfahrung vieler Athleten und Trainer – dass bereits eine Aufteilung der sowieso schon gewohnten wöchentlichen Trainingsbelastung auf deutlich mehr Trainingseinheiten zu signifikanten Leistungssteigerungen führen wird!

Ein intelligentes Hochfrequenztraining setzt genau hier an. Verehrter Leser, ich verlange somit keineswegs, dass Sie die Trainingsbelastung, die sie momentan gewohnt sind, täglich bewältigen müssen. Vielmehr wird bereits eine intelligente Aufteilung Ihres momentanen Trainings auf möglichst viele Trainingseinheiten einschneidende Leistungsverbesserungen zur Folge haben – natürlich aber auch nur, solange jede einzelne dieser Trainingseinheiten auch so konzipiert ist, dass sie immer noch dazu ausreicht, signifikante Wachstumsreize zu setzen.

In Bezug auf dieses Thema und auch auf den Effekt der Stoffwechseloptimierung durch Hochfrequenztraining erlaube ich mir, hier ein weiteres Interview mit Peter Jarolin, einem ehemaligen Profi-Powerlifter, wiederzugeben.

3.3 SAID – die Formel für konstante Höchstleistung

»Der menschliche Körper hat eine großartige, aber dennoch begrenzte Fähigkeit, sich an jede Belastung anzupassen, der er ausgesetzt ist. Die Adaption erfolgt dabei spezifisch zur ursprünglichen Belastung. Niemals passt sich der Körper auf generelle Weise an Belastung an. Individueller Stress führt somit immer auch zu einer speziellen Adaption des Körpers.« Leo Costa [9]

SAID steht für »Specific Adaptation to Imposed Demands« und bedeutet nichts anderes, als dass jegliche Anpassung an einen Stressor immer spezifisch zu diesem Stressor geschieht. Das heißt: Je besser und erfolgreicher wir in Etwas werden wollen, desto öfter und exakter müssen wir genau dies auch ausführen. Dies ist

Tab. 2 Interview mit dem Kraftdreikämpfer Peter Jarolin

Der Autor: Lieber Peter, wie professionell hast Du Powerlifting betrieben und wie lange? Was hast Du erreicht?

Peter Jarolin: Von 1982-1986 habe ich hauptberuflich in der 80 kg-Klasse bei der NABBA in Köln gehoben. Meine persönlichen Bestleistungen lagen während dieser Zeit beim Beugen bei 280 kg, beim Drücken bei 185 kg und beim Kreuzheben waren es 290 kg. Zughilfen beim Heben waren erlaubt. Ansonsten alles ohne Equipment, das es damals auch noch gar nicht so gab wie heute. Mit diesen Leistungen bin ich Vize-Europameister und Dritter bei Weltmeisterschaften geworden.

Der Autor: Wie oft hast Du pro Woche trainiert?

Peter Jarolin: Pro Woche 12 Trainingseinheiten à 2-3 Stunden!

Der Autor: Hast Du auch leicht und mit Isolations- bzw. Maschinenübungen trainiert? Oder eher schwer und mit den grundlegenden Mehrgelenksübungen?

Peter Jarolin: Hauptsächlich Grundübungen. Dabei sind wir nach dem Pyramidensystem vorgegangen und mit dem Gewicht in jeder Trainingseinheit bis zu ca. 90 % der momentanen Max-Leistung hochgegangen. Während der 3-4 Wochen vor Großveranstaltungen dann noch höher, um gezieltes Max-Training zu betreiben.

Der Autor: Bist Du dabei ins Übertraining gekommen oder hat sich Dein Körper an diese hochfrequente Belastung gewöhnt?

Peter Jarolin: Innerhalb des ersten halben Jahres fand eine andauernde Übersäuerung des Muskels statt und danach verspürte man einen Umkehreffekt mit deutlichen Trainingserfolgen.

Der Autor: Also erst eine zehrende Eingewöhnungsphase, die dann schlussendlich fürstlich belohnt wurde. Peter, vielen Dank für Deine Zeit.

das Fundament der Trainingsphilosophie aller hochfrequent trainierenden Athleten und Trainer. Es führt direkt zum bekannten »Der Körper wird zu seiner Funktion«-Credo der bulgarischen Gewichtheber, die, je spezifischer sie den Wettkampf trainierten, ihn auch immer mehr selbst verkörperten, ja gar zu ihm wurden – um mal philosophisch zu werden. Darüber hinaus bedeutet es auch, dass jegliches Training, das nicht mit der eigenen Zielsetzung übereinstimmt, kontraproduktiv ist. Abadjiev wusste dies ganz genau: »Man muss extrem vorsichtig mit den Belastungen sein, die man dem Athleten auferlegt. Jede Übung muss einen direkten Nutzen haben, da die Regenerationskapazität des Athleten begrenzt ist.« [10]

Wir machen somit nur das, was uns auch wirklich weiterbringt. Das ist die Quintessenz der Entwicklung und auch die einzige Möglichkeit, um sich bei hochfrequentem Training nicht zu zerfransen. Jede einzelne Übung und Wiederholung, die man beim Hochfrequenztraining ausführt, musst auch einen Sinn haben, die muss man auch rechtfertigen können. Nur so kann man eine möglichst effektive Mischung aus maximaler Frequenz und Intensität gewährleisten, ohne dabei auszubrennen. Einmal mehr bewahrheitet sich unser Motto, welches wir bereits im vorherigen Kapitel aufgestellt haben: Trainiere immer smart, nicht einfach nur hart!

Als Abadjiev 1969 das Training der bulgarischen Nationalmannschaft übernahm, hatte diese 19 verschiedene Übungen im Programm. Im Laufe der folgenden Jahre hatte er diese Zahl bis 1986 auf fünf Übungen gekürzt und trainierte fast nur noch mit Einzelwiederholungen, denn im Wettkampf waren schließlich auch nur diese gefragt. Er verdichtete das Training dabei immer weiter, bis nur noch die drei bereits erwähnten Übungen übrig blieben. Er strich sogar normale Kniebeugen und Kreuzheben, da diese Übungen nicht mit dem SAID-Prinzip und den Bewegungspfaden oder Ausführungsgeschwindigkeiten der Olympischen Lifts übereinstimmten. Im Zuge dieser Entwicklung wurde Bulgarien zur Top-Gewichtheber-Nation der Welt. Zu einer Nation, deren Gewichtheber zu ihrer verkörperten Funktion wurden.

Ergänzungsübungen oder Heben aus dem Hang gab es nicht – allenfalls wenn es Verletzungen nicht anders zuließen. Die SAID-Athleten wurden somit zu wahren Spezialisten. Sie trainierten jeden Tag fast wie im Wettkampf: Kurzes, knackiges Aufwärmen, maximale Gewichte und Einzelwiederholungen. Auf diese Weise wurde ihre neuromuskuläre Koordination exakt auf diese Anforderungen hin geschult. Bei mehreren Wiederholungen hingegen hätten sie sich von diesem Ziel entfernt, denn diese wurden im Wettkampf nicht gefordert und darüber hinaus führt Erschöpfung zu einer Verschlechterung der Technik. Das ZNS gewöhnt sich dann sehr schnell diese schlechte Technik an, was sich wiederum negativ auf die maximale Hebeleistung auswirkt.

Auch gewannen sie auf diese Weise große Routine beim technisch sauberen Umgang mit maximalen Lasten. Dieser Punkt ist nicht zu vernachlässigen. Anderen Athleten hingegen, die im Rahmen klassischer Periodisierungsvorbereitungen sehr viel seltener mit ihren Grenzen konfrontiert werden, erleben bedeutend höhere Stresspegel, wenn sie dann doch einmal an ihr Maximum gehen – was sich natürlich wiederum negativ auf eine saubere und konzentrierte Technik und somit auch auf die Kraft auswirkt.

Jeder von uns hat schon am eigenen Leib erlebt, was Ängste und mangelnde Routine alles zu ruinieren vermögen. Die oftmals saubere Technik vieler Athleten bei submaximalen Belastungen sagt somit nicht sehr viel darüber aus, wie viel sie von dieser Perfektion unter Wettkampfbedingungen auch wirklich zu zeigen vermögen.

Das ZNS kann sich bei ungewohnten Belastungen nämlich überaus hemmend auf die eigene Leistungsfähigkeit auswirken, um so den Körper vor Überlastungsverletzungen zu schützen. In jeden einzelnen unserer über 600 Muskeln hat es seine Fühler, seine Rezeptoren ausgestreckt, und überall, wo Gefahr durch unverhältnismäßige Überlastung droht, dreht es dem entsprechenden Muskel ganz einfach den Saft ab und die Aktivität des Muskels wird gehemmt.

Diese hemmende Macht erleben wir z.B. jedes Mal, wenn wir uns am Fuß oder Bein verletzen: Wenn wir uns hier etwas brechen, verstauchen oder auch nur mit dem Fuß in eine sich verteidigende Wespe oder einen Nagel treten, dann hemmt unser ZNS sofort die entsprechende Beinmuskulatur und wir werden hier ganz schnell ganz schwach und knicken um. Das andere Bein springt sofort ein, übernimmt die gesamte Belastung und das gehemmte Bein wird hochgerissen (durch die Aktivierung der Antagonisten) oder zumindest nicht mehr belastet. So humpeln wir von dannen.

Diese sog. polysynaptischen Reflexe (auch Fremdreflexe genannt) zeichnen sich vor allem dadurch aus, dass hier Rezeptor und Effektor nicht im selben Organ lokalisiert sind. Das bedeutet, dass der Ort der Wahrnehmung einer potenziellen Gefährdung des Körpers nicht mit dem Ort der darauf folgenden Reaktion übereinstimmt: Der Wespenstachel im Fuß führt zu einer Hemmung der Agonisten (Beinstrecker) und einer Aktivierung der Antagonisten (Beinbeuger) mit dem Effekt, dass der Fuß reflexartig hochgerissen wird. Ein weiteres Beispiel wäre ein reißender Bizeps beim schweren Heben, wodurch (normalerweise) sofort die gesamte Hebemuskulatur gehemmt und die Hantel fallen gelassen wird. »Normalerweise« deswegen, da man hier durch bewussten Fokus auch über diese Hemmung hinweggehen kann, wie z.B. Powerlifter beweisen, die beim Wettkampf trotz eines reißenden Bizeps den Versuch dennoch weiterführen, um ihre gewollte Leistung zu vollbringen.

Ebenso kann man natürlich auch mit dem gebrochenen Fuß ganz normal weiterlaufen oder die Hand auf der glühenden Herdplatte belassen, aber solange man dies nicht bewusst und willentlich provoziert, wird hier unbewusst immer in Sekundenbruchteilen ein entsprechender polysynaptischer Reflex tätig, der jeglicher weiteren Belastung aus Fremdschutz entgegen wirkt. Nur so kann der Mensch auf Dauer überleben und leistungsfähig bleiben.

Dieser kleine Exkurs ist deswegen so wichtig, da die Leistungsschwäche vieler Athleten im Wettkampf und auch vieler Menschen bei belastenden Situationen im Alltag genau in diesem Zusammenhang begründet liegt: Obwohl sie von ihrem Potenzial her bedeutend stärker sind, wird ihre Stärke ganz einfach gehemmt, da das ZNS nicht ausreichend darauf konditioniert ist, sie voll zu entfalten. Ein beständiges Training mit nur submaximalen Anforderungen bedeutet keineswegs, dass der Erfolg dieses Trainings bei maximaler Anforderung erhalten bleibt. Dies trifft nicht nur auf Lasten zu, sondern auch auf Anforderungen und Bewegungsausführungen generell.

Muskelkraft, die nur durch Isolations- und Maschinenübungen aufgebaut wurde, kann im Alltag der komplexen Mehrgelenksbewegen kaum genutzt werden. Das ZNS wurde nämlich überhaupt nicht für diese Anforderungen trainiert und hemmt munter das aufgebaute Kraftpotenzial, um sich und den restlichen Körper vor ungewohnten Überlastungen zu schützen.

Der muskulöse Bodybuilder, der nur an Maschinen und mit Isolationsübungen trainiert, bleibt im Alltag und bei anderen Sportarten fast genauso schwach wie alle anderen auch. Für den Senioren, der sich mit Einsatztraining an den ach so gesundheitsschonenden Trainingsmaschinen jeden Muskel einzeln auftrainieren und so für die Belastungen des Alltages wappnen möchte, gilt exakt das Gleiche: er bleibt krafttechnisch beschränkt und weit unterhalb seiner Möglichkeiten. Diese Maschinen schonen nämlich nicht nur die Gesundheit, sondern auch die eigene Leistungsentwicklung, weil das ZNS spezifisch trainierte Kraft sich auch immer nur spezifisch entfalten lässt.

Das alleinige Training an der Beinstrecker-, Ruder- und Butterfly-Maschine wird somit kaum von Nutzen für das Tragen einer Kiste voll Wasserflaschen oder Nahrungsmittel sein und ebenso wenig für mehr Stabilität, Kraft und Explosivität bei diversen Sportarten sorgen. Das verbreitete Isolations- und Maschinentraining zur Wiederherstellung und Optimierung der körperlichen Fitness eines Menschen geht vollständig am Konzept eines intelligenten Krafttrainings vorbei!

Die einzigen, die hier wirklich profitieren, sind – wie auch beim Thema Nahrungsergänzungsmittel – die dahinter stehende Industrie und gewisse Studiobetreiber, die ihre Kunden durch einen (fast) idioten- und verletzungssicheren Maschinenpark hindurchtreiben können, schnell wieder los sind und dafür viel Geld kassieren. Wie man jedoch in dieser Umgebung etwas über intelligentes Aufbautraining lernen möchte, bleibt mir schleierhaft. Verführung geht anders...

Isoliert trainierte Muskelmasse und -kraft sind ziemlich nutzlos für das Leben außerhalb des Studios. Muskeln müssen beherrscht werden und das geht nur über das ZNS – denn das ist der Boss. Bei ihm müssen wir ansetzen und jeder, der Kraft und Leistungsfähigkeit für seinen Sport und den Alltag ernten möchte, der muss auch entsprechend trainieren – im Sinne des ZNS. SAID lässt grüßen.

Die Muskulatur unseres Körpers besitzt bereits jetzt das Potenzial, enorme Lasten zu bewegen und mit diesen Lasten gewaltige Muskelberge aufzubauen. Wir wissen dieses Potenzial nur noch nicht einzusetzen, wir nutzen bisher nur einen Bruchteil davon. Erst wenn wir unser ZNS darauf konditionieren, dieses Potenzial hochfrequent einzusetzen, erst dann werden wir auch wirklich groß und stark.

Für unsere Zielsetzung bedeutet dies, dass wir uns daran gewöhnen sollten, dauerhaft mit schweren Gewichten und den wichtigen Mehrgelenksübungen zu arbeiten. Eine klassische Periodisierung, bei der man zwischendurch immer wieder für längere Zeit zu geringeren Lasten wechselt, kann hier nicht zielführend sein. Denn das ZNS verlernt ebenso schnell, wie es auch lernt. Genauer gesagt aktualisiert das ZNS seinen Zustand sogar in Echtzeit.

Aus diesem Grund kann ein Lebewesen auch bestimmte Fertigkeiten und Übungsausführung innerhalb von einigen Minuten erlernen und sich dabei sogar sekündlich verbessern. Aber die Fähigkeiten des ZNS gehen weit darüber hinaus: SAID ist immer und überall in Aktion. Es ist eines der stärksten Programme des ZNS. Alles, was wir machen, wird immer und exakt genau so auch in den Arbeitsspeicher des Nervensystems übertragen und aktualisiert oder überschreibt auf diese Weise ältere Bewegungs- und Verhaltensprogramme.

Im Moment lernt es, im Lesen effizienter zu werden, wenn Sie hier sehr aufmerksam und konzentriert mitlesen. Es lernt abzuschweifen und nicht bei der Sache zu bleiben, wenn Sie sich gerade in einer belebten Umgebung befinden und dauernd ablenken lassen. Es lernt eine vorbildliche Körperhaltung, wenn sie gerade aufrecht und in korrekter Haltung sitzen und es lernt eine schlaffe und träge Haltung, falls sie momentan zusammengesunken in Ihrem Lieblingssessel mit der bereits viel zu tiefen Sitzkuhle kauern.

Im Übrigen kommen viele Rückenprobleme durch genau dieses tägliche Einschleifen einer dauerhaft unnatürlichen Haltung beim Sitzen zustande. Heutzutage ist es ganz normal, dass viele von uns länger am Tag sitzen als stehen. Das ZNS merkt dies natürlich und verankert entsprechende Haltungsmuster, für die unser Körper jedoch überhaupt nicht geschaffen ist. Diese Dissonanz zwischen reeller Beanspruchung und natürlicher Veranlagung führt dann zu gesundheitlichen Problemen. Da hier die Lendenwirbelsäule das schwächste Glied in der Kette ist, ist sie zumeist auch am schnellsten und stärksten davon betroffen.

Viele wären überrascht, wenn sie wüssten, wie leicht sie diese Rückenprobleme wieder in den Griff bekommen würden, wenn sie in regelmäßigen Abständen aufstehen und mit ein paar Lockerungsübungen die natürlichen, physiologisch optimalen Haltungsmuster des Körpers wieder wach rufen würden.

Wir sehen also: Jegliche Nachlässigkeit bei Haltung und Ausführung all unserer Bewegungen in all unseren Tätigkeiten und in jedem einzelnen Moment unseres Daseins speichert unser ZNS ab und lässt dann durchgehend diese sich stets selbst aktualisierenden Programme in der Form unseres Körpers real werden. Das Problem ist nur dabei: Je weniger wir auf Ausführung und Haltung achten, desto schlechter werden diese meist auch.

Einen hohen Leistungsstand hält man nicht einfach so. Man muss hart dafür trainieren, um aus diesem Stand einen Standard zu machen und noch härter, um diesen Standard auch dauerhaft zu erhalten oder gar noch weiter anzuheben. Die kleinste Nachlässigkeit ist hier Gift für unsere Entwicklung. Trainieren wir also nicht dauerhaft mit schweren Gewichten, hohen Intensitäten und sauberer Technik, so wird die mühsam erkämpfte Kraft und Masse auch sukzessive wieder schwinden und das kann doch nicht unser Ziel sein – oder?

Kraft und Masse sind untrennbar mit der Bewältigung hoher Lasten verbunden und von diesen sollten wir uns auch nie zu weit entfernen. Dabei müssen wir uns auch keine Sorgen um unsere Erholung oder Gesundheit machen, denn die leichten Wochen, die bei starren Periodisierungsprogrammen unabwendbar sind, werden wir allesamt nicht notwendig haben. Wir können dieses Bedürfnis wunderbar durch die Kunst der Auto-Regulation kompensieren – wie wir später noch sehen werden.

3.4 Regeneration – wann wächst der Muskel?

»Die Muskulatur braucht mindestens 48 Stunden zur Erholung.«

Wenn ich für jedes Mal, wenn ich diesen Satz lesen oder hören durfte, einen Zentimeter mehr Oberarmumfang bekommen hätte, dann hätte ich nun breitere Arme als Sergio Oliva zur Zeit seiner Bestform. Leider habe ich jahrelang daran geglaubt und mir dadurch viele Möglichkeiten entgehen lassen. Anders formuliert: Ich wäre heute bedeutend weiter, wenn ich nicht auf diesen Blödsinn hereingefallen wäre. Verstößt er doch vollkommen gegen das natürliche Prinzip der Adaption, dessen Existenz uns jeden Tag aufs Neue von jedem Lebewesen auf diesem Planeten vor Augen geführt wird.

Der Körper kennt in Bezug auf seine Leistungsfähigkeit keine starren Grenzen; allenfalls zu große Umbrüche, die er nicht auf einmal zu bewältigen vermag. Grundsätzlich jedoch schlummert in ihm das Potenzial, sich SAID-gemäß an jeden Stressor spezifisch anzupassen. So verkörpern wir zusehends die Umstände unseres Lebens in uns selbst. Der Körper wird zu seiner Funktion. Dies gilt ebenso für die Trainingsfrequenz.

Wenn ich meinen Körper alle 24 Stunden oder gar noch öfter belaste, dann wird er sich auch genau daran anpassen. Wenn ich ihn hingegen nur alle 48 Stunden belaste, dann wird er sich eben genau daran anpassen – nur halt mit dem Nachteil, dass ich dann im Laufe einer Woche, eines Monats und eines Jahres auch nur knapp halb so oft trainieren kann und im Sinne der Studie des norwegischen Powerlifting-Verbandes auch nur halb so viele Fortschritte machen werde.

Leistungssport oder schwere körperliche Arbeit wäre überhaupt nicht möglich, wenn man sich an diesen Mythos halten würde, der von vielen Trainern, Forschern und Ausbildern unter die Athleten gestreut wird. Theoretisch müssten all diese mit jedem weiteren Tag der Überlastung noch stärker daran zugrunde gehen – aber die Realität sieht anders aus: Viele Menschen arbeiten täglich durchgehend körperlich hart und das oftmals viele Tage hintereinander. Die Eingewöhnungsphase ist hier natürlich überaus fordernd, aber mit der Zeit kommt auch die Anpassung. Sobald dies geschafft ist, weisen diese schwer arbeitenden Menschen keinerlei erhöhte Stresswerte im Vergleich zu weniger hart arbeitenden auf. Insbesondere solche, die im Baugewerbe tätig sind – ganz egal ob Umbau, Aufbau, Anbau oder Abbau – würden nur müde darüber lächeln, wenn ihnen ein Theoretiker offenbaren würde, dass sie ihren Körper nur alle 48 Stunden so hart belasten dürften oder ansonsten in einen Zustand abrutschen würden, der in der Sportwissenschaft als Übertraining bezeichnet wird. Wenn man ihnen dann auch noch verkünden würde, dass sie diese harte körperliche Belastung auch immer nur knapp eine Stunde pro Arbeitstag ausführen dürften, würden sie einen vollends für weltfremd erklären.

Schweres Training ist nicht weit von harter körperlicher Arbeit entfernt. Wenn man sich dies vor Augen führt, muss man sich doch Folgendes fragen: Wie weit ist es bitteschön mit uns Sportlern gekommen, dass wir glauben, unser Körper könne dieses nur jeden zweiten Tag tolerieren?

Man muss sich nur die Unterarme von langjährigen Mechanikern und Physiotherapeuten oder die Zugmuskulatur von erfahrenen Kletterern und gestandenen Holzfällern ansehen, um zu wissen, was eine hochfrequente und dauerhaft intensive Belastung mit den dabei geforderten Muskeln anzustellen vermag. Ähnlich herausragend zeigen sich oftmals die Waden gut trainierter Fußballer und Radfahrer oder die Oberschenkel von Eisschnellläufern und Skispringern. Über Sprinter und Turner müssen wir ja wohl nicht reden. Die lassen oftmals sogar gestandene Bodybuilder vor Neid erblassen. Ebenso offenkundig sichtbar sind die Auswirkungen hochfrequenter Trainingsbelastungen bei vielen Leicht- und Schwerathleten. Über erfolgreiche Gewichtheber und Powerlifter wissen wir ja bereits Bescheid.

Die besten dieser Leistungssportler trainieren bis zu sechs Stunden täglich und das sechs Tage die Woche. Ginge es nach den Vorstellungen vermeintlicher Trainingswissenschaftler, müssten sie allesamt im tiefsten Übertraining waten, ein zerschlissenes Immunsystem haben und mit jedem weiteren Tag neue Leistungseinbußen erleben. Die Realität sieht jedoch völlig anders aus: Derart hochfrequente Belastungen funktionieren prächtig. Sie bescheren ihren Anwendern eine gewaltige Arbeitskapazität und Leistungen auf Weltklasseniveau.

Der Gedanke, die Trainingsfrequenz eines Athleten sei ein fester Parameter und seine Regeneration umfasse immer mindestens 48 Stunden, ist somit nichts weiter als ein Mythos. Ein Mythos, der bereits die Entwicklung vieler Bodybuilder gebremst hat, gegen jegliche Vorstellung natürlicher Adaption verstößt und außerhalb der Bodybuilding- und Fitnesswelt in keiner anderen Sportart ernst genommen wird. Niemand von uns würde annehmen, dass er seine gesamte Trainingskarriere immer nur 100 kg beugen dürfe. Das wäre völliger Blödsinn, aber genau solch ein Blödsinn ist auch der Mythos, die Regeneration würde immer 48 Stunden benötigen. Diese Zahl ist völlig aus dem Zusammenhang gerissen – allenfalls Durchschnitt. Ein austrainierter Leistungssportler kann mehrmals täglich mit subjektiven Maximalbelastungen arbeiten, wohingegen ein völlig untrainierter Mensch nach einer schweren Trainingseinheit und über einer

Woche Regeneration immer noch jeden Muskel spürt.

Fakt ist: Die Regeneration benötigt immer so lange, wie wir ihr durchschnittlich Zeit lassen! Der menschliche Körper kann sich unheimlich schnell regenerieren, wenn man ihn auch darauf trainiert. Wer hingegen nie oder nur sehr selten trainiert, dessen Regeneration findet halt auch nur sehr gemächlich statt. Das ist ganz natürlich. Weshalb sollte sich der Körper hierbei schließlich hetzen, wenn keine Notwendigkeit dazu besteht?

Diese Zunahme der Regenerationsgeschwindigkeit zeigt sich sogar bei Prozessen der Wundheilung z.B. bei regelmäßig und intensiv beanspruchten Kampfsportlern oder Rugby-Spielern. Je mehr hier kleinere Verletzungen und Blessuren zur Routine werden, umso schneller heilen sie auch wieder aus – wohingegen ein Stubenhocker sich wochenlang mit einer Brandblase herumquälen wird, die er sich beim Bügeln seines Lieblingspullunders geholt hat. Jeder Mensch ist halt so robust, wie er es sich selbst verdient hat.

Am Beispiel des Interviews mit Frau Dr. Theiss sehen wir, dass auch für Frauen und dazu auch noch in sehr ruppigen Sportarten eine hohe Trainingsfrequenz der Schlüssel zum Erfolg ist. Auch der weibliche Körper ist dazu in der Lage, sich an regelmäßigere und härtere Belastungen zu gewöhnen.

Dennoch gibt es immer wieder viele, die vor zu regelmäßigem Training warnen. Ein ganz beliebter Satz ist hier: »Der Muskel wächst nicht im Training, sondern in der Regenerationsphase.« Aber was will man wem damit sagen? Ok, wenn jemand 16 Stunden täglich am Eisen wäre, würde das vielleicht passen; aber bei einem Athleten, der täglich nur ein oder zwei relativ kurze und intelligent geplante Trainingseinheiten durchführt? Also bitte... Das wäre genauso nützlich wie die Mahnung: »Ein Mensch schläft nicht beim Essen, sondern während der Nacht.«

Wann der Muskel wächst und sich in einer Regenerationsphase befindet? Immer wenn er kann! Hier finden durchgehend Auf- und Abbauprozesse statt. Bei intensivem Training überwiegen die Abbauprozesse bei weitem, aber je öfter dieses intensive Training durchgeführt wird, desto schneller, effizienter und stärker fallen die Aufbauprozesse in den bis zu 23 Stunden danach aus, um für die nächste Trainingseinheit wieder fit zu sein. Unser Körper ist ein Gewohnheitstier und durch solche festen Gewohnheiten können wir bestimmen, wie schnell er wieder zum Ausgangszustand regeneriert und darüber hinaus wächst.

Intelligentes Hochfrequenztraining ist somit die beste Möglichkeit, um die Wachstumsvorgänge des eigenen Körpers maximal zu beschleunigen, und zwar für jeden. Der sehr erfolgreiche kanadische Bodybuilding-Coach Christian Thibaudeau schreibt dazu: »Ich habe mit allen Körpertypen gearbeitet und eine Erhöhung der Trainingsfrequenz brachte immer die besten Erfolge – sogar für diejenigen, die eher sensibel auf zu viel Training reagieren. Tatsächlich ist es sogar der Hard Gainer, der am besten von einer erhöhten Trainingsfrequenz profitiert.« [11]

Tab. 3 Interview mit der Kickboxerin Christine Theiss

Der Autor: Sehr geehrte Frau Dr. Theiss, Sie sind Profi-Weltmeisterin im Vollkontakt-Kickboxen und damit eine wahre Kämpfernatur. Bis an die Spitze kommt man nicht einfach nur durch ein paar lockere Trainingseinheiten am Sandsack. Überdurchschnittliche Erfolge verlangen auch nach überdurchschnittlichen Maßnahmen. Bitte klären Sie uns doch über Ihre Trainingsumfänge auf! Wie viel Zeit pro Woche widmen Sie Ihrem Sport, Ihrem Beruf, Ihrer Passion – sowohl in Bezug auf die Lebensweise als auch in Bezug auf konkrete Trainingseinheiten?

Christine Theiss: In der Regel bereite ich mich 10 Wochen auf einen WM-Kampf vor, in dieser Zeit steht der Sport bei allem, was ich tue, im Vordergrund. Zum einen trainiere ich zweimal am Tag, sechs Tage in der Woche. Eine Trainingseinheit beträgt meist 1,5 Stunden. Die Vorbereitung setzt sich aus vielen verschiedenen Komponenten zusammen: Grundlagenausdauer und spezifische Ausdauer, Technik- und Pratzentraining, Kraft- und Koordinationstraining, Partnerübungen und Sparring. Neben dem Training ist aber der gesamte Lebenswandel dem Ziel »Weltmeister« untergeordnet, dazu gehören viel Schlaf, gesunde Ernährung, kein Alkohol und ausreichend Regenerationsphasen.

Nach einem Kampf habe ich zwei Wochen, in denen ich gar nichts tue, anschließend beginne ich je nach Zeitplan wieder mit dem regulären Training oder absolviere täglich Laufeinheiten, um sowohl den Grundtonus als auch das Gewicht zu halten.

Der Autor: Da kommt also einiges zusammen. Das ist deutlich mehr Training und Hingabe, als sich der ambitionierte Freizeit-Athlet normalerweise abringt und zutraut. Oftmals bezieht man sich dann auf angebliche Grundprinzipien der Trainingswissenschaft, wie z.B. dass man den Körper nur alle 48 Stunden hart trainieren dürfe oder gibt vor, dass Leistungssportler diese überdurchschnittlichen Trainingsumfänge nur durch verbotenes Doping zu bewältigen vermögen.

Frau Dr. Theiss, als promovierte Medizinerin befinden Sie sich in der Lage, sich hier sowohl wissenschaftlich objektiv als auch leistungssportlich subjektiv mit diesen Ausreden und Vorwürfen auseinanderzusetzen: Ist es möglich, derart viel zu trainieren, ohne dabei auszubrennen oder auf die »Ratio der Pharm« zurückgreifen zu müssen? Ist ein derart hochfrequentes Training, also die feste Integration des Trainings in den Alltag, für jeden ambitionierten Athleten möglich und vielleicht sogar notwendig, um überdurchschnittliche Erfolge zu erzielen?

Christine Theiss: Solch ein Trainingspensum neben einem Beruf zu absolvieren setzt sehr viel Willenskraft voraus und führt meines Erachtens über kurz oder lang auch dazu, dass man völlig ausbrennt, wenn man es nicht schafft, beides aufeinander abzustimmen und die entsprechenden Ruhephasen einzuhalten. Ich kann das aus eigener Erfahrung berichten, da ich bis Ende 2007 eine Kickbox-Profikarriere und ein Medizinstudium unter einen Hut gebracht habe. Aber es war klar, dass ich mich auf die Dauer für eines der beiden Dinge entscheiden musste.

Was das Training angeht, gibt es kein Schema »F«, welches bei jedem gleich gut funktioniert. Pläne sind gut, verlieren aber ihren Sinn, wenn man sie ohne Rücksicht auf die Tagesform durchzieht. Man muss lernen, auf die Signale seines Körpers zu hören und – auch wenn es manchmal schwerfällt – die entsprechenden Konsequenzen ziehen.

Ich halte überhaupt nichts davon, mangelnde Leistungsbereitschaft des Körpers – aus welchem Grund auch immer – mit Mittelchen zu überbrücken. Ich selbst habe natürlich häufig – gerade in den letzten Wochen vor einem Kampf – Trainingseinheiten, die einen bis an die Grenze der eigenen Leistungsfähigkeit bringen. Solche Einheiten sind meines Erachten absolut vonnöten, um auch im Wettkampf sein Maximum bringen zu können. Sie müssen aber sehr dosiert eingesetzt werden und die entsprechenden Regenerationsphasen gehören unbedingt dazu.

Ich bin der Beweis dafür, dass man über viele Jahre konstant eine Topleistung bringen kann ohne jemals auch nur ans Doping gedacht zu haben. Allerdings erfordert dies eine eiserne Disziplin, Leistungsbereitschaft und man muss gerade im privaten Bereich viele Opfer bringen. Aber auch ich muss zugeben, dass es sportliche Veranstaltungen gibt, bei denen man sich nur schwer vorstellen kann, dass dies allein mit fairen Mitteln zugeht.

Der Autor: Oftmals zählt beim Kampfsport nicht nur, wie gut man austeilen kann, sondern vor allem auch, wie viel man einzustecken vermag, ohne dabei klein beizugeben. Frau Dr. Theiss, ebenso wie auch das Training immer mehr zu Ihrem Alltag wurde, so wurden es auch Erschöpfung, Entzündungen, Blessuren und Verletzungen. Sowohl im Training als auch im Wettkampf wurden Ihnen all Ihre Schwächen und Nachlässigkeiten regelmäßig vor Augen geführt – oftmals sogar direkt in Form eines Boxhandschuhs oder Fußtritts. Gewöhnung ist ein mächtiges Instrument des Körpers, um beständige Einflüsse in ihren schädlichen Auswirkungen sukzessive abzumildern und immer erträglicher werden zu lassen.

Konnten Sie im Zuge Ihrer stets aufstrebenden Trainingskarriere eine Adaption Ihres Körpers an all diese Überlastungen und Verletzungen erleben? Je höher man schließlich steigt, desto stärker wird auch der Gegenwind. Frau Dr.

Theiss, wenn Sie Ihre momentane Widerstands-, Belastungs- und Regenerationsfähigkeit mit der zu Beginn Ihrer Trainingskarriere vergleichen... Hat sich diese ebenso signifikant weiterentwickelt wie auch Ihre weiteren athletischen Fähigkeiten oder ist dieser Parameter der Höchstleistung nicht zu Adaption und Weiterentwicklung fähig? Sind Sie nicht nur härter im Geben, sondern auch härter im Nehmen geworden?

Christine Theiss: Hier sind Wettkampf und Training zwei Paar Stiefel. So groß ist das Verletzungsrisiko im Training gar nicht. Zum einen trage ich hier immer die komplette Schutzausrüstung inklusive Kopfschutz, zum anderen wird im Training längst nicht mit der Härte wie im Wettkampf gearbeitet. Das Training soll ein Ort des Ausprobierens und der Weiterentwicklung sein und nicht dazu dienen, jemand anderem zu zeigen, was für ein »toller Hecht« man ist.

Wenn dann doch mal Schmerzen auftreten, heißt es erst einmal herausfinden, woran es liegt: Ist es nur eine harmlose Prellung, was meist der Fall ist, dann sind selten Konsequenzen nötig und man kann je nach Schmerzempfinden auch weiter trainieren. Liegt hingegen eine Verletzung vor, die sich durch ein weiteres Training verschlimmern könnte – z.B. eine Entzündung oder Zerrung – so muss eine Pause eingelegt werden und evtl. auch mit Entzündungshemmern unterstützend behandelt werden.

Im Wettkampf selbst ist man relativ schmerzfrei aufgrund des hohen Endorphinspiegels und zumindest ich nehme für einen WM-Titelgewinn kleinere Verletzungen billigend in Kauf; frei nach dem Motto: »Wo gehobelt wird, fallen Späne.«

Ich glaube schon, dass sich die Latte für mein Schmerzempfinden in den letzten Jahren nach oben verschoben hat. Viele Schläge, die mich früher mehr als nur aus meinem Konzept gebracht hätten, sind mir mittlerweile völlig egal. Auch wenn ich manchmal nach dem Training eine Stelle vor Schmerzen kaum berühren kann, so ist dies in der Regel am nächsten Morgen schon wieder verschwunden.

Ein Beispiel habe ich noch: Im Zuge meines Studiums sollten wir Studenten in einem Seminar für Physiotherapie unseren Arm in ein Becken mit Stromstößen halten. Während alle anderen quietschend aufhörten, konnte ich problemlos bis zur höchsten Stufe meinen Arm im Wasser halten, ich hatte einfach keine Schmerzen, es hat lediglich ein bisschen gekribbelt.«

Der Autor: Frau Dr. Theiss, vielen Dank für diese Einsichten.

3.5 Weitere Stimmen zur Trainingsfrequenz

Oftmals hat es den Anschein, dass je mehr sich Wissenschaft und Industrie über das Thema »Training« hermachen, sich das Verständnis desselben unnötig verkompliziert. Dabei gab es schon lange – bevor all die Systeme, Intensitätstechniken, Maschinen, Steroide und Nahrungsergänzungsmittel auf den Markt kamen – überaus erfolgreiche Athleten, die verstanden hatten, das physiologische Wunder des Wachstums von Kraft und Masse in die Form ihres Körpers zu gießen.

Der 1878 in Leipzig geborene Arthur Saxon ist einer davon. Der gelernte Steinmetz begann bereits in jungen Jahren mit selbst gefertigten steinernen Gewichten im heimischen Kartoffelkeller zu trainieren. Schnell machte er mit erstaunlichen Kraftleistungen und einer herausragenden körperlichen Erscheinung auf sich aufmerksam. Nicht zu Unrecht bekam er den Spitznamen »The Iron-Man«. In seiner zweiten größeren Veröffentlichung, dem *Textbook of Weight-Lifting*, schreibt der damals »stärkste Mann der Welt«: »Wenn ein Mann ernsthaft beabsichtigt, mit dem Heben schwerer Gewichte zu beginnen, sollte er Wert darauf legen, gewisse Übungen jeden Tag zu machen. Dieses tägliche Training ist absolut entscheidend für das Erringen jedes wahren Erfolges.« [12]

Weniger bekannt ist Henry Higgins, aber er kannte die damaligen Größen des Kraftsportes wie z.B. Eugen Sandow und Louis Cyr gut und tauschte sich mit ihnen über das Training aus. Er selbst war ebenfalls sehr stark, hatte ein eigenes »Gym« in Boston, Massachusetts und veröffentlichte seine umfassenden Erfahrungen 1915 in *The Henry Higgins Strength and Muscle Course: The Secret of the Professional Strong Man's Strength*: »Dieses Geheimnis in einem Wort, ist nichts anderes als abgestuftes Training mit schweren Hanteln und schweren Gewichten allerlei Art. Tägliches Training im Heben von Hanteln und Gewichten ist alles, was notwendig ist, um ein wirklich großartiger Strongman zu werden.« Jeder Mann, der »beginnt, seine Stärke zu trainieren, indem er Hanteln und andere Gewichte täglich hebt, wird auf diese Weise weit stärker werden als der durchschnittliche Athlet.« Anschließend weist auch er darauf hin, dass man dies auf eine intelligente Art und Weise durchführen müsse, um sich hier nicht zu verletzen oder auszubrennen. [13]

Auch Georg Hackenschmidt, einer der vielseitigsten und erfolgreichsten Kraftathleten des vergangenen Jahrhunderts, bekannte sich klar zu hochfrequentem Training. In seinem immer noch sehr lesenswerten Buch *The Way to Live in Health and Physical Fitness* schrieb der »Russische Löwe« 1935: »Ich bin fester Überzeugung, dass die Zeit kommen wird, in der jeder die Notwendigkeit täglichen körperlichen Trainings erkennen wird.« [14]

»Hack« war darüber hinaus einer der stärksten Profi-Wrestler, die je auf diesem Planeten gekämpft haben. Er sollte uns somit nicht nur durch die nach ihm benannte Hackenschmidt-Kniebeuge in Erinnerung bleiben. Zeit seines Lebens hielt er sehr viele Weltrekorde, wovon der letzte erst lange nach seinem Tode (1968) im

Jahr 2002 überboten wurde. Er beherrschte sieben Sprachen, schrieb einige Bücher – auch philosophischen Inhalts – und blieb trotz alledem immer auf dem Boden der Realität. Der letzte Satz seines bereits erwähnten Buches zeugt von dieser Einstellung:

»Während meiner gesamten Karriere hat es mich niemals interessiert, ob ich ein Champion war oder nicht. Der einzige Titel, für den ich wirklich bekannt sein wollte, war schlicht und einfach mein Name – Georg Hackenschmidt.«

Wechseln wir in die »goldene Zeit« des Bodybuildings und Krafttrainings der 1970er und 1980er Jahre, so ist es hier vor allem Bill Starr, der mit seinem weltbekannten Buch *The Strongest Shall Survive* 1976 für Eindruck sorgte. Starr war einer der erfolgreichsten amerikanischen Trainer dieser Zeit und dabei überaus vielseitig: Vom Footballspieler bis hin zum Gewichtheber und Powerlifter machte er all seine Athleten deutlich stärker und erfolgreicher. Er selbst hielt auch einige Rekorde. In seinem Buch beschreibt er, dass Kraftathleten jeglicher Art ihre Arbeitsbelastung immer weiter ausbauen müssten, um auch weiterhin Erfolge verzeichnen zu können.

Er verglich die beste Möglichkeit zu langfristiger Progression mit dem ständigen Erweitern des Fundaments einer Pyramide: Je höher man hier mit der eigenen Spitzenleistung hinaus wolle, desto umfassender müsse man das Krafttraining auch im eigenen Leben verankern. [15]

Und die intelligenteste sowie erfolgreichste Möglichkeit, um innerhalb eines gewissen Zeitraumes mehr Arbeit zu verrichten und somit für ein breiteres Fundament zu sorgen, ist was? Genau: eine höhere Trainingsfrequenz! Ich möchte an diesem Punkt auch an Matthias Steiner und seine Aussage erinnern, der ebenfalls darauf verwies, dass man nur durch eine sehr hohe Trainingsfrequenz überhaupt erst in die Lage kommt, ausreichend oft ausreichend schwer trainieren zu können, um überdurchschnittliche Leistungen zu erbringen.

Machen wir es uns endgültig klar: Große Erfolge bekommt man nicht geschenkt und schon gar nicht erhält man sie durch wenige seltene »hochintensive« Einheiten und unnötig lange Regenerationspausen dazwischen, die vor allem dadurch notwendig werden, dass man ihnen so viel Zeitraum überlässt. Nur mit einer Trainingseinheit alle paar Tage kommt man nicht sehr hoch auf der Pyramide der eigenen Entwicklung – das verstößt gegen jegliches Gesetz überdurchschnittlichen Erfolges. Jeder Leistungssportler weiß das. Insbesondere natural – also ohne den Einsatz diverser illegaler und gesundheitsschädlicher Dopingmittel – geht kein Weg an hochfrequentem Training vorbei.

Dass jedoch selbst Konsumenten anabol-androgener Steroide von Hochfrequenztraining profitieren können, belegt z.B. Arnold Schwarzenegger. Insbesondere gewisse »Problemmuskeln«, die trotz Steroiden und bereits umfassenden Trainings auf professionellem Niveau einfach nicht wachsen wollten, hat er schlussendlich durch hochfrequente Belastungen in den Griff bekommen. Was er z.B. machte, um seine unterentwickelten Waden zum Wachsen zu bringen, schreibt er 1985 in seiner *Encyclopedia of Modern Bodybuilding*: »Ich trainiere sie 30 bis 45 Minuten pro Tag, sechs Tage die Woche.« [16]

In bestimmten Trainingsphasen hat er darüber hinaus zweimal täglich und das für mehrere Stunden pro Tag und ebenfalls 6 Tage die Woche trainiert. In seiner Autobiographie *Arnold: The Education of a Bodybuilder* beschreibt er sein Vorgehen, nachdem ihn Chet Yorton beim Mr. Universum-Wettkampf 1966 in London besiegt hatte: »Ich kehrte unverzüglich zu meiner Trainingsroutine zurück. Ich machte überhaupt keine Pause. Zweimal täglich, äußerst gewissenhaft, ich strich alles andere aus meinen Gedanken und vollzog meine Trainingseinheiten.« [17]

Auch viele weitere erfolgreiche Bodybuilder trainierten ähnlich viel: Pete Grimkowski trainierte zum Beispiel auf dem Höhepunkt seiner Karriere sieben Stunden pro Tag. Serge Nubret trainierte drei Stunden pro Tag plus eine Stunde Bauchtraining an sechs Tagen pro Woche. Mike Katz trainierte vier bis fünf Stunden pro Tag. Das war die goldene Zeit des Volumentrainings; die Zeit von Größen wie Franco Columbu, Frank Zane und Tom Platz, die ihren Bodybuilding-Lifestyle exzessiv genossen und offen auslebten – was gleichzeitig auch mit einer überaus hohen Trainingsfrequenz einherging: das Training an den Hanteln war ihr Alltag, ihr Job, ihre Passion. Sie liebten es, sie lebten es und sie machten es täglich.

All diese Zahlen sind natürlich nur Momentaufnahmen, sollen jedoch klar machen, dass auch professionelles Bodybuilding am erfolgreichsten betrieben wird, wenn man das entsprechende Training fest im Alltag verankert und es nicht nur nebenbei alle paar Tage einschiebt. Der bekannte Kettlebell- und Strength-Coach russischer Herkunft Pavel Tsatsouline vertritt in seinen Werken exakt diese Sichtweise. Die Botschaft in seinem sehr lesenswerten Buch *The Naked Warrior* ist simpel und klar: »Je öfter Sie trainieren, desto besser werden Sie.« [18]

Der russische Trainingswissenschaftler Prof. Vladimir M. Zatsiorsky, der ebenfalls wie Tsatsouline nach Amerika emigrierte und vor allem durch sein Standardwerk *Krafttraining – Praxis und Wissenschaft* [19] berühmt wurde, erweitert diesen simplen Grundgedanken und verpackt ihn in eine für jedermann nachvollziehbare Maxime: »Trainieren Sie so schwer wie möglich, so oft wie möglich und bleiben Sie dabei so frisch wie möglich.«

Dies ist das ganze Geheimnis erfolgreichen Krafttrainings! Abadjiev und Konsorten folgten ihm aufs Wort und brachten es dadurch an die Weltspitze. Auch jeder andere Athlet wird auf diese Weise überdurchschnittliche Erfolge ernten können.

Um jedoch den Schwerpunkt vom Kraft- auf den Muskelzuwachs zu legen, muss diese Maxime noch ein wenig ergänzt werden – was wir später noch machen werden – aber grundsätzlich ist in diesem Kapitel wohl klar geworden, dass die Frequenz des eigenen Trainings ein überaus mächtiger Parameter ist, wenn es darum geht, möglichst viel Training optimal zu gestalten. Spätere Generationen werden dies immer deutlicher erkennen, je mehr sie dazu bereit sind, die Erkenntnisse bereits gefestigter Sportarten für sich zu akzeptieren. Chad Waterbury schreibt dazu in seinem Artikel *Bodybuilding's Next Frontier*: »Ich glaube fest daran, dass Hochfrequenztraining die Zukunft des Bodybuildings ist! Dieses hochfrequente Trainings-System basiert auf der folgenden Maxime: Je öfter Sie einen Muskel trainieren – auf einem intelligenten Weg – desto mehr Hypertrophie werden sie dadurch erhalten. Es ist wirklich so simpel, wenn auch auf eine komplizierte Art.« [20]

Im nun folgenden Kapitel werden wir uns mit der Kunst der Auto-Regulation beschäftigen. Diese mache ich zur Voraussetzung für jeden ernsthaften, hochfrequent trainierenden Athleten. Wer nämlich nicht über einen kompetenten Trainer verfügt, der seinem Schützling täglich das starre Trainingsprogramm an die jeweiligen Bedingungen anpasst, der muss selbst Maßschneider seines smarten Hochfrequenztrainings sein: Hochfrequenztraining ist in diesem Fall immer auch auto-reguliertes Training!

*

4. Was ist Auto-Regulation und was nützt sie uns?

»Am Anfang des Bodybuilding-Trainings, solange Sie noch die Grundübungen lernen und sich im Wesentlichen darum bemühen, eine kräftige Muskulatur aufzubauen, halten Sie sich am besten an ein vorgegebenes Programm. Doch nach einer gewissen Zeit werden Sie bessere Fortschritte erzielen, wenn Sie Erkenntnisse darüber sammeln, wie der Körper auf das Training anspricht, und Ihr Programm entsprechend variieren.« Arnold Schwarzenegger [21]

Wenn ein Sumo-Ringer möglichst massig werden möchte, muss er jeden Tag essen, so gut es geht und wenn ein Bodybuilder groß und stark werden will, muss er jeden Tag trainieren, so gut es geht.

Nährstoffbedarf teilt uns der Körper durch Hunger mit und spätestens dann essen wir. Ein Sumo-Ringer hingegen muss, ebenso wie alle anderen, die Masse aufbauen wollen, auch schon essen, bevor sich der Hunger regt – was im Übrigen als »antizipatorische Ernährung« bezeichnet wird. Denn wenn es erst einmal so weit ist, dann bedeutet dies, dass der Körper Energie benötigt, um seinen Energieverbrauch zu kompensieren. Alles, was jedoch verbraucht wird, kann nicht in Masse angelegt werden und deswegen muss jeder, der Gewicht zulegen will, über den Hunger hinweg essen und auch dann weiterfuttern, wenn der Energieverbrauch längst schon kompensiert ist, denn erst diese zusätzliche Nahrungsenergie wird dann auch beim Aufbau weiterhelfen – alles davor zählt nur zur Bestandserhaltung.

Beim Wachstum durch Widerstand ist es nicht anders. Widerstandsbedarf teilt uns der Körper jedoch nicht mit, denn einen solchen hat er überhaupt nicht. Er möchte nämlich gar nicht über sich und das Anforderungsniveau seiner Umwelt hinaus wachsen. Das wäre energietechnisch ineffizient. Schließlich ist Muskelmasse kostspieliger Luxus für den Körper, den er nur dann toleriert, wenn er auch wirklich notwendig ist oder wir ihm ein entsprechend hartes und schweres Leben vorgaukeln – durch das tägliche Training.

Wir müssen unseren Körper quasi dahingehend täuschen, dass er gewissen Lebensbedingungen ausgesetzt ist, die er langfristig nur durch eine starke Zunahme an funktionaler Masse überleben kann. Aus diesem Grund bringt niederfrequentes Hobbytraining in der Komfort-Zone niemals die Fortschritte, die sich hier so viele erhoffen. Der Körper sieht darin keine Bedrohung, sondern nur ein etwas anstrengenderes Dasein alle paar Tage und oftmals sogar nur für einige wenige Körperteile – weswegen Splitpläne und Isolationsübungen insbesondere für Natural-

Athleten weniger erfolgversprechend sind. So etwas schockt ihn jedoch nicht. So kann man ihm doch nicht verkaufen, dass sein Alltag wirklich so schwer und hart ist, dass er ihn nicht auch mit seinen momentanen Mitteln durchstehen könnte! Je öfter wir jedoch den gesamten Körper an seine momentanen Grenzen führen – ohne ihn dabei langfristig zu überfordern – desto mehr zwingen wir ihn auch zu kompensierenden anabolen Reaktionen auf diese hochfrequenten Anforderungen.

Wir haben nun einmal Ziele, die eng mit der Bewältigung von Widerstand verbunden sind und somit müssen wir eine gewisse Widerstandslust selbst kreieren und sie dauerhaft auch schon dann befriedigen, bevor sie wirklich stark wird – oftmals sogar schon, obwohl das letzte Training nicht lange her ist und man evtl. sogar noch Muskelkater hat. Wenn der Kampf gegen Widerstand zum Alltag wird, bleibt dem Körper gar nichts anderes mehr übrig als zu wachsen oder zu sterben. Das mag vielleicht etwas krass klingen, aber unser Körper wird erst dann auf unsere Wachstumswünsche reagieren, wenn wir ihm auch glaubhaft vorspielen können, dass es hier um Leben und Tod, um Wachstum oder Verlust geht.

Korrektes, hartes und leistungsorientiertes Training ist kein Kindergarten. Wir täuschen dadurch Notsituationen vor – der Körper kann ja nicht sehen, dass wir nur mit Hanteln spielen. Für ihn müssen diese Anforderungen tatsächlich den Anschein erwecken, als müssten wir tagtäglich große Widerstände bewältigen, um überleben zu können. Aus diesem Grund ist eine möglichst starke Konzentration im Training unabdingbar. Wenn wir hierbei kaum Stresshormone ausstoßen und das Ganze eher als spaßige Party ansehen, dann wird der Körper daraus schließen, dass diese Belastungen dann wohl doch nicht ernst zu nehmen sind und dabei einfach nur mitspielen, anstatt wirklich zu kämpfen und dadurch zu wachsen.

Genau hier sind wir dann auch wieder bei unserem Problem aus dem 2. Kapitel: Einfach nur regelmäßig nach einem festen Plan zu trainieren, bedeutet gar nichts, null komma null, niente, nada, zero. Es kommt nicht darauf an, was man macht, sondern darauf, wie man es macht. Und exakt darum geht es bei der Kunst der Auto-Regulation.

4.1 Das Ziel der Auto-Regulation

Das Ziel jedes auto-regulierten Hochfrequenztrainings ist eine intelligente über die Woche verteilte maximale Wachstumsreizsetzung bei minimaler Erschöpfung des Zentralen Nervensystems.

Das ZNS ist hier Dreh- und Angelpunkt. Wenn dieses übermüdet, können wir nicht mehr richtig trainieren, da wir die Muskeln und ihre Bewegungen nicht mehr adäquat ansprechen und koordinieren können. Woraus folgt, dass wir mit ihnen nicht mehr gewohnt effektiv arbeiten können. Woraus wiederum folgt, dass wir unsere gewohnten Gewichte und Übungen nicht mehr beherrschen, so dass wir einerseits keine produktiven Wachstumsreize mehr setzen und uns andererseits sogar verletzen können. Durch intelligentes Training können wir das – trotz hoher

Frequenz – verhindern. Weitere Schwachpunkte sind der passive Bewegungsapparat, der deutlich langsamer adaptiert als unsere Muskulatur, dann natürlich auch die Muskulatur selbst sowie bereits vorgeschädigte oder auch sensiblere Strukturen des Körpers wie z.B. der untere Rücken oder das Schultergelenk.

Während unsere Muskulatur und ihre diversen Energiebereitstellungssysteme sich sehr schnell an hohe Belastungen und Frequenzen gewöhnen, so geschieht dieser Prozess bei den passiven Strukturen unseres Körpers – wie z.B. den Knochen, Gelenken, Knorpeln, Bändern und Sehnen – deutlich langsamer. Können wir bei der Muskulatur von Tagen und Wochen ausgehen, so geschehen signifikante Adaptionen des sog. bradytrophen Gewebes – welches sich durch einen deutlich langsameren Stoffwechsel auszeichnet – eher in Wochen und Monaten.

Während der Athlet also auf vorübergehende Überlastungen der Muskulatur, die sich z.B. durch Muskelkater bemerkbar machen, durchaus gelassen reagieren und fast wie gewohnt weiter trainieren kann, so muss er auf Anzeichen der Überlastung des passiven Bewegungsapparates deutlich sensibler reagieren und vorübergehend entsprechende Intensitäts- und Lastsenkungen im Training vornehmen.

Gerade der untere Rücken ist als eine der beweglichsten Stellen unseres Körpers auch eine der anfälligsten. Aus diesem Grund muss man hier ein sehr gutes Körpergefühl entwickeln. Auch eine lupenreine Technik bei den entsprechenden Übungen ist hier unabdingbar.

Darüber hinaus haben viele Athleten individuelle Schwächen, Dysbalancen, Instabilitäten und vorgeschädigte Strukturen, die sie ebenfalls immer im Auge behalten und am besten schleunigst in den Griff bekommen sollten. Ein Körper ist schließlich immer nur so stark wie seine schwächste Struktur. Intelligente Athleten kümmern sich aus diesem Grund schwerpunktmäßig um derartige Schwachstellen. Nur wenn sie diese zu Stärken machen, werden sie auch den Körper insgesamt weiterentwickeln können.

Viele Athleten machen jedoch das genaue Gegenteil: Sie trainieren vorwiegend ihre Stärken, da diese am besten ausgebildet sind und am meisten Trainingsgewicht erlauben. Sie wollen nach außen zeigen, dass sie stark sind. Sie wollen nicht, dass jemand ihre Schwächen erkennt und vor allem wollen sie diese selbst nicht anerkennen. Aber genau wegen dieses Kurses werden sie ihre Entwicklung gehörig bremsen. Sie steuern damit auf die nächste Verletzung zu wie die Titanic auf den Eisberg.

Wahrhaft stark ist nur, wer seine Schwächen anerkennt und aufrichtig an ihnen arbeitet. Wer hingegen nur seine Stärken hochhält und alles andere verdrängt, der ist in Wahrheit schwach. Wer hochfrequent und auto-reguliert trainieren möchte, muss stark sein. Er muss sich immer an seinen Schwächen orientieren, stets an ihnen arbeiten und sie als den wahren Maßstab der eigenen Entwicklung ansehen. Denn sie werden als erstes Erscheinungen der Überlastung zeigen. Sie sind unser Barometer dafür, wie intensiv und belastend wir die jeweilige Trainingseinheit gestalten sollten.

Das oberste Ziel unseres Trainings ist eine optimale Aufteilung signifikanter Wachstumsreize im Rahmen der laufenden Trainingswoche. Je besser wir es schaffen, die Trainingsbelastung auf mehrere Trainingseinheiten pro Woche zu verteilen, desto mehr produktive Arbeit können wir insgesamt pro Woche leisten. Zusätzlich ist die einzelne Trainingseinheit auf diese Weise nicht so erschöpfend, wodurch auch die Qualität des Trainings ansteigt. Smartes Hochfrequenztraining ist somit auch immer Hochqualitätstraining.

4.2 Das kontrollierte Chaos

Auto-Regulation ist die Kunst erfolgreicher, intelligenter und intuitiver Trainingsplanung, die es Ihnen ermöglichen wird, Ihre Ziele ohne große Verletzungen und Rückschläge zu erreichen.

Ein tieferes Verständnis optimaler Wachstumsreizsetzung bedingt die Erkenntnis, dass kein Athlet nur im Training lebt. Er hat auch ein Leben darüber hinaus. Ein Leben, dessen Umstände er nicht immer im Griff hat. Ein Leben mit Höhen, Ebenen und Tiefen. Ein Trainingssystem, dass diese Schwankungen nicht miteinzubeziehen weiß, kann nicht als intelligent bezeichnet werden.

Aber um einmal ehrlich zu sein, kann kein festgeschriebenes System dies umsetzen. Aus diesem Grund muss der Athlet selbst das System sein. Er muss die Intelligenz mit ins Spiel und auf der Grundlage einer geschulten Intuition zur Geltung bringen.

Was nämlich zählt, ist das gesamte Leben des Athleten – über das auch nur er selbst einen Überblick haben kann – und nicht etwa nur *das* Gewicht und *das* Volumen und *die* Sätze und *die* Wiederholungen. Alles ist so viel komplexer. Was zählt, ist das Gesamtpaket aus aktueller individueller Stressbelastung, Leistungsfähigkeit, Ernährung und Gesundheit; Motivation und Regeneration nicht zu vergessen.

Ein Trainingsplan kann bei ein und demselben Athleten zu unterschiedlichen Zeitpunkten zu völlig verschiedenen Ergebnissen führen. Auch bei mehreren Athleten kann ein und derselbe Plan anabol, gar nicht oder gar katabol wirken. Es kommt somit weniger auf den Plan an, wie der Körper eines Athleten darauf reagieren wird, sondern vielmehr auf den Athleten selbst. Er muss dabei nicht nur sein Leben seinem Training anpassen, sondern vor allem muss er lernen, sein Training seinem Leben anzupassen. Erst wenn diese beiden Teilsysteme zu einem Gesamtsystem zusammenfinden und harmonieren, befindet sich der Athlet auch in der optimalen Wachstumszone seines Daseins.

Oftmals ist dies jedoch gar nicht so einfach. Lineare Trainingsplanungen wären hier vollkommen unnatürlich und ein Hauptgrund für geringe Erfolge. Viele natürliche Wachstumsprozesse verlaufen nämlich nicht-linear. Das bedeutet, dass all diese komplexen Prozesse nie isoliert stattfinden, sondern immer in Rückkoppelung mit vielen anderen Prozessen. So auch beim Wachstum unseres Körpers: Stress, Hormone, Gesundheit, Psyche,

Arbeit, Familie, Beziehung, Ernährung, Schlaf, Wetter usw. beeinflussen allesamt unsere Entwicklung und müssen auch in deren Planung miteinbezogen werden. Linear ist hier dann jedoch überhaupt nichts mehr. Eine erfolgreiche Trainingsplanung muss dies beachten. Sie muss pragmatisch, an der Realität orientiert und somit nichtlinear sein. Darüber hinaus muss sie kybernetisch sein.

»Kybernetisch« bedeutet, dass der Athlet dauerhaft selbstregulierend in das System eingreifen, es stets so intelligent wie möglich optimieren und an die jeweils neuen Bedingungen anpassen muss, um es auf Wachstumskurs halten zu können. Je erfolgreicher er dieses Spiel beherrscht, desto schnellere und größere Fortschritte wird er auch machen.

Das ist die Kunst der Auto-Regulation und wenn man diese beherrscht, kann man deutlich öfter und erfolgreicher trainieren. Auch Pausentage werden hier ausschließlich auto-reguliert eingebracht. Man trainiert hart, wenn man dazu bereit ist, locker, wenn man nicht anders kann und an Tagen, an denen scheinbar alles zu passen scheint, setzt man neue Bestleistungen. All dies überlässt man der Intuition des Körpers und nicht starren Plänen. Wieso sollte man all diese Chancen verpassen? Nur weil auf einem Blatt Papier etwas steht, was nicht mit unserer aktuellen Tagesform übereinstimmt?

Wer weiß wohl mehr über das optimale Training Bescheid? Ein starrer Trainingsplan, der evtl. nicht einmal für uns oder bereits vor langer Zeit geschrieben und berechnet wurde? Oder unsere Intuition, die für die Weisheit all unserer bisheriger Trainingserfahrungen und die Einbeziehung der momentanen Situation steht?

Unsere unbewusst arbeitende Intuition zeichnet sich dabei durch enormes Feingefühl aus. Sie weiß über all die Veränderungen und Entwicklungen unseres Lebens Bescheid, während wir davon kaum etwas bemerken und schlussendlich nur durch das berühmte Bauchgefühl zu spüren bekommen, zu welchem Schluss sie gekommen ist. Unsere bewusste Vernunft hingegen ist nur der Gipfel des Eisberges, nur ein Taschenrechner im Vergleich zum Hochleistungsrechner unserer Intuition. Wer von beiden hat wohl mehr Rechenkapazität, um entscheiden zu können, wie die heutige Trainingseinheit am intelligentesten durchgeführt wird?

Das Problem starrer Trainingspläne ist klipp und klar, dass man nach diesen oftmals nicht so optimal und intelligent trainiert, wie es eigentlich möglich wäre. Ganz egal, nach welchem Muster man solche Trainingspläne berechnet und ob man sich dabei an der Fibonacci-Folge, dem goldenen Schnitt oder der Blusenfarbe der Wetterfee orientiert: Man wird sich verrechnen, denn das Leben lässt sich nicht berechnen! Also weshalb sollten wir durch künstliche Ordnung verkomplizieren, was wir im kontrollierten Chaos intuitiv viel besser zu beherrschen vermögen?

Der amerikanische Coach und Autor John Kiefer sieht das ganz genau so: »Diese Programme zielen auf den Wissenschaftler in uns ab, auf den Reduktionisten, der glaubt, dass der Weg zum Erfolg in immer kleinere Stücke zerteilt und dann wieder zusammengefügt werden kann, um Perfektion zu erreichen. Bevor ich mich einige Male verbrannt hatte, war ich wahrscheinlich empfänglicher für diese Art von wissenschaftlichem Mist, weil ich die Denkweise eines Wissenschaftlers habe und die Verzweiflung eines Leprakranken.

Ich wollte so gerne von meinem fetten Rumpf und meinen dürren Extremitäten geheilt werden, dass ich alles geglaubt hätte, was sich auch nur im Geringsten wissenschaftlich anhört. Seitdem habe ich gelernt, dass die schlechteste Art zu trainieren diejenige ist, die an einen strikten Wiederholungs-Satz-Gewichts-Plan (inklusive anderen Faktoren, wie Volumen, Dichte, Tempo...) gebunden ist. Generell gesagt, liefern präzise abgestimmte Programme keine präzise abgestimmten Ergebnisse. Ich sage nicht, dass gewisse Vorschriften keinen Wert haben und nicht zu Ergebnissen führen. Sie führen halt nur nicht zu solchen Ergebnissen, wie sie durch intuitives Training erzielt werden.

Das beste Wachstum von Kraft, Masse und Ausdauer konnte ich sowohl bei mir als auch bei anderen durch intuitives Trainieren während jeder Wiederholung jeden Satzes in jeder Trainingseinheit bewirken. Ein präzise abgestimmtes Training ist kein Schlüssel zum Erfolg. Präzise abgestimmte Intuition hingegen schon.« [22]

4.3 Fakten

Auto-Regulation ist die beste und einzige Möglichkeit, um dauerhaft intelligent, intuitiv und optimal zu trainieren.

Auch eine kürzlich veröffentlichte Studie kommt zu diesem Ergebnis: Collegeathleten, die für sechs Wochen die Progression in ihren Trainingsübungen auto-reguliert vornahmen, machten sowohl beim Bankdrücken als auch beim Kniebeugen deutlich größere Fortschritte als die Vergleichsgruppe, die mit ihrer Progression einem festen, linearen Periodisierungsprogramm folgte. [23]

Prinzipiell bedarf es jedoch nicht wirklich entsprechenden Studien, um zu belegen, dass die Intuition der Vernunft immer eine Nasenlänge voraus ist. Insbesondere in brenzligen Situationen, in denen es blitzschneller Entscheidungen bedarf, steht die Intuition schon dann parat, während die Vernunft noch nicht einmal verstanden hat, worum es hier überhaupt geht. Unsere eigene Erfahrung und die vieler anderer belegen ebenso wie auch die moderne Forschung, dass die Intuition das Vermögen der erfolgreichsten und bewährtesten Entscheidungsfindung ist, das es für einen Menschen momentan gibt. [24]

4.4 Grenzen

Verwechseln darf man die Intuition keineswegs mit Kurzschlussreaktionen aus Dummheit, Beschränkung, Angst oder Übermut! Wer trotz einer Verletzung problematische Übungen weitertrainiert, weil er glaubt, dass er das schon aushält, obwohl er eigentlich weiß, dass es Blödsinn ist, der hat das Reich der Auto-Regulation längst verlassen und dafür die Welt der Fahrlässigkeit betreten. Dadurch wird er sich nur selbst bremsen und noch mehr zerstören, anstatt aufzubauen. Wenn die Intelligenz eines intelligenten Trainingssystems die des Trainierenden selbst ist, weil hier Training und Athlet miteinander verschmelzen, dann ist sein Training schlussendlich immer nur so intelligent wie auch er.

Aus diesem Grund sollte man immer mit einem wachen Verstand ans Eisen gehen und zwar bei jeder einzelnen Wiederholung. Eine Verletzung handelt man sich leichter ein, als man denkt – auch mit weniger fordernden Gewichten. Bei entsprechender Ablenkung oder mangelhafter Konzentration kann man schließlich ziemlich schnell verhängnisvollen Mist zusammentrainieren. Hier nimmt uns kein fester Plan mehr ab, was und wie wir heute trainieren sollen. Dies zu entscheiden, ist nun unsere Aufgabe.

Überdurchschnittliche Erfolge bekommt man nicht einfach geschenkt – man muss mehr Verantwortung dafür übernehmen und sich ihrer dann auch als würdig erweisen! Wer Angst hat, schwer zu beugen oder sich schämt, Klimmzüge zu machen, weil er nur ein oder zwei davon schafft, und diese oder andere Übungen deswegen meidet, obwohl er durch seine Intuition genau fühlt, dass sie sinnvoll sind, der trainiert ebenfalls nicht auto-reguliert. Er blockiert durch zu viele negative Gedanken die Verwirklichung der Entscheidungen seiner Intuition. Erst wenn er diese zu überwinden lernt, wird er auch wieder auto-reguliert trainieren. Zu viel Denken ist nämlich auch nicht gut; genau genommen ist es sogar genau so dumm, wie überhaupt nicht zu denken.

Man muss lernen, im Moment zu leben, der eigenen Intuition zu vertrauen und alle Zweifel verstummen zu lassen, wenn es an der Zeit ist, zur Tat zu schreiten. Woher will man wissen, was zu schwer ist, wenn man es nicht ausprobiert hat? Selbst wenn es dann nicht klappt: Versagen ist nicht schlimm. Es überhaupt nicht probiert zu haben – das ist schlimm.

Versagen ist sogar absolut notwendig, um produktiv am Limit der eigenen Fähigkeiten zu arbeiten – die Rede ist hier jedoch vom Versagen generell und nicht vom spezifischen Muskelversagen. Wer in seinem Leben nie versagt, lebt auch dauerhaft unterhalb seiner Möglichkeiten, in seiner Komfort-Zone und wird auch entsprechend wenig Fortschritte machen. Will man den eigenen Entwicklungsstand überwinden, so muss man auch sich selbst und die eigenen Ängste immer wieder überwinden und sogar Versagen provozieren, um sich immer weiter nach vorne treiben zu können. Versagen ist somit absolut nichts Negatives. Vielmehr ist es sogar der Weg zum Erfolg.

Wer sich die Biographien berühmter Persönlichkeiten ansieht, erkennt, dass die erfolgreichsten Menschen unseres Planeten zugleich auch immer die größten Versager waren – Versager, die ihr Versagen überwunden und weitergekämpft haben, um schlussendlich doch noch ihre Ziele zu erreichen. Der wahre Versager ist nicht der, der hinfällt, sondern der, der nicht wieder aufsteht. Egal was uns Schlimmes zustoßen mag: indem wir verstehen, dass es uns nicht zerstört, sondern stärker und erfahrener macht, nehmen wir ihm seinen Schrecken. Was nicht tötet, härtet ab! Stärke kommt nicht von ungefähr. Sie erwächst aus unserer Schwäche.

»Stärke kommt nicht vom Siegen. Ihre Anstrengungen entwickeln Ihre Stärken. Wenn Sie Beschwerliches überwinden und entscheiden, nicht zu kapitulieren – das ist Stärke«, sagt Arnold Schwarzenegger.

Es kommt nie darauf an, was uns geschieht, sondern immer nur darauf, wie wir damit umgehen – nur so bleiben wir in der Position, unser Leben selbst zu bestimmen und nicht von den Umständen beherrschen zu lassen. Das ist die Schule der Selbstbeherrschung und diese ist absolut grundlegend für ein intelligentes und angstfreies Training.

Der Weg zum Erfolg ist gepflastert mit Versagen und wer Angst vorm Versagen hat, wird seinen Erfolg niemals erreichen. Wer hingegen Vertrauen in seine Fähigkeiten hat und an sein Potenzial glaubt, der wird seine Vision auch erfüllen. Die meisten Menschen erreichen ihre Ziele nur deswegen nicht, weil sie viel zu früh aufgeben. Thomas Alva Edison soll einmal gesagt haben, dass er 5.000 Wege kennt, wie man *keine* Glühbirne baut. Es war der 5.001. Versuch, der ihn zu einem der erfolgreichsten Erfinder der Welt werden ließ. Wer hätte nicht vor ihm aufgegeben und wäre längst als gescheiterter Spinner abgetan worden? Aber nicht Thomas Alva Edison. Er hatte keine Zweifel und keine Angst vorm Versagen. Er machte einfach immer nur weiter und weiter und weiter – bis er Erfolg hatte. Doch das war noch nicht genug. Er machte sogar aus seinem Versagen noch Erfolge und konnte viele seiner Fehlversuche als Patente für andere Zwecke anmelden. Versagen wird somit vollkommen missverstanden. Versagen ist gut. Es ist die Voraussetzung jedes großen Erfolges. Wollen Sie Erfolg haben? Dann werden Sie ein Versager!

Ebenso hinderlich wie Angst ist auch Übermut. Auto-reguliertes Training ist kein Freifahrschein für das Ego, sich den ganzen Tag nur mit Lieblingsübungen und übertrieben schweren Gewichten auszutoben. Ein solcher Übermut hat nichts mit intelligentem Training gemeinsam. Hier geht es um das bestmögliche Training und nicht um das angenehmste. Das macht nicht immer Spaß, kann sehr viel Überwindung kosten, und wenn man wegen einer Verletzung oder Überlastung sogar zurückstecken muss, kann es durchaus langweilig werden. Aber so ist es nun einmal: Auto-reguliertes Training ist kein Wunschtraining!

Nur wer lernt, das zu tun, was notwendig ist und nicht nur das, was Freude bereitet, wird auch erfolgreich im Leben sein. Spaß ist zwar ganz schön, aber nicht alles. Jeder Idiot kann Spaß haben, also ist es auch nichts Besonderes. Erfolg hingegen haben nur die wenigsten. Erfolg muss man sich hart erkämpfen. Man kann ihn nicht kaufen. Man muss ihn sich verdienen. Erfolg ist somit bedeutend wertvoller. Ihn zu verspüren ist ein bedeutend erhabeneres Gefühl, als es sich ein Mensch, der sich nur von Party zu Party säuft und sich das Dasein durch oberflächliche Späße versüßt, je erleben wird.

Das Wertvollste am Erfolg ist jedoch nicht dieser selbst, sondern der Weg zu ihm, an dem ein Mensch um so mehr wächst, je schwerer er zu bewältigen ist. An Spaß und Freude hingegen wächst man nicht wirklich. Sie liefern dafür nicht ausreichend Widerstand, keinen Kampf. Wollen wir Wachstum und Entwicklung, so müssen wir uns vor allem auch mit den Wegen, Aufgaben, Gewichten und Übungen konfrontieren, die uns die besten Fortschritte versprechen und nicht den meisten Spaß – je mehr sie uns dabei fordern, desto mehr werden sie uns auch fördern.

4.5 Entscheidungen

Gute Entscheidungen trifft man aus Erfahrung und Erfahrung entsteht durch schlechte Entscheidungen. Das nennt man Entwicklung und bedeutet generell: Je mehr Entscheidungen wir treffen, desto mehr werden wir lernen!

Hochfrequenztraining ist die beste Möglichkeit, um möglichst schnell eine umfangreiche Trainingserfahrung aufzubauen. Da man täglich am Eisen ist, braucht man keine Angst vor falschen Entscheidungen zu haben. Man wird ja dadurch lernen und kann es bereits am nächsten Tag besser machen. Bei anderen Plänen trainiert man jeden Muskel durchschnittlich nur ein- bis dreimal pro Woche. Auf diese Weise ist der Druck auch deutlich höher, hier einen signifikanten Wachstumsreiz zu setzen oder ein vorab gesetztes Trainingsziel zu erreichen – wodurch ab und an eine gewisse Trainingsunlust entsteht.

Fühlt man sich z.B. schlecht aufgelegt oder hat einen harten Arbeitstag hinter sich, nähert sich die Motivation oftmals sogar dem Tiefpunkt, wenn man daran denkt, dass man laut Plan jetzt auch noch eine Spitzenleistung erbringen muss. An diesem Tag überhaupt nicht mehr trainieren zu gehen, ist dann die Reaktion vieler Athleten. Sie haben keine Lust mehr, sich zu schinden oder Angst vor dem Versagen und drücken sich deswegen vor ihrer Trainingseinheit.

Trainiert man jedoch jeden Muskel jeden Tag und dazu auch noch auto-reguliert, dann ist der Druck wie weggefegt. Das verleiht einen gewaltigen Motivationsschub. Hier kann man nur etwas falsch machen, wenn man überhaupt nicht trainieren geht, aber das wird kaum geschehen, denn egal wie man sich fühlt: So lange man nicht verletzt ist, kann man immer etwas machen.

Ist man erschöpft, dann schaltet man halt einen Gang zurück und pumpt sich mit leichteren Gewichten richtig schön auf. Oftmals fühlt man sich nach solch einer »Kur« besser als zuvor und legt dann völlig unerwartet doch noch einmal mit den richtigen Gewichten los. Vielleicht kommt sogar noch eine neue Bestleistung dabei heraus – das wäre nicht das erste Mal.

Um ehrlich zu sein, kommen solche Tiefpunkte sogar ziemlich regelmäßig und dennoch wird man es nie bereuen, doch noch ins Studio gegangen zu sein. Denn irgendetwas kann man immer machen und ein lockeres Workout ist oftmals sogar besser für das eigene Befinden als gar keine Betätigung – sogar deutlich besser. Sie werden es erleben; das verspreche ich. Kein Training ist keine Lösung! Entscheiden Sie sich immer für das Training – es sei denn, es gibt einen wirklichen Grund für eine auto-regulierte Pause. Wie wir später jedoch noch sehen werden, gibt es hier kaum ernstzunehmende Gründe, denn auch an Verletzungen und Überlastungen kann man immer noch vorbeitrainieren. Nur ein wirklich erschöpftes ZNS oder eine Krankheit sollten uns am Training hindern.

Bis dahin müssen wir jedoch beim Thema »Training« umdenken. Wir müssen lernen, Widerstand als einen festen Bestandteil unseres Daseins anzuerkennen. So wie es für uns selbstverständlich ist, jeden Tag zu essen und jede Nacht zu schlafen, so sollte es auch selbstverständlich für uns werden, jeden Tag zu trainieren und zwar auch genau so, wie wir auch essen und schlafen – nämlich so, wie es uns zum jeweiligen Zeitpunkt und unter den momentanen Umständen am besten möglich ist.

Auf diese Weise entwickelt man wahre Routine. Um etwas wirklich gut zu beherrschen, muss man es knapp 10.000-mal ausführen. Na dann los! Die Kunst der Auto-Regulation wartet in jedem von uns darauf, perfektioniert zu werden und jeden einzelnen Tag ein Trainingsvorgehen maßzuschneidern, schult ungemein.

Man trainiert zwar jeden Tag, aber kein Tag wird sein wie der andere. Wachstumshemmende Gewöhnung gibt es hier nicht. Diese ist ein Schreckensgespenst linearer Trainingsplanungen. Wer hingegen jeden Tag anders trainiert, wird sich nie wirklich daran gewöhnen können. Dafür muss man aber auch erst einmal die Entscheidung treffen, wirklich jeden Tag etwas für die eigene Entwicklung zu tun – mag es auch noch so wenig sein.

Die Leistung wird ohnehin immer schwanken. Normalerweise geht sie hoch, oft stagniert sie und manchmal ist sie auch rückläufig. Das ist alles kein Problem. Das lässt sich alles regulieren. Progressiv zu sein ist wichtig, aber noch wichtiger ist es, beharrlich zu sein, denn nur wer beharrlich auch die Trainingsphasen durchsteht, in denen man sich nicht steigert, wird den bereits hart erkämpften Entwicklungsstand nicht wieder verlieren und sich irgendwann auch wieder zu neuen Höhen erheben.

Wachstum funktioniert nun einmal nicht linear. Es ist an viele Komponenten gekoppelt, bedarf günstiger Umstände und kommt oft schubweise – weil günstige Umstände oftmals auch sehr schnell wieder vorbei sein können. Wäre es nicht geradezu inakzeptabel, wenn zu solchen Hochzeiten der Hypertrophie ein starrer Trainingsplan ein suboptimales Training vorschreiben und die große Chance somit kaum genutzt verstreichen würde?

Durch tägliches Training und Auto-Regulation hingegen hat man immer einen direkten Draht zum Körper und kann genau dann in die Vollen gehen, wenn der Körper dazu bereit ist. Solche optimalen Phasen kann man nicht erzwingen. Eine Blume wächst und blüht schließlich auch nicht schneller und stärker, wenn man an ihr zieht und ihre Knospen aufreißt. Man muss ihr Zeit lassen, sie gut düngen und günstigen Lebensumständen aussetzen.

Wenn es dann soweit ist, wird sie blühen und gedeihen. Ebenso ist es mit der Muskulatur eines Menschen: Wenn diese optimale Bedingungen vorfindet und sich durch eine überdurchschnittliche Griffigkeit, Energiegeladenheit und Hantelkontrolle bemerkbar macht, dann teilt sie uns auf diese Weise ihre Bereitschaft mit, heute einmal richtig hart rangenommen zu werden.

Das ist die Kunst der auto-regulierten Verführung, die sich vor allem dadurch auszeichnet, dass man sich mit einem immer feiner werdenden Gespür auf das Spiel der Umstände einlässt und auf jede Situation optimal fordernd zu reagieren weiß – anstatt hier einfach nur stumpf einem unabänderlichen Fahrplan zu folgen.

Schon Peter Hensel betonte: »Sie müssen immer auf den Körper hören. Wenn Sie eine intuitive Trainingsfähigkeit entwickeln und verstehen lernen, was Ihnen der Körper über seine Bedürfnisse mitteilt, werden Sie ganz genau wissen, wie Sie zu trainieren, zu essen und mental an das Training heranzugehen haben.« [25]

*

5. Umfassendes Wachstum – worauf kommt es wirklich an?

»Vergiss Sätze und Wiederholungen. Vergiss Pausen. Vergiss ›Time Under Tension‹. Es ist mein absoluter Ernst – all diese Parameter lenken Dich von der essenziellen Wahrheit ab – dass Du dieses Mal mehr Arbeit verrichten musst als letztes Mal. Es hat mich buchstäblich 20 Jahre gekostet, um diese Faktoren eingehend zu studieren und schlussendlich zu realisieren, dass sie nicht von Bedeutung sind.« Charles Staley [26]

Hochfrequente, auto-regulierte, progressive Belastung – das ist die Formel umfassenden Wachstums! Am Widerstand wächst man – an der Gewöhnung verkümmert man. Wer sich also an sein Training gewöhnt, da es immer gleich und nicht progressiv ist, wird damit nicht einmal sein momentanes Niveau halten können. Viele denken immer, dass sie auf einen guten Entwicklungsstand aufbauen und diesen dann durch ein leichteres »Erhaltungstraining« behalten können. Pustekuchen – hier wurde die Rechnung ohne das ZNS gemacht.

Je mehr sich ein Körper nämlich an eine bestimmte Trainingsbelastung gewöhnt, desto mehr lernt das ZNS, diese Belastung möglichst energiesparend und substanzschonend zu bewältigen – es wird dabei zusehends effizienter, bis es schlussendlich mit deutlich weniger Aufwand und Muskelsubstanz die gleichen Kräfte entfalten kann. Das Ergebnis ist klar: Unnötige Muskelmasse wird abgebaut, da sie nur knapp halb so viele Kalorien speichert wie Fett und selbst im Ruhezustand einiges an Kalorien verschlingt.

Aus diesem Grund will der Körper auch möglichst wenig Muskelmasse mit sich herumtragen und baut durchgehend alles davon ab, was er nicht benötigt. Gerade Verletzungen, die jemand langfristig zur Bettruhe oder bei einem Gipsverband sogar zur völligen Immobilisation des betroffenen Körperteils zwingen, zeigen dies nur all zu offensichtlich – bei Astronauten, denen die Schwerkraft der Erde fehlt, nimmt dies noch deutlichere Ausmaße an. Hier kommt es innerhalb kürzester Zeit zu drastischen Atrophien des gesamten Bewegungsapparates, die selbst Jahre später immer noch nicht vollständig kompensiert sind. [27]

Die Widerstände unseres Alltages erhalten den Entwicklungsstand eines durchschnittlichen Menschen. Wollen wir Wachstum darüber hinaus, so müssen wir auch mit deutlich höheren Widerständen leben und wollen wir dauerhaft auf dem Pfad des Wachstums wandeln und hier möglichst hoch hinaus, so müssen wir das ganze Spiel progressiv betreiben. Das bedeutet, dass wir im Laufe einer Woche insgesamt mehr und intensivere Arbeit verrichten müssen als in der Woche zuvor.

Bereits bei diesem einfachen Gedankengang wird klar, dass kein Athlet es langfristig schaffen wird, diesen Anforderungen mit nur zwei oder drei Trainingseinheiten pro Woche gerecht zu werden. Die Dauer einer Trainingseinheit auszuweiten, ist hier z.B. alles andere als sinnvoll, da eine Trainingseinheit deutlich an Effizienz in puncto Wachstumsreizsetzung verliert, je länger sie dauert – was vor allem metabolische und hormontechnische Gründe hat. Immer nur mehr Sätze und Wiederholungen zu machen, um so das Volumen zu steigern, ist also keine Lösung.

Krafttraining ist schließlich kein Ausdauersport. Wir benötigen hier ausreichend Intensität, um ordentliche Wachstumsreize setzen zu können. Je länger wir jedoch trainieren, desto weniger Intensität können wir dabei am Widerstand entfesseln. Man kann nun 'mal keinen Kilometer weit sprinten. Aber auch die Intensität kann man nicht ins Unendliche steigern, denn zu viel Intensität ist ebenfalls kontraproduktiv. Man soll den Muskel progressiv fordern und nicht völlig überfordern. Weder die Progression hin zu extremem Volumen, noch die hin zu extremer Intensität ist somit angemessen. Zu sehr verliert man an Intensität, will man das Volumen dauerhaft steigern und ebenso wird das Volumen langfristig viel zu gering, will man die Intensität unverhältnismäßig stark erweitern.

Was wir für umfassendes Wachstum benötigen ist eine optimale Mischung aus mechanischem und metabolischem Stress – also nicht zu viel Volumen und nicht zu viel Intensität, aber dennoch progressiv. Wie das gehen soll? Ganz einfach indem wir öfter trainieren. Auf diese Weise geraten wir nicht in die Fallstricke übertriebener Volumen- oder Intensitätssteigerungen, die umso notwendiger wären, wollte man mit nur zwei bis drei Trainingseinheiten pro Woche weiterhin aufbauen.

Mechanischen Stress erhalten wir durch möglichst fordernde Gewichte und metabolischen Stress – also die Herausforderung des Stoffwechsels – indem wir möglichst viel Arbeit in möglichst kurzer Zeit vollbringen! Je geringer der mechanische Stress wird, desto wichtiger wird dabei der metabolische Stress, um weiterhin optimale Wachstumsreize setzen zu können. Dennoch darf man den mechanischen Stress nicht bis ins Bodenlose senken, denn irgendwann kann man diesen Verlust nicht mehr durch ansteigenden metabolischen Stress kompensieren. Mit zu leichten Gewichten kann man einfach keine Masse mehr aufbauen, da sie nicht fordernd genug sind.

Entgegengesetzt darf man aber auch den metabolischen Stress nicht zu sehr reduzieren; denn um einen Muskel ausreichend zum Wachstum zu stimulieren, müssen seine Muskelfasern nicht nur rekrutiert, sondern auch erschöpft werden! Zu hohe Gewichte erlauben dies jedoch nicht in entsprechendem Umfang, da man mit ihnen nicht ausreichend voluminös arbeiten kann. Sie bewirken zwar auch Wachstumsreize, aber in Summe sind diese zu gering, um zu signifikantem Muskelwachstum zu führen – weshalb man hier vorwiegend Kraftgewinne verzeichnen wird, die sich durch eine optimierende neuromuskuläre Koordination erklären lassen und weniger durch Hypertrophie.

Zusammenfassend können wir also festhalten, dass wir für möglichst viel Muskelzuwachs möglichst schwere Gewichte in möglichst kurzer Zeit möglichst viel bewegen müssen! Wird einer dieser drei Parameter herunterreguliert, so muss diese Belastungsminderung durch eine entsprechende Steigerung der anderen beiden Parameter kompensiert werden. Verwendet man z.B. weniger Gewicht als gewohnt, so muss man versuchen, mit diesem insgesamt schneller zu trainieren bzw. mehr Arbeit als gewohnt zu verrichten – oder eine Mischung von beidem – um weiterhin progressiv zu sein. Extreme Steigerung einer dieser drei Parameter kann Abwechslung bringen, sollte jedoch niemals langfristig beibehalten werden, da sie auf Kosten der anderen Parameter geht und somit zu einseitig ist, um umfassende Wachstumsreize zu setzen. Hierfür müssen langfristig alle drei Parameter progressiv und abwechslungsreich behandelt werden.

Es muss also jeden Tag aufs Neue ein Kompromiss gefunden werden, der uns genau das erlaubt, was für optimale Wachstumsreizsetzung notwendig ist – möglichst viel Arbeit mit möglichst viel Gewicht in möglichst kurzer Zeit. Mit einem gewöhnlichen Satz-Wiederholungs-Schema ist dies jedoch kaum realisierbar. Im weiteren Verlauf des Buches wird Ihnen deswegen die Technik eines intelligenten Erschöpfungs-Managements vorgestellt, die genau diesen Kompromiss ermöglichen wird.

Darüber hinaus müssen wir unsere Trainingseinheiten möglichst abwechslungsreich gestalten, um die substanzmindernde Gewöhnung des Körpers an gleiche Trainingsreize dauerhaft zu umgehen. Auch dieser Aspekt der nicht-linearen Periodisierung nach kybernetischen Gesichtspunkten wird in einem entsprechenden Kapitel noch eingehender behandelt.

Aber bleiben wir noch einen Moment beim Thema »umfassendes Wachstum«: Das Setzen optimaler Wachstumsreize korreliert sehr stark mit der Rekrutierungsrate motorischer Einheiten. Soll heißen: Je mehr »motorische Einheiten« wir in der einzelnen Wiederholung zu aktivieren vermögen, desto fordernder und somit fördernder wird diese auch.

Eine motorische Einheit setzt sich aus einer Nervenzelle – dem Motoneuron – und einem dazugehörigen Bündel an Muskelfasern zusammen. Je grobschlächtiger ein Körperteil arbeitet, desto mehr Muskelfasern umfassen diese motorischen Einheiten – wie z.B. an den Oberschenkeln – und je filigraner ein Körperteil funktioniert, desto weniger Muskelfasern sind hier dem einzelnen Motoneuron unterstellt – wie z.B. bei der Hand- und Gesichtsmuskulatur.

Wollen wir nun einen Muskel nicht einfach nur bewegen, sondern möglichst umfassend zum Wachstum anregen und somit auch erschöpfen, so ist uns dies umso besser möglich, je mehr motorische Einheiten wir von ihm rekrutieren und zwar in möglichst kurzer Zeit. Hierfür gibt es zwei Möglichkeiten, die wir auch beide nutzen wollen: Schwerere Gewichte bewegen und leichtere schneller!

Das Thema »schwere Gewichte« wurde ja bereits angesprochen. Über das Wachstumspotenzial möglichst hoher Gewichtsbeschleunigung werden wir uns später noch eingehender in einem eigenen Kapitel unterhalten. Festhalten wollen wir hier vorerst nur, dass eine maximale Rekrutierungsrate ebenso von Bedeutung für unser Ziel sein wird wie auch das bereits erwähnte Erschöpfungs-Management.

Grundsätzlich steigt und fällt jedoch auch hier alles mit unserem ZNS. Arbeiten wir nämlich nicht mit diesem, sondern gegen es, dann wird nichts aus dem erwünschten Wachstum. Aber wie arbeitet man im Einklang mit dem ZNS? Wie hält man es bei Laune?

Wichtig hierbei ist eine lupenreine Technik. Jedes Wanken und Schwanken beim Bewegen schwerer Gewichte stört die Koordination des ZNS. Aus diesem Grund geht bei uns Technik immer vor Last. Da die Technik jedoch mit zunehmender Erschöpfung immer schlechter wird, weil man die Kontrolle über Körper und Hantel verliert, muss derartige Erschöpfung weitestgehend vermieden werden – was uns im Übrigen auch einiges an Verletzungen ersparen wird, für die wir in derartigen Grenzbereichen ganz besonders anfällig sind. Auch aus diesem Grund ist das Thema »Erschöpfungs-Management« für uns unabdingbar.

Vorab soll jedoch noch erwähnt sein, dass auch die korrekte Ernährung und Regeneration überaus wichtig sind, um das ZNS bei Laune zu halten und vor dem Ausbrennen zu bewahren. Das Training allein ist nur ein Teil des viel komplexeren Gesamtbildes. Deswegen werden diese beiden Aspekte umfassenden Wachstums ebenfalls im weiteren Verlauf des Buches noch eingehend behandelt. Nun aber zu einem Thema voller Missverständnisse.

5.1 No pain – no gain? Streitpunkt Muskelversagen

Muskelversagen hemmt das Muskelwachstum, da es eine optimale Wachstumsreizsetzung verhindert. Ein optimaler Reiz kann nämlich immer nur dann gesetzt werden, wenn ein Muskel auch ausreichend stark gefordert wird.

Trainiert man jedoch mit vielen Wiederholungen hintereinander, so schnürt man sich ab einer gewissen Last zusehends und wortwörtlich die Luft ab – in Form einer gedrosselten Blutzufuhr. Die dann nur noch anaerob ablaufende Energiegewinnung kann jedoch nicht lange aufrecht erhalten werden. Der zu trainierende Muskel erstickt hier ganz einfach, bevor er ausreichend gefordert wird. Im Zuge dieses Prozesses sammeln sich immer mehr Abfallstoffe der energetischen Verbrennungsprozesse im Muskel an, die ebenso wenig abtransportiert, wie neue Nähr- und Energiestoffe zugeführt werden können. Auf diese Weise werden die Funktionseiweiße der Muskulatur zusehends gelähmt, bis die Zellfunktionen irgendwann vollständig zum Erliegen kommen.

Wie der Kopf eines Mensch, der erdrosselt wird, schwillt auch der Muskel durch den so entstehenden Druck immer weiter an und verliert dabei immer weiter seine Fähigkeit zu arbeiten, bis er schlussendlich versagt. Hört sich das etwa nach einer optimalen Wachstumsreizsetzung an? Würde man etwa einem Schüler, Lehrling oder Studenten versuchen, etwas beizubringen, während man ihn erdrosselt?

Die anaerobe Energiebereitstellung ist nur ein kurzfristiges Notprogramm unseres Körpers für besonders intensive Anstrengungen und genau das ist die Krux des Bodybuilders, dem es um maximale Hypertrophie geht: Einerseits ist sein Ziel unabdingbar mit der Überwindung derartiger Anstrengungen verbunden, andererseits sind die damit einhergehenden Stoffwechselprobleme auch die Ursache dafür, dass man diese Anstrengungen nur für eine begrenzte Dauer durchhalten kann, bevor der Muskel erstickt.

Das Versagen der Muskulatur ist somit nicht das wünschenswerte Nonplusultra, für das es oftmals gehalten wird, sondern nichts weiter als ein notwendiges Übel, das es möglichst weit hinauszuzögern gilt, will man optimale Wachstumsreize setzen. Ohne Erschöpfungs-Management geht hier also nicht viel. Oder wo denken Sie, kann man Kinder besser fördern: In einer stickigen Schule, in der kaum Sauerstoff in den Klassenzimmern ist und nur in den großen Pausen zwischen den Unterrichtsstunden gelüftet werden darf oder in einer, in der eine Klimaanlage regelmäßig für etwas Frischluft sorgt, so dass die Kinder länger munter bleiben und sich viel besser auf den Unterricht konzentrieren können? Unter solchen Umständen kann man ihnen in möglichst kurzer Zeit ausreichend viel beibringen, ohne sie dabei zu überfordern. Ein intelligenter Schulleiter weiß auch, wann es genug ist. Er wird seine Schüler rechtzeitig nach Hause schicken und sie am nächsten Tag wieder herbeordern, um sie im ausreichend erholten Zustand wieder ebenso effizient zu fordern. Er würde sie niemals unter Sauerstoffentzug bis zu einer dermaßenen Erschöpfung treiben, dass sie erst einige Tage später wieder einsatzbereit wären.

Tägliches, effizientes Fordern an der Leistungsgrenze ist deutlich besser als selteneres Überfordern bis zur Versagensgrenze!

Man muss sich klar machen, dass zwischen diesen beiden Grenzen ein Unterschied liegt: Für optimale Entwicklung ist es notwendig, so oft wie möglich bis an die Leistungsgrenze heranzugehen, aber nicht darüber hinaus. Die meisten Bodybuilder stoßen bei ihrem sehr versagenslastigen Trainingsvorgehen alle paar Tage immer sehr schnell an die Erstickungsgrenze, hemmen damit ihre Leistungsentfaltung und somit auch das Setzen optimaler Wachstumsreize.

Das sog. HIT (Hochintensitätstraining) ist dabei der Versuch, auf dieser Erstickungsgrenze länger als eigentlich möglich herumzureiten. Trotz bereits eingesetztem Versagen soll den Muskeln durch verschiedene Intensitätstechniken (wie z.B. Reduktionssätze, Supersätze, Abfälschen oder erzwungenen Wiederholungen) noch ein wenig mehr Leistung abgerungen werden.

Natürlich ist dies auch eine mögliche Lehrmethode, aber eine sehr ineffiziente. Sie gleicht einem Lehrplan, bei dem der Lehrer versucht, seinen Schülern auch dann noch etwas beizubringen, wenn sie bereits ohnmächtig und am Ende ihrer Kräfte sind, indem er auf immer noch brachialere Lehrmethoden zurückgreift. Die Schüler werden dabei maßlos überfordert. Ihnen wird jegliche Lust am Lernen vergehen und sowieso werden sie kaum noch zur Schule können, da sich ihr Bedarf an Erholung drastisch erhöhen wird. Ist das etwa eine effiziente Lehrmethode? Mal abgesehen davon, dass auch der Lehrkörper sich hierbei überanstrengt und deswegen ebenso ausbrennen wird wie auch seine Schüler. Die Belastung des ZNS ist bei einem solchen Vorgehen nämlich ebenfalls unverhältnismäßig hoch – wie jeder weiß, der selbst bereits nach HIT-Prinzipien trainiert hat.

Wir müssen unsere Muskeln als Schüler sehen und unser ZNS stellt den Lehrkörper dar. Je öfter wir unsere Schüler und unseren Lehrkörper in die Schule schicken können, ohne sie dabei vollkommen zu überfordern, desto mehr werden sie auch daran wachsen. Schule und Universität machen vor, wie man die schnellsten Fortschritte im Sinne des ZNS macht und zwar durch eine möglichst hohe Belastungsfrequenz bei gleichzeitig ausgewogener Mischung von Anforderung und rechtzeitiger Schonung.

Man sollte somit immer auch smart trainieren und nicht einfach nur hart. Will man morgen wieder optimal arbeiten, so darf man es heute nicht übertreiben! Es sollte in jeder Trainingseinheit und jeder Übung eine gewisse Reizschwelle überschritten werden. Aber wenn dies einmal getan ist, bedeutet das nicht, dass man mit weiterer Reizsteigerung auch eine vergleichbar größere Adaption – sprich Anpassung durch Muskel- und Kraftwachstum – erwarten darf.

Vielmehr wird mit größerer Zerstörung der Muskulatur vor allem die Regenerations- und Reparaturzeit zunehmen – das darüber hinaus gehende Wachstum jedoch nur geringfügig. Es ist somit ziemlich unproduktiv, sich in einzelnen Einheiten vollkommen zu überlasten.

»More pain« bedeutet nicht direkt »more gain«, sondern vor allem »more repair«! Dadurch verlängert sich jedoch die Regenerationszeit enorm, wodurch wir nicht mehr so oft trainieren und insgesamt nicht mehr so viele Fortschritte machen werden, da wir so deutlich mehr Pausen- als Trainingstage haben. Nur hochfrequentes Training, welches zwar regelmäßig über die Reizschwelle geht, es pro Trainingseinheit und Übung aber nicht zu sehr übertreibt, kann hier eine deutliche Steigerung in Wachstum und Leistung bringen.

Es kommt einzig und allein darauf an, innerhalb einer Woche so oft wie möglich über die Reizschwelle zu kommen und nicht darauf, sich ein paar Mal vollkommen zu zerstören. Ansonsten verbringt der Körper mehr Zeit beim Reparieren als beim Wachsen – was auch einer der Hauptgründe übertrieben langer Regenerationsphasen vieler Athleten ist. Anstatt auf ihren Körperbau immer neue Etagen aufzusetzen, reißen sie jedes Mal aufs Neue alles ab, um dann wieder von vorne zu beginnen. Sie übertreiben es total und merken es nicht einmal.

Als Begründung wird dann angeführt, dass man fest an die »No pain – no gain«-Philosophie glaubt und dass man sich nicht vorstellen kann, mit weniger Intensität mehr aufbauen zu können. Dabei haben sie jedoch immer nur ihre jeweilige Trainingseinheit im Sinn. Würden sie die Tatsache miteinbeziehen, dass sie durch die bedeutend höhere Frequenz eines guten HFT-Planes im Rahmen einer Woche deutlich mehr Eisen bewegen, dann würden sie auch sehr schnell verstehen, dass sich auf diese Weise sowieso deutlich mehr »pain« pro Woche aufsummiert und sie somit selbst nach ihrer Philosophie deutlich bedachter, aber dafür öfter trainieren müssten. Denn so ließe sich das Ersticken der Muskulatur beträchtlich minimieren, bedeutend mehr Arbeit verrichten und darüber hinaus auch das ZNS besser schonen. Kann es einen optimaleren Weg zur Progression und folglich auch zum Wachstum geben?

Wir halten also fest: Übertrieben intensives Training verlängert die Regenerationszeit für Körper und Geist enorm. Darüber hinaus verhindert frühzeitiges Muskelversagen einerseits sogar das Setzen eines optimalen Wachstumsreizes und ein weiteres Herumreiten auf einem bereits erschöpften Muskel lässt andererseits das Ganze nicht gerade effektiver werden. Insgesamt zerschießt man sich so nur die Chance auf eine höhere Trainingsfrequenz und eine bessere Entwicklung.

Chad Waterbury schreibt: »Training bis zum Versagen ist dermaßen überholt, dass ich es nicht einmal mehr ertragen kann, darüber zu diskutieren. Versagenstraining führt zu exzessiver ZNS-Erschöpfung. Erfolgreiches Training (jeder Art) dreht sich um Erschöpfungs-Management. Deshalb sollte jede Methode, die exzessive Erschöpfung hervorruft, vermieden werden.« [28]

Das Setzen optimaler Reize für umfassendes Wachstum ist somit ein Drahtseilakt, bei dem man schnell über das Ziel hinaus schießen kann. Es liegt in Ihrer Verantwortung, Tag für Tag an den Fähigkeiten Ihrer Auto-Regulation zu arbeiten, um sich langfristig immer sicherer auf diesem Drahtseil bewegen zu können.

5.2 Der Wille zur Kraft

Ein gutes Trainings- und Ernährungsprogramm ist immer nur so viel wert wie der, der es ausführt. Aus allem, was man macht, wird man stets nur den Erfolg heraus holen, den man auch an Energie und Willensstärke hineinlegt.

Jeder Mensch ist immer nur so stark wie sein Wille! Ein patentes Programm macht aus einem Verlierer keinen Gewinner. Ein Gewinner hingegen wird selbst mit einem durchschnittlichen Programm seine Erfolge ernten, die er sich zu verdienen weiß. In Wirklichkeit ist das Programm somit sekundär. Was zählt, ist der Athlet selbst und in diesem ein möglichst eiserner und kompromissloser Wille, der ihn dazu befähigt, mit all seinen Schwächen kürzest möglichen Prozess zu machen, um auf dem Pfad von Größe und

Stärke immer schneller und immer höher zu steigen.

Nur der Wille ist jedoch stark, der nicht nur will, sondern auch handelt. Vom Reden und Denken allein ist noch niemand gewachsen – zumindest nicht körperlich. Man darf nicht von Zweifeln und Ängsten zerfressen sein; nichts schwächt mehr als diese. Ein hoher, starker Wille – frei von den Behinderungen niederer Gedanken und Schwächen – ist somit unabdingbar, will man im eigenen Leben überdurchschnittliche Erfolge ernten. Nur so vermag man die eigene Existenz auch erst würdevoll und selbstbestimmt zu gestalten. Schlussendlich ist es der Druck, der entscheidet, ob aus Kohlenstoff nur ein Stück Kohle oder ein Diamant wird. Zu was wollen Sie sich entwickeln?

Wollen wir mehr als nur Durchschnitt sein, so müssen wir uns selbst ausreichend großem Druck aussetzen. Wir müssen lernen, den Weg des größtmöglichen Widerstandes zu gehen, denn an diesem wächst man am stärksten. Wachstum ist die größte Errungenschaft, die ein Lebewesen anstreben kann. Damit meine ich nicht nur das von Kraft und Muskulatur, sondern jegliches. Alles, was im Potenzial des Menschen verborgen liegt: Seine Stärken, Fähigkeit und Beziehungen. Wachstum ist Leben per se – alles andere ist Sterben.

Wer hingegen immer nur den Weg des geringstmöglichen Widerstandes wählt, wird zwar auch gewisse Erfolge erheischen, aber diese erschlichenen Erfolge sind wertlos und sogar schädigend, denn was hat er dafür gegeben? Seine Stärke, seine Würde, sein Potenzial zu wachsen, seine Zeit, die er hätte nutzen können. Solch ein Mensch wird immer mehr versuchen, sich durch sein Dasein hindurchzulavieren und jedem Widerstand auszuweichen. Dadurch wird er immer schwächer, kleiner und rückgratloser. Sein Leben schwindet dahin, je mehr er den Druck des Daseins von sich zu nehmen gedenkt. Ein solcher Mensch hat nichts verstanden. Er ist nichts weiter als ein Fähnchen im Wind. Jemand der seine Bewegung und Ausrichtung sich selbst zuschreibt, in Wirklichkeit jedoch nichts davon selbst geschaffen hat.

Der Wille zur Kraft ist ihm nicht bekannt, fließt nicht durch seine Adern, pulsiert nicht in seinen Muskeln, gibt seinem Bewusstsein keinen Fokus. Aber wer wachsen will, braucht genau dies alles: einen Willen, ein Ziel, ein Leben – einen Hauch von Nietzsche: »Jetzt muss das Mildeste an Dir noch zum Härtesten werden. Wer sich stets viel geschont hat, der kränkelt zuletzt an seiner vielen Schonung. Gelobt sei, was hart macht! Ich lobe das Land nicht, wo Butter und Honig fließt!« [29]

In meinem Buch *Der Wille zur Kraft* habe ich im Rahmen von 10 Geboten beschrieben, wie man eine solche willensstarke Persönlichkeit entwickelt und fest im eigenen Körper und Leben verankert. [30] Auch diese philosophischen bzw. psychologischen und doch pragmatischen Prinzipien sind unabdingbare Voraussetzungen umfassenden Wachstums.

*

6. Das auto-regulierte Hochfrequenz-training

Dieses Kapitel wird Ihnen detailliert näher bringen, wie auch Sie es schaffen, täglich und zugleich produktiv am Eisen trainieren zu können. Je mehr Sie sich hierbei an die Vorgaben halten, desto mehr Erfolg werden Sie haben und desto geringer ist die Gefahr, bei hoher Trainingsfrequenz unnötig auszubrennen.

Vorab sei jedoch gesagt, dass die nun folgenden Unterkapitel Ihnen ein Training vorstellen werden, wie Sie es wahrscheinlich bisher nicht kannten. Um ganz ehrlich zu sein, widersprechen die nun folgenden Prinzipien vielen gängigen Bodybuilding-Vorstellungen. Nichtsdestotrotz oder sogar gerade deswegen sind sie hocheffektiv, wenn es darum geht, leistungsorientiert zu trainieren und dafür überdurchschnittliche Erfolge zu ernten.

6.1 Tägliches Ganzkörpertraining

Ausgewogenes Wachstum frei von Dysbalancen, Asymmetrien und Proportionalitätsschwächen, die langfristig immer zu gesundheitlichen und ästhetischen Problemen führen werden, erhält man nur durch ein ebenso ausgewogenes Training des gesamten Körpers.

Bereits hier krankt jedoch schon die Trainingsplanung vieler Athleten. Die meisten Split-Pläne z.B. widmen dem Unterkörper zumeist nur eine Trainingseinheit, während für die Schulter-, Arm-, Brust- und Rückenmuskeln deutlich mehr Trainingseinheiten durchgeführt werden. Das Fundament der körperlichen Entwicklung – nämlich den Unterkörper und die Körpermitte – derart zu vernachlässigen, ist jedoch völliger Blödsinn, genauso wenig intelligent wie das Bauen eines Hauses auf Sand und dem alleinigen Fokus auf die schönsten Balkone und Dachterrassen, ohne dabei Wert auf das Fundament und tragende Strukturen zu legen. Wir trainieren jeden Muskel jeden Tag!

Ganzkörperpläne stehen nur deswegen im Verruf, ineffektiv zu sein, da sie gewohnterweise nach festen Übungs-, Satz-, Wiederholungs- und Gewichts-Schemata durchexerziert werden. Will man hier nämlich hochfrequent trainieren, so wird man sehr schnell ausbrennen. Trainiert man sie deswegen nur alle paar Tage, so sind die innerhalb einer Woche gesetzten Wachstumsreize in Summe nicht gerade berauschend.

Für feste Pläne sind Splits somit wirklich sinnvoller, da sie eine höhere Trainingsfrequenz erlauben und damit deutlich bessere Wachstumsreize zu setzen vermögen. Wir haben jetzt aber eine neue Taktik im Arsenal: Auto-Regulation und darüber hinaus eine nicht-lineare Periodisierung so ziemlich aller Parameter. Das wird es uns erlauben, täglich den gesamten Körper zu trainieren, ohne dabei auszubrennen.

Auf dieser Grundlage ist ein tägliches Ganzkörpertraining das Effektivste, was wir nur machen können. Das bedeutet nämlich nicht einfach nur das Setzen täglicher Wachstumsreize. Vielmehr bedeutet dies das Schaffen einer chronischen Basisbelastung, die auch bei Ihnen zu weitaus umfassenderen Adaptionen führen wird als das gewohnte Trainingsschema mit Pausentagen zwischen den Belastungen.

Der Verzicht auf Pausentage wird dem Körper vor Augen führen, dass er nun in einer dauerhaft belastenderen Umwelt lebt und dass er diese Überlastung so schnell wie möglich durch entsprechendes Wachstum zu kompensieren hat. Eine derartige Stringenz im Wachstum und eine ebensolche Beschleunigung bei der Regeneration wird man mit keinem anderen Vorgehen erreichen! Hier ist sie jedoch unausweichlich. Bereits diese Anpassung Ihres Körpers an eine chronische Basisbelastung wird Ihnen einen gewaltigen Wachstumsschub verleihen.

6.2 Drei Hauptübungen pro Trainingseinheit

Bereits mit drei komplexen Übungen pro Tag können wir den gesamten Körper optimal trainieren. Später im Buch werden die dafür besten Übungen vorgestellt. Dabei geht es primär um Ganzkörperübungen (z.B. Kreuzheben und Kniebeugen), Drückübungen (z.B. Dips und stehendes Drücken) und Zugübungen (z.B. Klimmzüge und vorgebeugtes Rudern).

Aus diesen drei Kategorien werden Sie innerhalb jeder Trainingseinheit immer eine Variation dieser Übungen trainieren. Also immer eine Ganzkörperübung, eine Drückübung und eine Zugübung – z.B. Frontkniebeugen, Bankdrücken und Klimmzüge; am nächsten Tag Kreuzheben mit fast gestreckten Beinen, Dips und Bankziehen usw.

Darüber hinaus werden Ihnen sehr nützliche »Powerübungen« aus der Welt des Gewichthebens vorgestellt, die auch für Bodybuilder sinnvoll sind und in keinem Krafttraining fehlen sollten. Diese Powerübungen können entweder im Haupttraining als Ersatz für eine der dort verwendeten Übungen oder entsprechend im Ergänzungstraining – das noch näher vorgestellt wird – durchgeführt werden.

6.3 Erschöpfungs-Management durch Clustertraining

Wir haben uns bereits von Prozenten, Sätzen und Wiederholungen verabschiedet. Was zählt, ist das Setzen eines optimalen physiologischen Wachstumsreizes. Diesen erreichen wir nur durch eine maximal mögliche Rekrutierung und Erschöpfung der motorischen Einheiten unserer Muskulatur – wobei wir einen umso größeren Wachstumsreiz zu setzen vermögen, je weiter wir das Muskelversagen hinauszögern oder sogar ganz vermeiden.

Intelligentes Erschöpfungs-Management durch Cluster-Training wird uns genau dies ermöglichen: ein optimales Verhältnis von mechanischem und metabolischem Stress. Unser Ziel ist dabei, möglichst viele Wiederholungen mit möglichst

Tab. 4 HFT Haupttraining – Beispielwoche

Montag 1. Kreuzheben 2. Arnold Pressen 3. Klimmzüge (eng & supiniert)	**Donnerstag** 1. Muscle Snatch 2. Kurzhantel-Bankdrücken 3. Klimmzüge (enger Parallelgriff)
Dienstag 1. Frontkniebeuge 2. Dips (eng) 3. vorgebeugtes Rudern (mittlerer Handabstand, proniert zum Bauch)	**Freitag** 1. Kniebeugen 2. Dips (weit) 3. Pendlay Rows (weit & proniert)
Mittwoch 1. Kreuzheben mit fast gestreckten Beinen 2. Push Press 3. Bankziehen (weit & proniert zur Brust)	**Samstag** 1. Sumo-Kreuzheben 2. Schrägbankdrücken 3. Kurzhantel-Rudern **Sonntag** Schwimmen

Zur Ausführung der Übungen siehe in Kapitel 10.

viel Gewicht in möglichst kurzer Zeit zu absolvieren. Wie bereits erwähnt gleicht dies einem Drahtseilakt, der durch zu frühes Provozieren des Muskelversagens zu Ungunsten des mechanischen Stresses ausfällt.

Der Hauptgrund dafür ist das Arbeiten mit zu langen Sätzen. Durch diese arbeitet der Muskel zu lange im anaeroben Bereich, wodurch der metabolische Stress unverhältnismäßig stark ausfällt und auf diese Weise die optimale Wachstumsreizsetzung ausbremst. Durch das sog. Clustertraining wird dieses Verhältnis wieder hergestellt, wodurch deutlich bessere Wachstumsreize erzielt werden. Dafür zerstückelt man die möglichen Wiederholungen einfach nur in kleinere Bündel (engl. Cluster) von einigen wenigen Wiederholungen.

Auf diese Weise erhält man viele Minisätze, die an und für sich kaum fordernd sind. Führt man jedoch möglichst viele von diesen Clustern so schnell wie möglich hintereinander aus, so gelangt man exakt zu unserem Ziel von möglichst viel Wiederholungen mit möglichst viel Gewicht in möglichst kurzer Zeit und genau das versteht man unter Erschöpfungs-Management!

Stellen wir uns z.B. einmal vor, dass ein Bodybuilder ganz klassisch mit einem fordernden Gewicht und 3 Sätzen à 12 Wiederholungen bis zum Versagen trainiert und dabei 2 Minuten Pause zwischen den Sätzen einlegt.

Innerhalb der relativ langen Pausen hat sich der Energiehaushalt seiner Muskulatur wieder einigermaßen erholt. So gelingt es ihm durch das Training bis zum Versagen bei allen drei Sätzen mit den letzten ein oder zwei Wiederholungen einen angemessenen Wachstumsreiz zu setzen. Er hat die entsprechenden motorischen Einheiten hier nicht nur rekrutiert, sondern auch erschöpft.

Während dieser Übung hat er somit drei bis sechs wachstumsfördernde Wiederholungen bewältigt und dabei zusätzlich sein ZNS stark überfordert, da er sich wiederholt bis zum Muskelversagen durchgekämpft hat. Nun muss das ZNS sich erst einmal erholen und auch der restliche Körper muss regenerieren, weshalb der Bodybuilder wirklich erst nach 48 bis 72 Stunden wieder einsatzbereit sein wird.

Wir sehen, dass das klassische Trainingsvorgehen ganz selbstverständlich derart lange Regenerationspausen und auch das Training bis zum Muskelversagen notwendig macht, da andernfalls nicht genug erschöpfende – und somit wachstumsfördernde – Wiederholungen im Training ausgeführt werden können. Durch diese wird das ZNS jedoch stark überfordert, wodurch nur niederfrequentes Training möglich ist, wodurch sich wiederum ein Split-Plan empfiehlt, um dennoch einigermaßen regelmäßig ans Eisen zu können.

Das klassische Trainingsvorgehen mit festen Plänen, linearer Periodisierung, Muskelversagen und Split-Plan ist also nicht falsch, sondern die beste Möglichkeit, um unter diesen Bedingungen Fortschritte zu machen.

Wir denken nun einen Schritt weiter, überwinden durch intelligentes Erschöpfungs-Management – also Cluster-Training – sowie nicht-lineare Periodisierung den Schwachpunkt der ZNS-Überlastung und können dadurch deutlich öfter trainieren und deutlich mehr Wachstumsreize setzen.

Stellen wir uns nun einmal den gleichen Bodybuilder vor; nur dass er diesmal auf unsere Weise trainiert: Er nimmt das gleiche Gewicht, macht damit aber nicht 3 mal 12 Wiederholungen bis zum Muskelversagen, sondern immer nur Cluster mit 4 Wiederholungen und deutlich kürzeren Pausen zwischen diesen. Die Pausen sind dabei so kurz, dass er hier nur kurz durchatmen kann, um das frühzeitige Ersticken der Muskulatur zu vermeiden und keineswegs so lang, dass sich diese schon wieder erholen könnte. Wie viele Cluster er dann wirklich schaffen wird, ist eine Frage der Fähigkeiten, des Willens und der Pausenlänge. Aber stellen wir uns einmal vor, dass er 9 Cluster davon zu bewältigen vermag, bevor auch hier das Muskelversagen an die Tür klopft.

In beiden Situationen hat unser Bodybuilder somit 36 Wiederholungen mit einem Gewicht bewältigt, dass er ohne Pause 12-mal hintereinander zu bewegen vermag. Nun wollen wir ein wenig rechnen:

Gehen wir davon aus, dass eine Wiederholung im Schnitt 2,5 Sekunden dauert, dann dauern bei beiden Varianten die insgesamt 36 Wiederholungen genau 90 Sekunden. Im Rahmen der klassischen Variante kommen nun noch je 2 Minuten Pause zwischen den drei Sätzen hinzu (4 Minuten à 240 Sekunden), wodurch wir hier auf eine Gesamtarbeitszeit von 330 Sekunden kommen und das bei einer dreimaligen Überlastung des ZNS.

Bei unserer Variante hingegen nehmen wir die gleichen 36 Wiederholungen (à 90 Sekunden) und ergänzen im Schnitt knapp 15 Sekunden Pause zwischen den 9 Clustern (à 120 Sekunden) und kommen dann auf eine Gesamtarbeitszeit von 210 Sekunden ohne dabei das ZNS dermaßen stark überlasten zu müssen. (Näheres zur Pausenlänge werden Sie im entsprechenden Kapitel zum Trainingstempo der einzelnen Übung erfahren.)

Durch unser Erschöpfungs-Management können wir somit die gleiche Arbeit in deutlich kürzerer Zeit bewältigen und damit deutlich mehr Wachstumsreize setzen. Schließlich bewegen wir hier ein Gewicht, dass wir normalerweise nur 12-mal bewältigen können mit kleinen Unterbrechungen 36-mal. Darin sind deutlich mehr wachstumsfördernde Wiederholungen enthalten als die 3-6 beim klassischen Vorgehen, welches seine Effektivität durch die langen – aber notwendigen – Pausen zwischen den Sätzen deutlich minimiert. Zudem schonen wir dabei auch noch unser ZNS, wodurch wir das Ganze direkt morgen schon wiederholen können.

Genau so sieht das optimale Verhältnis von mechanischem und metabolischem Stress aus. Das ist auch der Grund dafür, dass klassisches Satz-Training suboptimal ist und Erschöpfungs-Management durch Clustertraining die Zukunft.

6.3.1 Aktive Clusterpausen mit Atemtechnik

Neu ist dieses Vorgehen nicht. Kennen Sie das Superkniebeugen-Programm von Dr. Strossen? Im gleichnamigen Buch geht es darum – mit Hilfe entsprechender Willensstärke sowie einer verstärkten Atmung – ein Gewicht, das man normalerweise zehnmal flüssig zu beugen vermag, zwanzigmal zu bewegen. Zwischen den einzelnen Wiederholungen soll man sich immer längere Pausen gönnen und dabei möglichst tiefe Atemzüge machen: »Entscheidend ist, dass Sie wenigstens vor der Hälfte der Wiederholungen wie eine Dampfmaschine atmen.« [31]

Die Pausen zwischen den Einzelwiederholungen und die intensive Atmung in diesen darf als Mutter des Clustertrainings gesehen werden. Strossen begründet die tiefe Atmung primär in Hinblick auf eine potenzielle Weitung des Brustkorbes, die durch schweres Beugen mit prall gefüllten Lungen (und einem anschließenden Satz leichter Überzüge) begünstigt werden soll. Darüber hinaus ist es aber vor allem die damit einhergehende Sauerstoffdusche, die uns von Nutzen ist. Sie beschleunigt den Stoffwechsel der Muskulatur, indem sie Abfallprodukte entsorgt und ihn im

Gegenzug mit neuen Nährstoffen versorgt – insofern das alles möglich ist, solange man eine schwer beladene Langhantel auf dem oberen Rücken hat. Wir wollen diese beschleunigte Mini-Regeneration für unsere Zwecke nutzen und sie noch optimaler gestalten: Indem wir die Last zwischen den Clustern für ein paar Sekunden ablegen, entlasten wir den Körper für einen kurzen Moment. Nutzen wir diesen nun auch noch aktiv für unsere Zwecke, indem wir verstärkt und tief atmen, so wird sich dies spürbar auf unsere Leistung bei den noch anstehenden Clustern auswirken. Gehen Sie aber auch hier auto-reguliert vor und übertreiben sie es zu Beginn nicht. Hyperventilieren ist hier keinesfalls notwendig und kann sogar kontraproduktiv sein. Mit etwas Übung werden Sie schnell das richtige Maß finden.

Unterschätzen Sie keinesfalls den Nutzen dieser kleinen Technik. Die korrekte Atmung ist ein überaus mächtiges Trainingswerkzeug: Sie ermöglicht kürzere Pausen und zugleich mehr Cluster – was kein Supplement schafft, ermöglicht Ihnen Sauerstoff. Darüber hinaus wirkt sich die beschleunigte Atmung sehr belebend auf Körper und Geist aus. Probieren Sie es doch direkt einmal: Zehn schnelle, tiefe Atemzüge – wobei Sie durch die Nase ein- und durch den Mund wieder ausatmen – dürften ausreichen, um eine deutliche Wirkung bei Ihnen hervorzurufen.

6.4 Nicht-lineare Periodisierung durch kybernetisches Training

Wenn Sie immer nur machen, was Sie schon können, werden Sie auch immer nur bleiben, wer Sie schon sind. Aber das wollen Sie nicht, sonst würden Sie nicht dieses Buch lesen. Sie wollen sich weiterentwickeln und zwar so effektiv wie möglich.

Festgelegte Trainingspläne mit linearer Periodisierung können Ihnen dies jedoch nicht ermöglichen. Sie haben nämlich den Nachteil, dass die erkämpften Erfolge in den anderen Phasen wieder schwinden werden. So z.B. die Masse in der Kraftphase und die Kraft in der Massephase. Das bedeutet jedoch nichts anderes, als dass man hier bei jedem Fortschritt auch immer einige Rückschritte in Kauf nehmen muss.

Nicht-lineare Periodisierung erlaubt es, dieses Manko zu umgehen und mehrgleisig zu fahren, indem durchgängig – also innerhalb von einigen Tagen – alle Belastungsbereiche trainiert werden, was auch zu dementsprechend umfassenden Anpassungserscheinungen des Körpers führen wird. Auf diese Weise bleibt man dauerhaft auf der Höhe der eigenen Leistungsfähigkeit und zwar in allen wichtigen Bereichen.

Ein tägliches Training am Eisen ist eine überaus fordernde Angelegenheit. Dabei ist es nicht die Muskulatur, die uns hier Sorgen bereiten sollte. Dieser ist es im Rahmen gewisser Trainingsbelastungen ziemlich egal, wie oft sie gefordert wird – solange Ernährung und Regeneration ebenso progressiv gehandhabt werden, wird sie sich anpassen. Bedeutend sensibler ist das ZNS. Dieses müssen wir vor Überlastungen schützen! Es brennt dabei nicht durch eine Überlastung der Muskulatur aus, sondern durch ewig gleiche Koordinations- und Bewegungsmuster bis zum Versagen.

Indem wir das Versagen außen vor lassen und jeden Tag andere Übungen in verschiedenen Gewichts- und Clusterbereichen trainieren, umgehen wir dies aber. Wir trainieren somit täglich einen Ganzkörpermuskelplan, aber einen ZNS-Belastungs-Split. Wir trainieren täglich die gleichen Muskeln, aber immer verschieden! Das ist der Schlüssel zu erfolgreichem Hochfrequenztraining.

Der klassische Split nach Muskelgruppen geht dementsprechend am Ziel vorbei. Er schützt Muskeln vor Überlastungen, die überhaupt nicht bedrohlich für sie sind, und arbeitet auf diese Weise weit unterhalb des natürlichen Wachstumspotenziales des menschlichen Körpers. Wir müssen woanders splitten und zwar nicht bei der Belastung der Muskulatur, sondern bei der des ZNS: Wir splitten die Übungen und die Umstände ihrer Ausführung!

Das bedeutet: An keinem Tag wird so trainiert wie am Tag zuvor! Keine Übung, Last oder Clustergröße wird zwei Tage hintereinander trainiert. Wir ändern immer alles – bis auf die Tatsache, dass wir jeden Tag eine Ganzkörperübung, eine Drückübung und eine Zugübung (oder als Ersatz dafür eine Powerübung) ausführen. Aber welche genau, mit welchem Gewicht und mit welcher Clustergröße, wird durchgehend variiert. Auf diese Weise erhalten wir maximale Abwechslung im Training, schützen dadurch das ZNS und fordern dennoch die beteiligte Muskulatur jeden Tag aufs Neue zum Wachstum heraus! Die nicht-lineare Periodisierung ist somit eine weitere Stufe des Erschöpfungs-Managements.

Indem wir auf diese Weise einseitige Bewegungsmuster, Belastungen und Programme vermeiden, werden dadurch sowohl der Stoffwechsel als auch der aktive sowie passive Bewegungsapparat und natürlich auch das ZNS dauerhaft bei Laune gehalten und umfassend trainiert. Gewöhnung und Überlastung stellt sich hier bei korrektem Vorgehen nicht ein!

Wie Sie die angemessene Übung, Last und Clustergröße für den einzelnen Tag finden, liegt dabei einzig und allein bei Ihnen selbst. Bei Ihrer aktuellen Leistungsfähigkeit und Motivation. Die Belastung und Regeneration vom vorangegangenen Tag fungiert als Maßstab. Sie müssen auto-reguliert entscheiden und nicht anhand starrer Vorgaben.

Es gilt, Kybernetiker zu werden und die Kunst der intelligenten Trainingssteuerung zu erlernen. Nichts anderes als »Steuermann« bedeutet dabei das griechische »kybernetes«, welches 1947 vom Mathematiker Norbert Wiener auserkoren wurde, um diese Kunst begrifflich zu erfassen.

Dabei geht es vor allem um eine grundlegende Selbstbezüglichkeit; um den ständigen Kreislauf von Planen, Durchführen, Kontrollieren und Optimieren eines dynamischen Gesamtsystems, dessen Teilsysteme in dauerhafter Wechselwirkung und Rückkoppelung zueinander stehen. Verändert man hier einen Parameter, so ändern sich auch alle anderen, so ändert sich auch das Gesamtsystem.

In unserem Leben ist es genauso: Schlafen wir schlecht, so werden wir auch schlechtere Wachstumsreize setzen. Nehmen wir mehr Gewicht für unsere Cluster, so können wir auch nur deutlich weniger davon machen. Bekommen wir vermehrt Stress in Arbeit, Familie oder Beziehung, so wird sich dies auch negativ auf unsere Leistung im Training und unsere Fähigkeit zu regenerieren auswirken, weshalb wir in dieser Phase das Anforderungsniveau zurückschrauben müssen. Ernähren wir uns falsch, so gilt das Gleiche. Machen wir hingegen alles lehrbuchreif und beherrschen die Umstände, so werden wir auch optimale Wachstumsreize setzen. Alles hängt mit Allem zusammen. Alles hat Konsequenzen! Alle Faktoren und Einflüsse von Bedeutung müssen Sie jeden Tag mit in Ihre Trainingsplanung miteinbeziehen oder sie werden alles andere als optimal trainieren.

Kybernetisches Training ist eine wahre Kunst. Ein sich selbst beständig optimierendes intelligentes System, dass sich nur durch dieses Vorgehen dauerhaft auf Wachstumskurs halten lässt. Ansonsten wird es von den unvermeidbaren Strömungen und Untiefen unseres Daseins immer wieder abgelenkt. Wenn Sie hier erst einmal gelernt haben, alle Abweichungen immer wieder so zu regulieren, dass Sie auf Kurs bleiben, dann werden sie das schaffen, was kein fester Trainingsplan jemals könnte: ein täglich maßgeschneidertes Training mit optimaler Wachstumsreizsetzung!

Ebenso wie es uns das Clustertraining ermöglicht, innerhalb einer Trainingseinheit möglichst viel Gewicht mit möglichst viel Wiederholungen in möglichst kurzer Zeit zu bewegen, so erlaubt uns das kybernetische Training, möglichst viele dieser Clustertrainingseinheiten in möglichst kurzen Abständen hintereinander zu bewältigen. Dieses durchdachte Erschöpfungs-Management, welches die Durchführung maximal möglicher Arbeit bei gleichzeitig maximaler Schonung des ZNS zum Ziel hat, ist unabdingbar für intelligente hochfrequente Wachstumsreizsetzung. Es erlaubt uns, in eine völlig neue Trainingswelt vorzustoßen, in der man dauerhaft verweilen und sich entwickeln kann – solange man auch die dazugehörigen Regeln befolgt.

6.5 Das Trainingstempo

Die Zeit ist ein überaus wichtiger Faktor in unserem Leben. Sie ist mit das Wertvollste, was wir haben. Auch für unser Training sollten wir sie möglichst gezielt nutzen. Wie effektiv das eigene Training ist, hängt nämlich enorm vom richtigen Timing ab.

Die drei wichtigsten zeitlichen Komponenten in Bezug auf die einzelne Wiederholung, die einzelne Übung und die gesamte Trainingseinheit werden wir nun in den folgenden drei Unterkapiteln behandeln. Es schlummert enorm viel Potenzial in ihnen. Nur wenige Athleten beachten dies. Dabei ist das Tempo, mit dem man trainiert, fast genau so wichtig wie das Gewicht, das man dabei bewegt! Wer optimal trainieren möchte, sollte dies stets im Hinterkopf behalten.

6.5.1 Das Tempo der Wiederholung

Im 5. Kapitel haben wir festgehalten, dass es im Training zwei Möglichkeiten gibt, die Anzahl der rekrutierten motorischen Einheiten zu erhöhen: Schwerere Gewichte bewegen und leichtere schneller.

Im Rahmen unseres kybernetischen Trainings wollen wir beide Möglichkeiten für uns nutzen. So können wir leichtere mit schweren Belastungen abwechseln – was uns vor Überlastungen schützt – und doch aus jeder einzelnen maximalen Nutzen ziehen.

Muskeln sind schließlich nicht nur zur rohen Widerstandsbewältigung geschaffen, sondern auch für Geschwindigkeit. Kraft ist gleich Masse mal Beschleunigung: F=ma. Je mehr wir also ein bestimmtes Gewicht beschleunigen wollen, desto mehr motorische Einheiten rekrutieren wir auch dafür; desto größer ist auch die von uns aufgebrachte Kraft und somit auch der dadurch gesetzte Wachstumsreiz.

Dabei kommt es nicht darauf an, wie schnell sich die Hantel bewegt, sondern darauf, wie explosiv der Muskel kontrahiert. Es geht um eine maximal mögliche Anspannung im Muskel in möglichst kurzer Zeit! Die Kraft soll sich nicht erst langsam entfalten. Sie muss bereits zu Beginn explodieren. Der gesamte Muskel muss vollständig aktiviert werden. So können wir unsere Muskulatur unabhängig des Gewichtes voll fordern und entsprechend produktive Wachstumsreize setzen.

Wir sehen also, dass das Gewicht allein überhaupt nicht so wichtig ist, wie gemeinhin angenommen wird – mindestens ebenso wichtig ist auch die Geschwindigkeit, mit der wir es bewegen: F=ma.

Das oft propagierte langsame Bewegen der Gewichte ist dabei mehr als nur suboptimal. Auf diese Weise werden nämlich weniger motorische Einheiten rekrutiert und zudem können wir nur leichtere Gewichte dabei verwenden, wodurch zusätzlich der so überaus wichtige mechanische Stress reduziert wird. Größere motorische Einheiten werden dabei weder rekrutiert noch erschöpft, da sie von Anfang an überhaupt nicht angesprochen werden. Wäre dies doch der Fall, dann würden wir im Laufe eines leichten und langsamen Satzes stärker werden, was jedoch nicht zutrifft. Die kleineren motorischen Einheiten, die den Job von Anfang an übernommen haben, führen ihn auch bis zum Versagen aus. Schlussendlich erhalten wir dadurch eine starke Überlastung des ZNS, setzen jedoch kaum signifikante Wachstumsreize.

Langsames Training mit leichteren Gewichten ist somit absolut kontraproduktiv. Beschleunigen Sie die positive Bewegungsphase jeder Übung immer so stark wie möglich. Dadurch ernten Sie einen maximalen Trainingseffekt durch eine umfassendere Rekrutierung der motorischen Einheiten und höheren mechanischen Stress – durch das beschleunigte Überwinden der Massenträgheit.

Dabei ist es wichtig, die Beschleunigung nicht durch den Schwung des Körpers oder vorhergehendes Abfedern des Widerstandes künstlich zu erzeugen. Sie muss in den Zielmuskeln generiert werden, um ausreichend Kontrolle zu bewahren und Verletzungen zu vermeiden. Erschummelte Beschleunigung scheint die Leistung zu vergrößern. In Wirklichkeit jedoch ist sie wachstumsmindernd und gefährlich.

Die Ausführung der negativen Phase der Bewegung muss ebenfalls überdacht werden. Sie ist belastender für Körper und ZNS als die positive. Dennoch hilft sie uns kaum dabei, größere Widerstände zu überwinden. Das SAID-Prinzip verdeutlicht uns, dass der Übertrag aus negativem Training für die positive Phase nur gering sein kann. Aber genau darauf wollen wir unser ZNS konditionieren: Auf die möglichst rasante Überwindung immer größerer Widerstände! Wenn wir diese Entwicklung progressiv gestalten, so werden wir auch optimal daran wachsen und weiterhin hochfrequent trainieren können.

Eine zu starke Betonung der negativen Phase führt ebenso wie exzessives Muskelversagen zu unverhältnismäßig starken Überlastungen von Körper und ZNS, wodurch auch die benötigte Regenerationszeit unverhältnismäßig stark verlängert wird. Der Nutzen in puncto Wachstum bleibt weit dahinter zurück. Langfristig hindert uns ein solch ungünstiges Kosten-Nutzen-Verhältnis daran, hochfrequent trainieren zu können.

Wollen wir jedoch täglich trainieren, müssen wir stets darauf achten, die negative Phase so schonend wie möglich zu gestalten, indem wir sie keinesfalls künstlich verzögern – dennoch sollte sie durchgehend kontrolliert werden! Viele erfahrene Athleten beherrschen dieses kontrolliert dynamische Herablassen des Gewichtes sehr gut. Das will gelernt sein. Lassen Sie sich in der Eingewöhnungsphase lieber ausreichend Zeit dabei und die Gewichte nicht einfach nur unbeherrscht fallen.

Mit etwas Übung und dem entsprechenden Equipment und Boden ist es jedoch bei einigen Übungen sogar sinnvoll, das Gewicht kontrolliert fallen zu lassen. Bei vielen Powerübungen und z.B. auch beim Kreuzheben ist dies empfehlenswert, da man auf diese Weise die sehr belastende negative Phase umgeht und somit deutlich mehr positive Phasen folgen lassen kann, deren Verhältnis von Belastung und Wachstumsreizsetzung optimaler zueinander steht.

Hier liegt z.B. auch das Geheimnis der Gewichtheber verborgen, so oft, so schwer und so erfolgreich trainieren zu können, ohne sich dabei vollkommen zu überlasten: Sie arbeiten fast nur explosiv konzentrisch (also mit möglichst schnellen positiven Bewegungsphasen), vermeiden die exzentrische (negative) Phase, indem sie die Hantel danach kontrolliert abwerfen, und das alles vorwiegend im geringen Wiederholungs-Bereich.

Dass sie dabei weniger Muskelmasse aufbauen, als sie eigentlich könnten und als wir wollen, liegt dabei nicht an diesem Vorgehen, sondern daran, dass sie nicht daran interessiert sind, möglichst viel Arbeit in möglichst kurzer Zeit zu bewältigen. Sie interessiert vorwiegend der mechanische Stress. Sie wollen nur stärker werden, ohne dabei zusätzliche Masse aufzubauen und machen deswegen längere Pausen zwischen ihren kurzen Sätzen. Es fehlt ihnen somit an dem metabolischen

Stress, den wir durch unser Erschöpfungs-Management in die Gleichung miteinbeziehen.

Trotzdem können wir viel von den Gewichthebern lernen: Der Schwerpunkt hochfrequenten Trainings muss auf explosiven konzentrischen Bewegungen und verhältnismäßig niedrigen Wiederholungszahlen (pro Cluster) liegen! Darüber hinaus streichen wir langsame und exzentrische Bewegungen, wo es nur geht – solange wir die Kontrolle das Gesamtsystem von Körper und Widerstand bewahren. Es sind diese völlig überbewerteten Bewegungen und Momente, die uns unverhältnismäßig stark belasten und Feinde eines effektiven und hochfrequenten Trainings sind. Wir wollen Widerstände überwinden und ihnen nicht nachgeben! Betonen wir dieses Nachgeben nämlich zu sehr, dann schulen wir auch unser ZNS zu intensiv darauf, was uns wiederum vom eigentlich Sinn des Gewichtehebens ablenkt – SAID lässt grüßen.

Wir wachsen an der Überwindung und zwar umso mehr, je schneller wir diese vollbringen. Kraft ist schließlich Masse mal Beschleunigung und nicht Masse mal Entschleunigung! Unsere Kraft soll sich entfesseln. Sie soll Widerstände überwinden und sich nicht von diesen dominieren lassen. Ein Sprinter oder Football-Spieler wird auch nicht dadurch schneller und stärker, indem er sich mit einem Seil an ein Auto schnallen lässt und erfolglos versucht, sich gegen dessen Zug zu erwehren. Dadurch zerstört er nur seinen Körper. Vielmehr schnallt er sich vor einen schweren Schlitten und überwindet dessen Widerstand, indem er sich so explosiv und kraftvoll wie möglich nach vorne kämpft und den Schlitten dabei hinter sich herzieht.

Auch beim Bergwandern ist es nicht anders. Es ist der kräftezehrende Aufstieg, der uns hier wachsen lässt und nicht der unverhältnismäßig stark belastende Abstieg, bei dem die Muskulatur nur bremsend in Erscheinung tritt. Bei uns verhält es sich ebenso. Wir wollen hinauf zu immer schwereren Gewichten und immer höheren Spitzenleistungen. Nicht hinab zum Ausgangsniveau – dafür sind wir nicht geschaffen. Wir sind Gipfelstürmer. Wir überwinden den Widerstand und nicht er uns!

6.5.2 Das Tempo der Übung

Uns kommt es nicht nur auf die erbrachte Gesamtleistung an, die sich – wie bei den Gewichthebern – durch maximal möglichen mechanischen Stress auszeichnet. Für uns zählt auch der metabolische Stress. Diesen steigern wir, indem wir neben der Gesamtleistung immer auch ein Auge auf die Leistungsdichte – die Bewältigung von möglichst viel Arbeit in möglichst kurzer Zeit – haben.

Im Rahmen des Clustertrainings spielt die zeitliche Aufeinanderfolge der einzelnen Cluster einer Übung eine wichtige Rolle. Je kürzer wir die Pausen zwischen den Clustern halten, ohne uns dabei frühzeitig ins Muskelersticken zu steuern, desto bessere Wachstumsreize vermögen wir zu setzen.

Diese Pausen sollten immer so kurz wie möglich, aber so lang wie nötig sein, um auch den nächsten Cluster noch erfolgreich erfüllen zu können!

Sind sie zu lang, so minimiert dies den Trainingseffekt deutlich, aber sind sie zu kurz, so minimieren sie die Gesamtleistung des mechanischen Stresses und steigern dafür den metabolischen Stress zu stark. Wir befinden uns also wieder auf dem Drahtseil und nur eine geschulte Auto-Regulation vermag es, hier optimale Entscheidungen zu treffen.

Sehen Sie dabei nicht auf die Uhr. Vertrauen Sie auf Ihr Bauchgefühl, lernen Sie aus Fehlentscheidungen und machen Sie es bereits am nächsten Tag besser. Die hohe Trainingsfrequenz ermöglicht jedem von uns schnelle Fortschritte. Dabei geht es nicht darum, sich irgendwann auf eine bestimmte Pausenlänge einzupendeln, sondern darum, stets die optimale Pausenlänge für den heutigen Tag und das jeweilige Gewicht zu finden.

An manchen Tagen werden Sie sich wie gerädert fühlen, sind stark gestresst, überlastet oder fühlen sich generell schwach – evtl. stehen Sie sogar an der Schwelle zum Infekt. An solchen Tagen sollten Sie immer auch entsprechend zurückstecken und ein wenig Intensität herausnehmen. Über die intelligente Feinabstimmung der Pausenlängen können Sie dies sehr gut justieren und so drohenden Verletzungen, Infekten oder Überlastungen frühzeitig den Wind aus den Segeln nehmen.

Stehen Sie andererseits voll im Saft, strotzen nur so vor Energie und können es kaum erwarten, sich am Eisen zu beweisen, dann halten sie die Pausen so kurz wie möglich und geben Sie Vollgas. Es gilt immer, die maximal mögliche Leistung des Tages zu erbringen! Nicht mehr, aber auch nicht weniger. Dafür trainieren wir ja auto-reguliert – damit wir immer so hart trainieren können, wie es optimal ist. Wir müssen lernen, wo intelligente Forderung beginnt und wo sie endet: Trainiere immer smart, nicht einfach nur hart – ist schließlich das Motto.

Andererseits müssen wir so oft wie möglich aus der Komfort-Zone heraus, wollen wir wirklich progressiv sein. In diesem Sinne sollten alle Pausen immer etwas kürzer sein, als Ihr Körper es gerne hätte, um sich ausreichend erholen zu können. Je mehr Sie schließlich von Ihrem Körper fordern, desto mehr fördern Sie auch sein Wachstum. Also drücken Sie ruhig auf die Tube: Beginnen Sie den nächsten Cluster immer schon dann, wenn Sie eigentlich noch ein paar Sekunden warten wollen. Nur so werden Sie sich auch weiterentwickeln und nicht nur auf dem Stand bleiben, den Sie bereits haben.

6.5.3 Das Tempo der Trainingseinheit

Zu lange Trainingseinheiten sind nie sinnvoll. Die Spiegel anaboler Hormone – wie z.B. der des Testosterons – sinken mit zunehmender Dauer rapide ab. Man wird immer unkonzentrierter. Der Katabolismus körpereigener Eiweiße steigt deutlich an. Die Ausführung der Übungen wird unsauber. Die Motivation nimmt ab. Die Energielevel schwinden zusehends dahin. Die Verletzungsgefahr steigt und auch die Regenerationsphasen werden immer länger, je mehr wir den Gaul zu Tode reiten.

Effektives und intelligentes Hochfrequenztraining ist hart, kurz und kompromisslos. Je nach Tagesform ist es schnell bewältigt und sollte die 60-Minuten-Grenze nie überschreiten!

Das Haupttraining mit den drei Hauptübungen ist dabei der Kern des Trainings, unter normalen Umständen immer abzuleisten und sollte relativ zügig durchgeführt werden. Danach noch verfügbare Zeit bis zur 60-Minuten-Grenze steht uns für das Ergänzungstraining zur Verfügung, das später noch vorgestellt wird.

Muss zwischen den einzelnen Clustern auf möglichst kurze Pausen geachtet werden, so orientieren sich die Pausen zwischen den einzelnen Übungen am Schwerpunkt der eigenen Zielsetzung. Je nachdem, ob man dabei primär Kraft- bzw. Masse aufbauen oder Fett verlieren möchte, gilt es, hier Feinabstimmungen vorzunehmen. Damit werden wir uns später noch eingehender beschäftigen.

Grundsätzlich sollte man jede Trainingseinheit zügig begehen, um nicht wieder von der Wachstums- in die Komfort-Zone hinabzurutschen, aber es dabei auch nie dermaßen überhasten, dass die Trainingsqualität der einzelnen Übungen darunter leidet – eine geschulte Auto-Regulation ist auch hierbei das Maß der Dinge.

Keinesfalls sollte man sich während des Trainings aufhalten lassen oder gar festquatschen. Erfolgsorientiertes Training ist weder ein soziales Unterfangen noch eine Nebensächlichkeit! Also lassen Sie sich unter keinen Umständen innerhalb einer Trainingseinheit zurück in die Komfort-Zone reißen oder Sie werden es bitter bereuen, da Ihre Fortschritte versiegen werden. Setzen Sie die Scheuklappen auf, stecken Sie sich zur Not ein paar Kopfhörer ins Ohr und dann kämpfen Sie sich so kompromisslos wie möglich durch die Welt des größtmöglichen Widerstandes. Sind Sie hier ein Vorbild, so werden Respekt und Wachstum folgen.

6.6 Das ideale Partnertraining

Auto-reguliertes Hochfrequenztraining kann das ideale Partnertraining sein, wenn man dabei zu zweit ist und ungefähr gleich stark: Dann spielt man das Spiel, dass die Hantel niemals wirklich zur Ruhe kommen darf. Dabei wechselt man sich bei ein und derselben Übung und ein und demselben Gewicht so lange im fliegenden Wechsel ab, bis beide nicht mehr können. Etwaige Kraftunterschiede puffert man dadurch ab, dass der Stärkere immer ein oder zwei Wiederholungen pro Cluster mehr macht. Das Ganze macht durchaus Spaß, schweißt zusammen und man kann sich zu zweit wunderbar zu neuen Höchstleistungen hinauf schwingen.

Für mehr als zwei Athleten oder solche mit starken Kraftunterschieden ist auto-reguliertes Hochfrequenztraining nicht geeignet! Versuchen Sie es gar nicht erst. Nettigkeiten und Kompromisse haben hier nichts zu suchen. Sie würden den Fortschritt der beteiligten Athleten ausbremsen, da die Pausen zwischen den einzelnen Cluster so zu lang wären, um weiterhin wachstumsfördernd zu sein. Bereits das hektische Verändern des Gewichtes bei unterschiedlich starken Athleten zerstört hier den Trainingseffekt, da es Zeit kostet und die Qualität der Pause zu stark herabsetzt. Die Pause muss kurz und erholend sein! Nicht lang und stressig.

Es ist bereits schwer genug, zwei Athleten zu finden, die ihr Leben und Training entsprechend im Griff haben, um hier auto-reguliert zusammenarbeiten zu können. Sollte das bei Ihnen der Fall sein, dann schätzen Sie sich glücklich und nutzen Sie diese Chance auch – ansonsten trainieren Sie lieber allein und dafür erfolgreich!

6.7 Perfektion um jeden Preis

Geben Sie einem Virtuosen eine Geige in die Hand und er wird ihr mit Leichtigkeit die schönsten Klänge entlocken. Solch ein Instrument ist ja auch wirklich etwas Wundervolles – man muss nur darauf spielen und schon zaubert es einen akustischen Hochgenuss herbei. Aber ist es wirklich die Geige, die diesen bewirkt?

Wie würde es sich wohl anhören, wenn Sie auf dieser Geige spielen? Insofern Sie kein gelernter Fiedler sind, wird es sich wohl eher anhören, als würden Sie gerade eine Katze auf die Sackkarre spannen. Was lernen wir daraus? Instrumente sind austauschbar. Die Fähigkeit, ein Instrument zu beherrschen, ist hingegen einzigartig! Mit Widerständen ist es exakt das Gleiche.

Geben Sie einem Idioten eine Hantel in die Hand und er wird damit nichts Produktives erreichen. Millionen von Menschen trainieren mit Gewichten. Einfach nur Gewichte zu bewegen bedeutet jedoch nicht viel – genau so viel, wie es bedeutet, auf einer Geige herumzufiedeln. Bei der Geige erhält man ein direktes akustisches Feedback, ob man auch wirklich auf ihr spielt oder sie nur misshandelt. Beim Hanteltraining ist dieses Feedback deutlich subtiler und nur im Rahmen des eigenen Muskelgefühls gegeben. Die anderen Menschen bekommen nicht mit, wie es sich für uns anfühlt, eine bestimmte Übung mit einem bestimmten Gewicht auszuführen.

Das Problem ist nun Folgendes: Die meisten interessieren sich deswegen auch überhaupt nicht dafür. Sie glauben ernsthaft daran, dass es zur Erlangung eines schönen und starken Körpers reicht, einfach nur mit Gewichten zu trainieren. So und so viel Wiederholungen mit so und so viel Gewicht für so und so viel Sätze. Aber so lernt man nichts über die Kunst optimaler Wachstumsreizsetzung! Einem Geigenschüler bringt man das Geigespielen auch nicht bei, indem man ihm die rein quantitative – also nur auf Zahlen beruhende – Anweisung gibt, er solle mit seinem Bogen so und so oft über die und die Seite streichen, um Vivaldis »Sommer« zum Leben zu erwecken. So einfach geht das nun einmal nicht. Es geht um Körpergefühl... um Perfektion! Nach dieser müssen Sie streben, wollen Sie Ihren Körper und seine Entwicklung beherrschen.

Sehen Sie sich in Ihrem Studio einmal genau um. Viele Menschen, die dort zum Teil bereits seit Jahren nach rein quantitativen Vorgaben (wie z.B. Prozenten, Sätzen, Wiederholungen und Pulsbereichen) trainieren, sehen auch entsprechend aus. Ihr Körper entbehrt – ebenso wie auch ihr Training – jeglicher Qualität. Und sie bemerken es nicht einmal, da sie ihr Versagen – wie so viele Menschen – nur auf schlechte Umstände oder eine miese Veranlagung schieben, anstatt die Schuld bei sich selbst zu suchen. Vergleichbar mit einem unbeholfenen Musiker, der seine Unfähigkeit, die Geige zu beherrschen, auf das Instrument oder seine dicken Finger schiebt und nicht auf seine Unfähigkeit.

Vor allen anderen Trainingsparametern steht die Perfektion somit an höchster Stelle. Nur so betreiben wir dauerhaft ein qualitativ hochwertiges Training, welches uns langfristig vor Verletzungen bewahren und überdurchschnittliches Wachstum bescheren wird.

Wer den Sinn des Trainings erst einmal verstanden hat, wird den Weg des größtmöglichen Widerstandes auch sein Leben lang nicht mehr verlassen – denn dieser ist es, der groß, schön, gesund und stark macht. Es sind jedoch fast immer selbstverschuldete Fahrlässigkeiten im eigenen Training (und Leben), deren Konsequenzen wir zum Teil für viele Jahre ertragen müssen und die uns früher oder später daran hindern werden, frei und leistungsorientiert bis ins hohe Alter trainieren zu können.

Nur wer früh genug Wert auf Perfektion in der Trainings- und Lebensgestaltung legt, wird den sich akkumulierenden Schaden gering halten können. Also wehren Sie den Anfängen: Werden Sie Perfektionist, wo es sinnvoll ist!

Vor allem geht es dabei um die rasante Lernfähigkeit unseres ZNS: Alles, was wir schludrig oder leichtfertig machen, prägt sich auch genau so ein und trainiert es auf diese minderwertigen Verhaltensweisen. Nur wer hier immer und immer wieder – ganz im Sinne des kybernetischen Trainings – optimierend eingreift, wird auch langfristig fit und gesund bleiben. Dabei geht es nicht darum, Perfektion zu erreichen, sondern vielmehr darum, sie anzustreben. Sie ist nicht das Ziel, sondern der Weg.

In Wirklichkeit ist es sogar der einzige Weg, der uns unserem wahren Ziel, möglichst viel Kraft, Masse, Schönheit und Gesundheit in die Form unseres Körpers zu gießen, langfristig näher bringen wird – eine andere Möglichkeit gibt es nicht und wird es nie geben! Alle anderen vermeintlichen Abkürzungen durch Medikamente, prahlerisches Training und industrielle Ernährung sind langfristig zum Scheitern verurteilt, da sie von diesem Weg abweichen und in die Irre führen.

Einer der vier gerade aufgezählten Aspekte unseres Zieles geht dabei nämlich immer verloren und somit auch das Gesamtziel. Machen wir uns nichts vor: Jeder wird irgendwann genau die Früchte ernten, die er auch sät.

6.7.1 Die Perfektion der Bewegung

Je sauberer die Technik ist, desto weniger werden Körper und ZNS überlastet und desto schwerere Gewichte können wir verwenden. Das ist genau, was wir wollen: Ein optimales Verhältnis von Belastung und Zerstörung!

Trainieren wir jedoch unkoordiniert und unkonzentriert, so verschiebt sich dieses Verhältnis zu Ungunsten der effektiven Belastung und mündet in unverhältnismäßig starke Zerstörung. Jedes Wackeln, jede Abweichung vom idealen Bewegungspfad von Hantel und Körper kostet uns Kraft, die nicht dafür verwendet wird, schwere Gewichte zu beherrschen, sondern sich vielmehr gegen sich selbst wendet.

Nichts anderes geschieht nämlich bei mangelhafter Koordination: Anstatt dass die Muskeln effektiv zusammenarbeiten und an einem Strang ziehen, damit eine flüssige Bewegung zustande kommt, arbeiten sie hier zum Teil gegeneinander und alles andere als harmonisch. Mitunter übernehmen dann Stabilisatoren und Synergisten die Rolle der Agonisten und Antagonisten – der eigentlichen Hauptmuskulatur – wodurch sich Technikmängel und Dysbalancen ergeben. Wer hier zulässt, dass sich falsche Bewegungsmuster in sein ZNS einschleifen, der braucht sich nicht zu wundern, wenn seine Muskulatur an Symmetrie zu wünschen übrig lässt – falls es hier überhaupt zu signifikantem Wachstum kommt, da man auf diese Weise nicht in höhere Gewichtsbereiche vorstoßen wird.

Es gilt, dauerhaft an der Technik jeder einzelnen Übung zu feilen und darüber hinaus auch immer so konzentriert wie möglich zu arbeiten. Irgendetwas kann man immer verbessern! Das gilt selbst für erfahrene Athleten – manchmal sogar besonders für diese: Mit zunehmender Gewöhnung an den Trainingsalltag kommt nämlich in regelmäßigen Abständen auch die Nachlässigkeit zu Besuch. Diese macht sich über die erlernten Fähigkeiten her wie ein Wolf über die Schafe, die man schon deswegen nicht mehr bewacht, weil man dem Glauben verfallen ist, sie wären selbstverständlich sicher. Aber das wird nie der Fall sein. Routine macht blind! Wir müssen dauerhaft an unserer Perfektion arbeiten und kybernetisch handeln. Ansonsten werden wir immer wieder vom Kurs abkommen, ohne es überhaupt zu merken. Wir würden immer Anfänger bleiben.

»Das herausstechende Charakteristikum des erfahrenen Athleten ist seine Leichtigkeit der Bewegung – selbst während maximalen Einsatzes. Der Anfänger ist charakterisiert durch seine Verspanntheit, überflüssige Bewegung und übertriebenen Einsatz«, sagt Bruce Lee. [32]

Es geht uns um eine möglichst ausgeprägte Körperbeherrschung. Der Sinn unserer körperlichen Eigenwahrnehmung wird als »Propriozeption« bezeichnet. Diese lässt sich mit einem GPS vergleichen, das unserem ZNS durchgehend mitteilt, wo sich unser Körper und unsere Körperteile momentan befinden und wie sie sich bewegen. Je schlechter unsere Propriozeption dabei ausgeprägt ist, desto schlechter beherrschen wir auch unseren Körper und seine Bewegungen, desto verletzungsanfälliger wird er und desto schlechter vermögen wir differenzierte Wachstumsreize zu setzen.

Eine perfekt funktionierende Propriozeption und Koordination ist ein wahres Wunderwerk der Natur unseres ZNS – vergleichbar mit der künstlerischen Darbietung eines perfekt aufeinander abgestimmten Orchesters. Üben Sie sich darin so oft und so gut sie können, denn hier liegt der Schlüssel zu ästhetischem Wachstum und Verletzungsfreiheit. Haltung und Handlung können und müssen dauerhaft reguliert werden – seien Sie gerade hier aktiver Kybernetiker!

Ein weiterer Aspekt, der uns das Setzen optimaler Wachstumsreize vermiesen kann, ist zu viel Schwung beim Wechsel von der negativen zur positiven Phase der Bewegung. Der hier einsetzende »Dehnungs-Verkürzungs-Zyklus« sorgt dafür, dass gespeicherte Energie aus der negativen Phase bei entsprechend schneller Folge der positiven Phase wieder freigesetzt wird. Diese sog. Reaktivkraft wird jedoch nicht vom Muskel generiert, sondern durch den bereits im System bestehenden Schwung. Sie ist widerstands- und somit wachstumsmindernd. Zugleich ist dieses Vorgehen fahrlässig gegenüber den beteiligten Strukturen – Muskeln, Sehnen und Gelenke werden unverhältnismäßig stark überlastet.

Als hochfrequent trainierende Athleten, die die negative Phase ihrer Bewegungen jedoch relativ zügig durchführen, sind wir potenzielle Kandidaten für den Dehnungs-Verkürzungs-Zyklus. Diesen müssen wir bewusst umgehen. Und zwar indem wir nach jeder negativen Phase kurz pausieren und erst dann die darauf folgende positive Phase wieder vollständig aus eigener Kraft bewältigen. Hierfür reichen bereits sehr kurze Pausen aus, um diesen Effekt fast vollständig verpuffen zu lassen. Dabei werden wir auch tunlichst keine Sekunden zählen, sondern ebenfalls wieder auto-reguliert vorgehen. Ein kurzes Innehalten von Hantel und/oder Körper reichen bereits völlig aus, um den Bewegungsfluss zu unterbrechen und schon kann es wieder nach oben gehen.

Während der Umstellungsphase auf diese Vorgehensweise werden Sie einige Gewichtseinbußen tolerieren müssen, aber dann werden Sie auch erst einmal merken, wie viel der ursprünglichen Last Sie nicht durch die Kraft Ihrer Muskulatur, sondern durch die Erhaltung des Schwunges bewältigt haben.

Viel Gewicht ist wichtig, aber zu viel Gewicht ist wiederum unproduktiv, da es mehr zerstört als nützt! Auch in diesem Punkt befinden wir uns wieder auf dem Drahtseil. Seien Sie also Perfektionist und ehrlich zu sich selbst oder Sie werden die hohe Trainingsfrequenz langfristig nicht aufrecht erhalten können. Um diese zu gewährleisten, müssen wir alle ineffizienten Aspekte des Trainings streichen. Schwung und Gewichte, die wir nicht zu beherrschen vermögen, gehören hier dazu.

Eine sehr gute Möglichkeit, um dem Dehnungs-Verkürzungs-Zyklus bereits von Anfang an aus dem Wege zu gehen und um zu sehen, wie stark (oder schwach) man in vielen Übungen wirklich ist, ist das Starten mit der positiven Phase. Was bei Zug- und Hebeübungen selbstverständlich ist, ist bei Drück- und Beugeübungen alles andere als normal, aber dennoch sinnvoll. Insofern Sie die Möglichkeit dazu haben, sollten Sie also auch bei diesen Übungen (wie z.B. bei Bankdrücken, Dips oder der Kniebeuge) aus der tiefsten Position in die Positive starten. Ein Power Rack oder andere verstellbare Sicherungs- bzw. Ablagemöglichkeiten sind hierfür nützlich. Machen Sie sich aber darauf gefasst, dass Sie dabei deutlich weniger Gewicht bewegen können und bereits von Anfang an mit korrekter Haltung, sauberer Technik und maximaler Körperspannung arbeiten müssen.

Auf diese Weise nutzen Sie das wahre Vermögen Ihrer Kraft und streichen eine weitere unnötige Überlastungsquelle. Genau dies ist schließlich die Voraussetzung unseres Hochfrequenztrainings: Möglichst viel Belastung bei möglichst geringer Überlastung – möglichst häufiges kraftvolles konzentrisches Training bei gleichzeitiger Vermeidung all der Techniken, Bewegungen und Vorgehensweisen, die dem Wachstum mehr schaden, als nützen!

Abschließend soll noch ein Wörtchen zum Thema »Bewegungsumfang« gesagt sein: Ein Muskel kann nur dann umfassend trainiert werden, wenn er auch über seinen vollen Bewegungsumfang gedehnt und kontrahiert wird. Insbesondere der Teil der Bewegung, an dem der Muskel am stärksten gedehnt wird, ist der Teil, bei dem entsprechend hohe Belastungen große Wachstumsreize zu setzen vermögen. Wir machen uns diese produktive Belastung zu Nutze, indem wir stets über den vollen Bewegungsumfang – die sog. ROM (Range of Motion) – trainieren. Durch unser kurzes Pausieren am tiefsten Punkt der Bewegung – dem Wechsel zwischen positiver und negativer Phase – bauen wir die Produktivität dieser Belastung noch weiter aus. Darüber hinaus ist es sinnvoll, sich bei der Auswahl der täglichen Trainingsübungen davon leiten zu lassen, wie stark diese die Zielmuskulatur dehnen können – tiefe Kniebeugen, Dips und Klimmzüge stehen somit in puncto Effizienz ganz oben.

6.7.2 Die Perfektion der Kontraktion

Es kommt nicht nur darauf an, ein möglichst schweres Gewicht zu bewegen. Bedeutend wichtiger ist, dass wir die maximal mögliche Anzahl der motorischen Einheiten der Zielmuskulatur rekrutieren – das haben wir ja bereits besprochen; auch, dass wir dies durch eine maximal mögliche Beschleunigung erreichen können. Eine weitere Möglichkeit, dieses Ziel anzusteuern, besteht in der Konzentration auf das Prinzip der Höchstkontraktion!

Dabei geht es darum, den Muskel nicht nur bereits zu Beginn maximal anzuspannen und die Bewegung möglichst explosiv durchzuführen, sondern auch noch darum, am Ende der Bewegung – am höchsten Punkt der positiven Phase – die Zielmuskulatur möglichst stark zu kontrahieren. Dieser Fokus auf eine maximale Kontraktion bewirkt eine deutlich spürbare und überaus produktive Mehrbelastung auf die Muskulatur. Jeder, der ein massiges und zugleich ausdifferenziertes Muskelrelief aufbauen will, sollte sich dieses Prinzip zunutze machen. Mit ausreichend Körperbeherrschung wird es bei jeder Übung realisierbar sein und darüber hinaus kann man auf diese Weise gezielt Schwachstellen trainieren – indem man sich verstärkt auf sie konzentriert.

Probieren Sie es doch direkt einmal aus: Verschränken Sie die Arme vor Ihrem

Brustkorb und stehen Sie mit aufrechtem Oberkörper auf, so wie Sie es bei einer Frontkniebeuge machen würden und dann setzen Sie sich wieder hin.

Nun wiederholen Sie das Ganze bitte noch einmal und kontrahieren Sie am höchsten Punkt der positiven Phase ihren Gesäßmuskel – den Gluteus Maximus – und die gesamte Beinmuskulatur so stark sie können. Achten Sie darauf, wie sich rasend schnell eine maximale Kontraktion in Ihrer gesamten Unterkörpermuskulatur ausbreitet und zu einem deutlich tieferen und fordernderen Muskelgefühl führt.

Eine durch das Prinzip der Höchstkontraktion dermaßen fordernde Kniebeuge kann bereits ohne Trainingsgewicht zu leichten Wachstumsreizen führen – so wie das Posing – und was meinen Sie wohl, wie effektiv sie erst wird, wenn man sie unter der Zuhilfenahme schwerer Lasten ausführt! Darüber hinaus können Sie den Effekt weiter verstärken, indem Sie das Prinzip der Höchstkontraktion in allen beteiligten Muskeln – also auch im gesamten Rumpf und den Armen – anwenden.

Bei Ganzkörperübungen sind daher maximale »Ganzkörperkontraktionen« am Ende der Bewegung sehr zu empfehlen. Oftmals muss man jedoch deutlich geringere Gewichte verwenden, um sich wirklich in die Höchstkontraktion der Muskulatur hineinfühlen zu können. Eine gute Möglichkeit, dies zu üben, ergibt sich z.B. bei den Aufwärmsätzen oder man arbeitet mit dem Arbeitsgewicht des Tages gezielt darauf hin.

Es wird diese Perfektion der Kontraktion sein, die es Ihnen – selbst bei verhältnismäßig geringen Gewichten – ermöglichen wird, deutlich bessere Wachstumsreize zu setzen als je zuvor! Die maximale Beschleunigung der Last im Verbund mit dem Prinzip der Höchstkontraktion am Ende der Bewegung werden es Ihnen ermöglichen, unabhängig des Gewichtes stets eine maximale Anzahl motorischer Einheiten zu rekrutieren. Diese Techniken sind unabdingbar, wollen wir im Rahmen nicht-linearer Periodisierung dauerhaft mit wechselnden Gewichten arbeiten – was wiederum notwendig ist, um das ZNS am Ausbrennen zu hindern. So fügt sich das Gesamtbild immer weiter zu einer Einheit zusammen, die Sie nicht ohne Grund verändern sollten, wenn Sie dauerhaft und erfolgreich hochfrequent trainieren wollen.

6.7.3 Die Perfektion des Trainings an sich

Beim auto-regulierten Hochfrequenztraining müssen Sie stets mitdenken. Wenn es Ihnen hilft, sollten Sie sich dabei Notizen machen, die Ihnen bei der täglichen Vorbereitung auf das Training eine grobe Orientierung vorgeben können.

Auch eine kurze Nachbereitung des Trainings ist wichtig, wollen Sie aus jedem gemachten Fehler lernen und Ihre Entwicklung nach eventuellen Abweichungen wieder auf Kurs bringen. Orientierungshilfen für eine optimale Trainingsplanung und -durchführung erhalten Sie im 9. Kapitel. Hier möchte ich Sie vorerst dazu anhalten, bei dieser Arbeit ebenso penibel vorzugehen, wie im Training insgesamt. Ich bin kein Freund des kleinkarierten Vorgehens, aber ein gewisses Streben nach Perfektion sollten Sie bei allem, was Ihr Training betrifft, an den Tag legen. Nur so werden Sie langfristig überdurchschnittlichen Erfolge ernten. Machen wir uns nichts vor: Die Entwicklung des Körpers lässt sich nicht zwischen Tür und Angel beherrschen. Das sind Versprechen der Werbeindustrie und allenfalls noch von Steroiddealern; aber das ist Blödsinn, mit dem man Ihnen das Geld aus der Tasche ziehen möchte.

Machen Sie sich eines ganz klar: Je weniger Hingabe Sie in die Planung und Durchführung Ihres Trainings stecken, desto geringere Erfolge werden Sie auch ernten. Also wenn Sie es wirklich Ernst meinen, dann lassen Sie niemals die Zügel schleifen. Behalten Sie stets die Kontrolle über das Geschehen. Beherrschen Sie die Aspekte Ihres Lebens, die in Ihrem Einflussbereich liegen und den Trainingsfortschritt bedingen – und das sind so ziemlich alle! Treffen Sie nur Entscheidungen, die Sie auch verantworten können und die mit Ihrer Zielsetzung im Einklang stehen. Für die daraus erwachsenden Handlungen gilt exakt das Gleiche.

Vielleicht denken Sie jetzt, dass dieser Perfektionswahn übertrieben ist; aber reden wir doch mal Klartext: Haben Sie überdurchschnittliche Ziele? Ja? Dann werden Sie diese auch nur erreichen, wenn Sie bereit sind, dafür überdurchschnittliche Anstrengungen in Kauf zu nehmen. Gewöhnlich zu sein ist hingegen nicht schwer, dafür muss man keine Perfektion anstreben, dafür kann man die Zügel schleifen lassen und dafür muss man für die eigenen Entscheidungen und Handlungen keine Rechenschaft ablegen. Deren Auswirkungen sind dann ja relativ egal.

Entscheiden Sie hier und jetzt, was Sie sein wollen: Gewöhnlich oder überdurchschnittlich – und dann handeln Sie entsprechend! Es gibt nichts Schlimmeres als Menschen, die etwas wollen, aber völlig konträr dazu handeln. Man erhält keinen schönen, starken und gesunden Körper, indem man sich schlecht ernährt, jedes Wochenende feiern geht und alle paar Tage einen Larifari-Split im Wellness-Studio um die Ecke durchzieht. Das funktioniert nicht – weder mit Supplements noch mit Steroiden und auch nicht mit irgendwelchen Geheimplänen, mit denen man nur alle paar Tage trainieren muss.

Alles, was zählt, ist harte, beständige und ehrliche Arbeit an sich selbst, vollkommene Hingabe für das eigene Ziel und eine möglichst kompromisslose Denk- und Lebensweise. Wer bereit ist, all dies auf sich zu nehmen, für den wurde dieses Buch geschrieben. Auto-reguliertes Hochfrequenztraining ist kein Pappenstiel: Jeden Tag möglichst schwer den gesamten Körper zu trainieren, grenzt für viele schon an Wahnsinn und oft genug werden Sie selbst ebenso denken. Aber wenn Sie durchhalten, dann werden Sie sehen, dass es sich lohnt. Ich kenne kein System, dass einen Menschen derart schnell und umfassend verändern kann!

Merken Sie sich dabei immer eines: Nichts auf dieser Welt bekommt man geschenkt. Je mehr Wert etwas hat, je seltener es ist und je weniger Menschen es erreichen, desto härter und hingebungsvoller muss man auch dafür kämpfen. Sind Sie bereit zu kämpfen? Wollen Sie sich zu einem ganz besonderen Menschen entwickeln? Ja? Dann handeln Sie auch so: Streben Sie nach Perfektion – geben Sie sich nicht mit weniger zufrieden.

*

7. Schwerpunkte setzen

Wir sind bereits zu der Erkenntnis gelangt, dass wir unser ZNS bei Laune halten können, indem wir es täglich mit neuen Herausforderungen konfrontieren. Keinesfalls dürfen wir ihm tagein, tagaus den gleichen Einheitsbrei kredenzen.

Das auto-regulierte Setzen täglicher Schwerpunkte ist unabdingbar, um eine hohe Trainingsfrequenz langfristig durchhalten zu können. Dabei lassen sich verschiedene Ziele verfolgen: das generell »anabole« (aufbauende) mit dem Ziel umfassenden Masse- und Kraftaubaus, das spezifische mit maximal möglicher Kraftsteigerung bei weitestgehendem Gewichtserhalt und dann das veredelnde mit dem Ziel der Körperfettreduktion bei möglichst viel Muskel- und Krafterhalt. Im letzten Fall kann bei intelligentem Vorgehen sogar ein gewisser Aufbau funktionaler Masse bei laufendem Fettverlust erfolgen.

Jedes dieser Ziele bedarf entsprechender Schwerpunktsetzungen – schließlich hat alles Konsequenzen und die wollen wir steuern. In den folgenden drei Unterkapiteln werden die einzelnen Ziele und dafür empfehlenswerte Vorgehensweisen vorgestellt.

Vorab jedoch noch eine Mahnung zum Thema Schwerpunktsetzung: Ziehen Sie diese Vorgaben nicht um jeden Preis durch. Das schaffen Sie nicht – das schafft niemand. Gehen Sie auch hier stets auto-reguliert vor! Wenn Sie überfordert oder überlastet sind, dann gehen Sie ruhig weiter ins Training, aber schalten Sie einen Gang zurück und legen Sie regelmäßig auch 'mal einen leichten Tag ein. Falls es irgendwann wirklich Ernst wird, sollten Sie auch einen oder sogar mehrere Pausentage einlegen – doch zu diesem prekären Thema wird noch ein eigenes Kapitel folgen. Machen Sie sich vorab nur bewusst, dass auch leichte Tage einen Sinn haben können – insbesondere mit den in Kapitel 6 vorgestellten Richtlinien.

Leichtere Tage erlauben auch erst wirklich schwere Tage! Durchgehend schwere Tage sind langfristig nicht durchführbar. Begehen Sie dabei aber auf keinen Fall den Fehler, den so viele machen: Trainieren Sie nicht an den leichten Tagen zu schwer und deswegen an den schweren Tagen zu leicht – das führt zu nichts. Bremsen und Vollgas geben zum jeweils richtigen Zeitpunkt und nicht beides gleichzeitig – das ist die Kunst korrekten Timings und genau darauf kommt es an. Entwickeln Sie klare Vorstellungen und dann ziehen Sie diese auch so durch. Keine halben Sachen! Es sei denn, Sie stehen auf halbe Erfolge.

An dieser Stelle sei erwähnt, dass es in den folgenden Abschnitten schwerpunktmäßig um das Training zur jeweiligen Zielstellung geht – die entsprechenden Ernährungsrichtlinien dazu folgen später im Buch, sind aber ebenso von Bedeutung wie das Training. Erst wenn sich Training, Ernährung und Regeneration im Einklang zueinander befinden und allesamt progressiv gehandhabt werden, werden sie insgesamt auch entsprechende Früchte tragen – vorher nicht!

7.1 Kraft- und Massezuwachs

Wir sprechen hier von 100 % Wachstum. Abgesehen von einer positiven Kalorienbilanz im Rahmen der Ernährung muss man für dieses wunderbare Erlebnis umfassender Entwicklung bestimmten Trainingsprinzipien folgen.

Das Ziel ist dabei, möglichst schwer, oft und viel zu trainieren. Unser Credo einer optimalen Mischung aus mechanischem und metabolischem Stress, das Bewältigen möglichst schwerer Gewichte mit möglichst vielen Clustern in möglichst kurzer Zeit führt uns bei entsprechender Ernährung genau zu diesem Ziel: maximaler Muskel- und Kraftaufbau.

Arbeiten Sie dabei im Haupttraining stets mit variierenden Gewichten und kleineren Clustern im Rahmen von zwei bis fünf Wiederholungen. Versuchen Sie stets ein Gewicht zu finden, mit dem Sie auch wirklich in der Lage sind, genügend Cluster bewältigen zu können, um dadurch auch ausreichend metabolischen Stress provozieren zu können. Achten Sie dabei auf möglichst kurze Pausen und auf Gesamtwiederholungszahlen von mindestens zehn Wiederholungen pro Übung – wobei es eher in Richtung 20 und mehr gehen sollte. Gelingen Ihnen mit einer Last nicht mehr als diese zehn Wiederholungen, dann haben Sie sich entweder in der Clustergröße, der Pausenlänge oder – was wahrscheinlicher ist – im Gewicht verschätzt. Lernen Sie daraus und machen Sie es beim nächsten Mal besser.

Nach oben hin sind der Gesamtwiederholungsanzahl pro Übung weniger feste Grenzen gesetzt. Hier können Sie an einem guten Tag und trotz eines fordernden Gewichtes bis zu 30 oder gar 40 Wiederholungen herausholen. Achten Sie jedoch darauf, dass es hier nicht zu weit in diese Richtung geht – das deutet nämlich darauf hin, dass Sie zu wenig Gewicht verwenden, wodurch der mechanische Stress zu gering ausfallen wird, um hier signifikante Wachstumsreize setzen zu können. Das ist aber nicht schlimm. Derartige Ausrutscher können Sie – noch während der Übung – wunderbar regulieren, indem Sie die Pausen zwischen den Clustern deutlich verkürzen. Auf diese Weise können Sie den fehlenden mechanischen Stress durch gesteigerten metabolischen Stress kompensieren – zumindest in einem gewissen Rahmen.

Um ganz ehrlich zu sein, sind es sogar exakt diese regelmäßigen Ausbrüche nach oben und unten, die das Salz in der Suppe des auto-regulierten Hochfrequenztrainings ausmachen. Streuen Sie diese also regelmäßig ein. Auch sollten Sie dies nicht nur von Tag zu Tag machen, sondern sogar vielmehr von Übung zu Übung. Legen Sie z.B. bei der Ganzkörperübung des Trainings (z.B. Kniebeugen) etwas mehr Gewicht auf als gewohnt und tolerieren Sie hier ein wenig längere Pausen zwischen den sehr klein gehaltenen Clustern – auf diese Weise betonen wir die mechanische Komponente der Übung. Bei der dann folgenden Drückübung (z.B. beim Bankdrücken) verwenden Sie ein leichteres Gewicht und legen dafür mehr Wert auf die metabolische Komponente. Bei der abschließenden Zugübung (z.B. vorgebeugtes Rudern) achten Sie an diesem Tag auf ein ausgewogenes Verhältnis von mechanischem und metabolischem Stress.

Bereits am nächsten Tag rotieren Sie dieses Muster und verschieben die Verhältnisse dabei entsprechend. Die Ganzkörperübung (z.B. Kreuzheben) wird dann »metabolisch« ausgeführt, die Drückübung (z.B. Dips) wird »ausgewogen« durchgeführt und die Zugübung (z.B. Klimmzüge) »mechanisch«. Variieren Sie diese drei Schwerpunkte innerhalb jedes einzelnen Trainings, um maximale Abwechslung zu erhalten!

Das hat den sehr begrüßenswerten Effekt, dass Körper und Geist – die Motivation darf man schließlich nicht vergessen, denn zu viel Routine kann schnell langweilig werden – nicht nur jeden Tag, sondern sogar bei jeder Übung abwechslungsreich gefordert werden. Darüber hinaus wird unser Körper auf diese Weise hochfrequenten und vielschichtigen Wachstumsreizen ausgesetzt. Die sich bei starren Trainingsplänen rasant einstellende Gewöhnung wird hier dauerhaft umgangen, worauf dem Körper nichts anderes übrig bleiben wird, als mit deutlichen Wachstumsschüben zu reagieren. Ich habe das selbst erlebt. Es war faszinierend, wie schnell der Zeiger auf der Waage nach oben wanderte. Man konnte mir fast beim Wachsen zusehen und befreundete Athleten fragten mich, ob ich neuerdings »auf Stoff« sei – aber probieren Sie es am besten selbst aus. Wenn ich es nicht selbst erlebt hätte, würde ich es auch nicht glauben.

Sie müssen aber auf jeden Fall eine chronische Dauerbelastung schaffen und erhalten! Ohne das tägliche Training werden Sie den Körper nicht zu entsprechend anabolen Reaktionen »überreden« können. Wir reden hier von einer generellen Erschwerung der täglichen Lebensumstände und nicht nur von ein paar kurzen Trainingseinheiten pro Woche. Das ist ein himmelweiter Unterschied und mit wöchentlich nur vier oder gar weniger solcher Trainingseinheiten werden Sie nicht viel mehr erreichen können, als was Ihnen jeder andere x-beliebige Plan an Wachstum verschaffen kann. Und das wird nicht gerade berauschend viel sein.

Es sollten mindestens fünf Ganzkörpertrainingseinheiten pro Woche sein – alles darunter ist kein Hochfrequenztraining. Darüber hinaus haben Sie im Rahmen der Auto-Regulation alle Möglichkeiten offen. Sie können auch gerne mehrmals täglich trainieren – solange Sie sich am Ausbrennen zu hindern wissen. Generell sind fünf bis sechs solcher Trainingseinheiten wöchentlich ein guter Kompromiss für alle Athleten, die einerseits sichtbare Erfolge verzeichnen, aber andererseits auch noch ein Leben neben dem Studio pflegen wollen. Das Training darf jedoch keine Ausnahme mehr sein; es muss zur Regel werden – ebenso wie das tägliche Duschen, Zähneputzen, Essen, Trinken und Schlafen!

Dadurch werden Sie sich zwar wahrscheinlich doppelt so häufig ins Studio begeben wie früher, aber dafür werden sich Ihre Erfolge mehr als nur verdreifachen – wenn Sie alles richtig machen. Machen Sie sich dafür die Verhältnismäßigkeiten bewusst: Normalerweise trainiert der durchschnittliche Athlet seinen gesamten Körper ein- bis zweimal pro Woche. Also knapp vier- bis achtmal im Monat. Bei auto-reguliertem Hochfrequenztraining hingegen sind es – bei sechs Ganzkörpertrainingseinheiten pro Woche – sage und schreibe 24 Einheiten. Hier trainieren Sie also Ihren Körper innerhalb eines einzigen Monates so oft wie normalerweise in drei bis sechs Monaten!

Um den Kerngedanken für maximalen Kraft- und Massezuwachs noch einmal kurz und knapp zu formulieren: Trainieren Sie im Haupttraining durchgängig abwechslungsreich, wobei der Schwerpunkt immer auf einem ausgewogenen Verhältnis von mechanischem und metabolischem Stress, kleineren Clustern von zwei bis fünf Wiederholungen, möglichst kurzen Pausen und einer Gesamtwiederholungsanzahl von knapp 20 (+/- 10) Wiederholungen pro Übung liegt.

Schaffen Sie mit diesen Bedingungen eine chronische Belastung und bei der entsprechender Ernährung werden Sie wachsen wie ein junger Zuchtbulle, dem die Hormone bis zu den Hornspitzen stehen.

7.2 Kraftsteigerung ohne Gewichtszunahme

Auch wer einfach nur unheimlich stark werden möchte, ohne dabei direkt aus seiner Gewichtsklasse herauszuwachsen, ist mit auto-reguliertem Hochfrequenztraining gut beraten.

Um den Masseaufbau wirksam zu unterbinden, muss nur der Schwerpunkt des Trainings auf die mechanische Komponente bei gleichzeitig möglichst wenig metabolischem Stress gelegt werden. In diesem Sinne arbeiten wir vorwiegend mit sehr kleinen Clustern von ein bis zwei Wiederholungen und deutlich längeren Pausen zwischen den Clustern. Gewichtstechnisch sollte man hier ruhig in möglichst hohe Bereiche vorstoßen, solange man derartige Lasten auch zu beherrschen weiß – ansonsten sollte man dies schleunigst lernen.

Die Gesamtwiederholungsanzahl sollte je nach Last gering gehalten werden und eine Grenze von zehn Wiederholungen pro Übung nur von erfahrenen Athleten überschritten werden. Andernfalls zehren diese hohen Gewichte aufgrund schnell schwindender Koordination unverhältnismäßig stark an der Substanz des Körpers, weshalb man am nächsten Tag nicht wieder voll einsatzfähig starten kann.

Zu Beginn wird es sowieso sehr schwer sein, hochfrequent im schweren Lastbereich zu trainieren. Um hier überhaupt erstmal einen Anfang zu finden, sollten Sie zwar ruhig von Beginn an mit hohen Gewichten arbeiten, aber dafür mit längeren Pausen zwischen den Clustern, mit sehr geringen Gesamtwiederholungszahlen und auch mit regelmäßig eingeschobenen leichten Tagen.

Ein sehr schweres Training alle zwei Tage mit Einser-Clustern und nur zwei bis vier Gesamtwiederholungen pro Übung können hier z.B. ein guter Einstieg sein. An den Tagen dazwischen können Sie den Schwerpunkt dann z.B. auf Ihre Schnellkraft legen: Arbeiten sie hierfür mit deutlich geringeren Lasten, ebenfalls sehr kleinen Clustern, kurzen Pausen und einer höheren Gesamtwiederholungsanzahl. Auch dieses Training wird Ihnen zu mehr Kraft und Explosivität verhelfen, ohne dabei direkt in ungewollten Massezuwachs zu münden.

Ebenso wie beim generellen Aufbautraining sollten Sie die täglichen Belastungsschwerpunkte variieren. So können Sie z.B. zu Beginn des Haupttrainings mit wirklich schwerem Gewicht beim Kreuzheben beginnen, dann beim Drücken mit deutlich weniger Gewicht auf Schnellkraft gehen und bei der Zugübung nehmen Sie ebenfalls ein sehr forderndes Gewicht, aber bleiben dabei ein gutes Stück unterhalb Ihrer momentanen Maximallast.

Wer also immer mehr Gewicht bewegen möchte, ohne dabei selbst nennenswert an Gewicht zuzulegen, muss neben viel Abwechslung bei chronischer Dauerbelastung auf viel Gewicht, sehr kleine Cluster (von ein bis zwei Wiederholungen), längere Pausen zwischen diesen und eine geringe Gesamtwiederholungsanzahl von unter zehn Wiederholung pro Übung setzen. Es sei denn, er schwenkt auf Schnellkrafttraining um. Dann zählen deutlich geringere Gewichte, kürzere Clusterpausen und höhere Gesamtwiederholungszahlen: zehn Zweier-Cluster haben sich hier z.B. bewährt. Die Forderung einer möglichst explosiven positiven Phase gilt zwar überall, aber hier beim reinen Krafttraining ist sie besonders wichtig – ebenso wie auch das Vermeiden zu ausgedehnter negativer Bewegungsphasen.

Ich selbst konnte dadurch, dass ich das schwere Krafttraining beim Kreuzheben auf möglichst viele kleine Trainingseinheiten pro Woche aufgeteilt habe, innerhalb von 30 Tagen meine Maximalleistung um 18 kg steigern. Dies gelang mir, obwohl ich bereits mit einer Leistung deutlich über 200 kg gestartet bin, indem ich jeden zweiten Trainingstag in diesem Bereich trainiert habe; aber halt immer nur mit ganz kleinen und sehr wenigen Clustern pro Trainingseinheit. Darüber hinaus habe ich hier immer nur die positive Phase trainiert und die Last dann abgeworfen, um die substanzzerstörende negative Phase komplett zu umgehen. Schließlich hätte sie meine Regenerationsdauer verlängert, aber kaum Kraftgewinn geliefert.

An neun von diesen 30 Tagen habe ich – meinem Gespür folgend – mein jeweiliges Maximalgewicht aufgelegt und um weitere 2 kg erhöht. Jeden einzigen dieser Versuche konnte ich bewältigen. Ohne auto-regulatives Vorgehen, welches mich genau dann die Steigerungen durchführen ließ, als ich dazu bereit war, wäre das niemals möglich gewesen

Innerhalb dieser Zeit hatte ich keinen einzigen Fehlversuch beim Heben und dennoch konnte ich, statistisch betrachtet, fast jeden dritten Tag eine neue Bestleistung verzeichnen. Normalerweise wäre ich froh, wenn ich meine Maximalleistung in einer der großen Übungen im Laufe eines ganzen Jahres neunmal verbessern könnte – aber das Ganze innerhalb einer solch kurzen Zeitspanne hinzulegen und dabei nie zu scheitern, verleiht einen gewaltigen Motivationsschub. Innerhalb dieser 30 Tage schien mir das Leben beständig leichter zu werden, je stärker ich durch mein Training wurde. Am Ende des Monats habe ich diesen Lauf allerdings beendet, um für sechs Wochen zu testen, ob auto-reguliertes Hochfrequenztraining auch in puncto Fettverbrennung vergleichbare Erfolge zu bieten hat.

Das Verfahren der bulgarischen und amerikanischen Gewichtheber, fast täglich im maximalen Bereich zu trainieren, ist durchaus möglich, wenn man sich die Gesamtarbeit auf die einzelnen Trainingseinheiten aufteilt und entsprechend variationsreich vorgeht. Langfristig ist dennoch jedem Athleten – Gewichtsklasse hin oder her – eine generelle Ausweitung des Lasten-, Cluster- und Gesamtwiederholungsbereichs zu empfehlen, um hier nicht zu sehr auf dem Zahnfleisch zu gehen. Regelmäßiges leichteres Training im metabolischen Bereich ist deswegen auch hier zu empfehlen. Zu eingleisiges Fahren geht bei hoher Frequenz nie gut, insbesondere dann, wenn man auch noch ein forderndes Berufs- und Familienleben führt.

7.3 Fettabbau bei Muskel- und Krafterhalt

Fett ist nicht schön. Wie ein schwabbeliges Ungetüm wächst es über die Ästhetik filigraner Muskelfasern, um deren Stolz und Anmut unter sich zu begraben. Nein, schön ist es wirklich nicht – allenfalls nützlich für die zehrenden Wintermonate, in denen wir es schwer haben, in der Natur ausreichend Nahrung zu finden. Aber Moment mal: Es gibt doch Supermärkte und wir leben im 21. Jahrhundert; folglich sind wir auf die Ressource »Körperfett« überhaupt nicht mehr in dem Maße angewiesen wie früher. Also weg damit!

Eine überdurchschnittliche Kraft- und Muskelentwicklung bei gleichzeitig möglichst geringem Körperfettgehalt ist das Nonplusultra des körperlichen Stilempfindens. Dafür gehen viele Menschen über Leichen – oftmals sogar die eigene. Aber mit deutlich mehr Arbeit, Hingabe und Leistungsbereitschaft lässt sich dieses Ziel auch auf einem ehrlichen und gesunden Weg – ohne Chirurgie und Pharmazie – erreichen. Natürlich währt am längsten.

Vorab sei jedoch dazu gemahnt, dass eine drastische Körperfettreduktion auch erst dann Sinn macht, wenn man das Niveau des »halb verhungerten Klappspatens« hinter sich gelassen hat und in den letzten Jahren bereits ausreichend Kraft und Muskelmasse aufgebaut hat. Aus einem Kieselstein kann man keine Statue meißeln und wer nach erfolgreicher Körperfettreduktion nicht als Modell für die Welthungerhilfe arbeiten möchte, sollte sich erst einmal um generellen Aufbau kümmern und nicht immer nur den Waschbrettbauch im Auge behalten. Der allein macht nämlich noch lange keinen athletischen Körper aus. Solange der Körperfettgehalt noch unter 15-20 % liegt und man dabei auch noch nicht »Körpergröße in Zentimeter minus 100, plus 15-20 kg« wiegt, sollte man schleunigst zum ersten Schwerpunkt dieses Kapitels wechseln und erstmal weiter aufbauen, anstatt sich andauernd durch zu frühe Definitionsphasen die Chance auf überdurchschnittlichen Aufbau zu verpatzen.

Wer die soeben genannten Bedingungen jedoch erfüllt oder aus anderen Gründen – wie z.B. einem öffentlichen Auftritt oder Foto-Termin – deutlich an Körperfett verlieren möchte, hat mit auto-reguliertem Hochfrequenztraining das Mittel der Wahl zur Hand.

Optimale Körperfettreduktion ist eine Geschichte für sich – eine Geschichte voller Missverständnisse. Viele glauben, sie müssten einfach nur weniger essen und schon hat sich die Sache. Wer diese Maxime jedoch undifferenziert verfolgt, macht es sich unnötig schwer. Drastische Lebensveränderungen können zu ebenso drastischen Konsequenzen für unsere Psyche und den Stoffwechsel sowie die Zusammensetzung unseres Körpers führen. Einige davon sind nachträglich nur schwer zu korrigieren, weshalb man sich hier davor hüten sollte, das Kind unbedacht in den Brunnen zu werfen und ertrinken zu lassen. Ein paar Denkminuten vorab können Ihnen viele spätere Gedenkminuten ersparen.

Die Auswahl und Zufuhr der Nährstoffe muss bei einer Kalorienreduktion sehr bewusst erfolgen, um die Muskulatur und das Immunsystem möglichst wenig zu schwächen. Näheres dazu werden wir im Ernährungskapitel ausführen.

Aber auch das Training ist von enormer Bedeutung, will man dem Muskelabbau ein Schnippchen schlagen. Bestimmte Sportarten und Vorgehensweisen sind hier effektiver als andere. Das hängt vor allem damit zusammen, dass wir darin bestrebt sein müssen, ein Absinken unseres Grundumsatzes – das ist der tägliche Energiebedarf, der immer gegeben ist – zu verhindern. Unabhängig unseres Leistungsumsatzes – der durch den Energiebedarf definiert wird, den wir durch Arbeit, Sport und weitere Aktivitäten zusätzlich schaffen – beziffert der Grundumsatz den Bedarf an Energie, den wir selbst durchs liebe Nichtstun, ja sogar im Schlaf, verbrauchen, um unseren momentanen körperlichen Zustand zu erhalten.

Je höher unser Grundumsatz bleibt, desto mehr können wir essen, ohne dabei Körperfett aufzubauen. Der Grundumsatz hängt einerseits vom individuellen Stoffwechsel ab – bei manchen ist dieser sehr sparsam und bei anderen wiederum sehr verschwenderisch – und andererseits von unserer Muskulatur. Durch den Aufbau funktionaler Masse erhöhen wir zusehends das Fassungsvermögen für körpereigenes Glykogen, welches die Speicherform der Kohlenhydrat-Energie im Menschen ist. Unsere Muskeln sind hierbei wahre Energietanks, die stets gesättigt werden wollen.

Je mehr Muskulatur wir haben, desto mehr Nahrungsenergie wandert als Glykogen und schnell verfügbares Fett in die Muskulatur, anstatt sich als hässliches Fett über diese, unter die Haut (subkutanes Fett) und an die Organe (Viszeralfett) zu legen. Haben wir ausreichend Muskelmasse, so können wir deutlich mehr essen als ein schmächtiger Mensch und legen dennoch nicht an unerwünschtem Körperfett zu. Wodurch wir im Umkehrschluss unsere Diät mit einer ausreichend sättigenden Kalorienaufnahme beginnen können, die einem untrainierten Menschen eine Fettabnahme niemals erlauben würde. Im Klartext: Je mehr Muskel-Energietanks wir haben, desto mehr können wir essen und dennoch abnehmen – solange wir dabei eine negative Kalorienbilanz kreieren!

Der Aufbau möglichst umfassender Muskel-Energietanks ist jedoch nur die halbe Miete. Die Tanks müssen auch langfristig erhalten und die Energie so umfassend wie möglich verbrannt werden. Schließlich können neu eintreffende Kalorien auch nur dann in die Muskulatur eingelagert werden, wenn diese regelmäßig geleert wird und bereits mit einer erhöhten Insulinsensibilität – was wiederum die Bauchspeicheldrüse schont und das Diabetes-Risiko senkt – danach dürstet, endlich wieder gefüttert zu werden. Muskelzellen, die durchgängig auf Trab gehalten werden, gleichen einem gewaltigen Schwarm hungriger Mäuler, die große Mengen an Energie verschlingen und täglich mehr wollen. Der Stoffwechsel läuft hierbei auf Hochtouren und im Idealfall ist es so gut wie unmöglich, auf diese Weise signifikante Mengen an schlechtem Körperfett – das gute ist das innerhalb der Muskulatur – aufzubauen. Und was ist der Idealfall?

Na, das ist doch wohl klar: Auto-reguliertes Hochfrequenztraining! Durch die tägliche Belastung kann man sich den Stoffwechsel eines Rennpferdes aneignen und zugleich dem Körper ein derart widerstandsträchtiges Leben vorgaukeln, dass er es nicht wagen wird, hier auch nur ein Gramm Muskelmasse als unnütz und abbauenswert zu betrachten. Durch unser tägliches Widerstandstraining bleibt der Grundumsatz somit dauerhaft oben. Darüber hinaus hat sich gezeigt, dass der Stoffwechsel bei einem durch Training kreierten Kaloriendefizit erst deutlich später die Bremse ziehen und beginnen wird, effizienter mit seinen Kalorien umzugehen.

Ein nahrungsbedingtes Kaloriendefizit hingegen wertet er sehr schnell als Gefahrensituation, in der er durch entsprechende Verschiebungen im Hormongleichgewicht das Hungergefühl steigern und beim Energieverbrauch sparen wird. Das bedeutet wiederum: Der Grundumsatz sinkt auf diese Weise sehr früh, man muss immer weniger essen, will man dennoch weiter abnehmen und bekommt dabei auch noch immer mehr Hunger – was insgesamt zu viel Frust und einer hohen Abbruchwahrscheinlichkeit der Diät führen wird.

Am Ende steht man dann mit einem gesunkenen Grundumsatz da, wird wegen diesem und der effizienteren Energieverwertung des Stoffwechsels bei einer Kaloriennormalisierung deutlich an Körperfett zulegen und schlussendlich immer mehr an dieser Abwärtsspirale verzweifeln, aus der man so schnell nicht wieder herauskommt. Es sei denn, man beginnt ernsthaft zu trainieren.

Wirklich optimal funktioniert eine kalorienreduzierte Diät also erst bei entsprechendem Training. Am besten wird man Körperfett nicht los, indem man einfach nur die berühmte FDH-Diät befolgt (Friss die Hälfte), sondern indem man das Fett im Feuer der Muskulatur verbrennt. Nicht weghungern, sondern verheizen, lautet die Devise!

Die Art des Trainings ist dabei durchaus von Bedeutung: Wer z.B. einfach nur die Kalorien reduziert und das so oft empfohlene Cardio betreibt, geht suboptimal vor. Er wird hierbei signifikante Einbußen an Muskelmasse erfahren, da diese schlichtweg nicht gebraucht und ebenso wie das Körperfett verstoffwechselt wird. Obendrein wird sich bei einer zu deutlichen Kalorienreduktion die Sparsamkeit des Stoffwechsels stark erhöhen. Ist man erst einmal in dieser Abwärtsspirale gefangen, wird man zwar an Gewicht verlieren, aber man wird auch immer mehr Muskelmasse verlieren, immer mehr Cardio-Training betreiben müssen und der Stoffwechsel wird immer sparsamer werden, wodurch man auch die Kalorien immer weiter reduzieren muss – bis der Stoffwechsel schlussendlich einschläft und der Grundumsatz im Keller ist.

Darüber hinaus wird man immer anfälliger für Krankheiten und auch die Fähigkeit zur Wundheilung nimmt ab. Das liegt daran, dass das Immunsystem aufgrund der geringen Nährstoffzufuhr überaus labil wird. Zum Maskottchen der Welthungerhilfe ist es dann wahrlich nicht mehr weit. Ein solches Abnehmverhalten wird auch heute noch von vielen – vor allem weiblichen – Mitgliedern unserer Gesellschaft an den Tag gelegt. Es lässt sich in seinen extremen Auswüchsen nur mit einem Wort beschreiben: Selbstverstümmelung!

Intelligentes und gesundes Abnehmen ist möglich, deutlich effizienter und sicher die empfehlenswertere Variante. Ist der Grundumsatz nämlich erst einmal im Keller, wird jedes weitere Kalorienplus – selbst bei geringer Nahrungszufuhr – immer sofort als Körperfett deponiert. Wo soll die Energie auch hin? Verschwendet wird nichts mehr und Muskelmasse, die damit gefüttert werden könnte, ist nicht vorhanden. Da bleibt nichts anderes übrig als das verstärkte Auffüllen der Körperfettdepots und so durchlebt man das Horror-Szenario des Jojo-Effektes am eigenen Leibe. Das geschieht zumeist auch sehr schnell, da man die stark kalorienreduzierte Nahrungszufuhr und den Hungerterror des Körpers nicht lange aushalten wird. Das Ergebnis ist dann jedoch klar: Ein schmächtiger, schwächlicher und gesundheitlich labiler Mensch mit schnell wachsenden Fettpolstern – mal abgesehen davon, dass dieses Desaster sich nicht nur auf den Körper, sondern auch auf die Psyche auswirken wird. Körper und Geist sind schließlich eine Einheit und wer seinen Körper verstümmelt, der zerstört auch seinen Geist und somit alles, was er ist und hat!

Hochfrequentes Training hingegen ist die optimale Strategie, um den Grundumsatz signifikant zu steigern bzw. oben zu halten. So bleibt man gesund und schön, da man deutlich mehr essen kann als bei einer rein ernährungsbedingten Diät und dennoch abnehmen wird. Die Botschaft ist nun hoffentlich klar: Körperfett verbrennt vorwiegend im Feuer der Muskulatur! Je weniger Muskulatur man hat, desto weniger Körperfett wird man auch verbrennen. Durch einen hohen oder sogar steigenden Grundumsatz bleiben wir hingegen schön schlank oder können sogar noch schlanker werden, als wir momentan sind. Dies ist das Fundament unseres ästhetischen und gesunden Körperbaus. Es steht, steigt und fällt mit der Entwicklung unserer Muskulatur!

Nun kommen wir zum Leistungsumsatz: An erster Stelle steht auch hier das hochfrequente Widerstandstraining. Dieses können wir dermaßen fordernd durchführen, dass wir hier gewaltige Mengen an Energie verbrauchen und zudem noch einen deutlichen Nachbrenneffekt generieren, der bis zu 48 Stunden anhalten kann. Da wir jedoch bereits am nächsten Tag wieder ans Eisen gehen werden, bringen wir auf diese Weise eine Fettverbrennungsmaschinerie in Gang, die Ihr Körperfett dermaßen schnell einschmelzen wird, dass Sie schon fast dabei zusehen können, wie sich Ihr Waschbrettbauch ans Tageslicht empor kämpft.

Hierfür empfiehlt es sich folgendermaßen zu trainieren: Beim Schwerpunkt Fettverlust arbeiten wir vorwiegend mit sehr großen Clustern von bis zu zehn Wiederholungen, deutlich leichteren Gewichten, möglichst kurzen Pausen zwischen den Clustern und einer sehr großen Gesamtwiederholungsanzahl mit bis zu 100 Wiederholungen pro Übung. Es sollten jedoch nicht zu leichte Gewichte werden, da wir ansonsten die mechanische Komponente zu stark senken würden – wir wollen kein Hantel-Cardio betreiben!

Indem wir so im Haupttraining mit den umfassenden und überaus fordernden Mehrgelenksübungen trainieren, können wir ein hohes Kaloriendefizit bewirken und darüber hinaus langfristig die Stoffwechseltätigkeit weiter anheizen. Auch hier ist es wichtig, die Belastung immer weiter zu steigern: Beginnen kann man z.B. mit leichten 40-60 kg in der Beuge (je nach individuellem Kraftvermögen) und vielleicht 6 Clustern à 8 Wiederholungen sowie sehr kurzen Pausen zwischen diesen. Beim nächsten mal können Sie dann z.B. mehr Gewicht auflegen, einen Cluster mehr machen oder die Wiederholungsanzahl der Cluster erhöhen – Ihnen stehen hier alle Möglichkeiten offen. Die Hauptsache ist nur, dass Sie im Rahmen einer Trainingswoche stets progressiv bleiben!

Dabei macht es überhaupt nichts, wenn Sie auch einmal einen leichteren Tag einlegen. Variation ist sinnvoll und erlaubt ebenso wie bei den anderen Schwerpunkten auch erst wieder wirklich schwere Tage. Leistungsschwankungen sind ganz normal und sollten niemals als etwas Negatives aufgefasst werden – solange es im Großen und Ganzen vorangeht!

Bereiten Sie sich dabei auf völlig neue Erfahrungen vor: Sind normale »Superkniebeugen« (mit 20 Wiederholungen und einem sehr fordernden Gewicht) schon eine Erfahrung für sich, dann warten Sie erst einmal ab, wie Sie sich nach bis zu 100 Gesamtwiederholungen in der Kniebeuge, beim Kreuzheben oder bei einer der Powerübungen fühlen werden! Je mehr Muskeln des Körpers daran beteiligt sind, desto höher steigt auch Ihr Leistungsumsatz und desto mehr Fett werden Sie verbrennen. Konzentrieren Sie sich deswegen vor allem auf die Variationen der Ganzkörperübungen und die Powerübungen aus dem Gewichthebertraining.

Aber auch bei den Drück- und Zugübungen sowie beim Ergänzungstraining können Sie Ihre Erfolge in puncto Fettverbrennung deutlich anheizen. Trainieren Sie hierfür in kleinen Zirkeln und halten Sie die Pausen so gering wie möglich. Paaren Sie z.B. zwei antagonistische Übungen miteinander oder solche, deren Arbeitsmuskulatur sich nicht überschneidet. Auf diese Weise können Sie Ihren Stoffwechsel durchgehend weiter anheizen, während sich die Muskeln jeweils kurz lokal erholen können.

Eine gute Möglichkeit ist das flüssige Abwechseln einer Drück- und einer Zugübung mit ausreichend kleinen Clustern, um hier nicht zu schnell ins Muskelersticken zu münden. Wer z.B. zu je 6 Klimmzügen und 6 Dips – am Stück – fähig ist, kann mit Zweier- oder Dreier-Clustern beständig so lange zwischen beiden Stationen hin und herwechseln, bis er nicht mehr kann. Insofern man hier die Pausen möglichst gering hält, fordert das wirklich enorm.

Ist man bei einer der beiden Übungen stärker, so kompensiert man das, indem man für diese ein oder zwei Wiederholungen mehr pro Cluster ausführt, damit die zwischenzeitliche Erholung nicht größer ist als die Belastung. Ansonsten kommt man hier nie zum Ende. Ist der Weg zwischen den beiden Stationen jedoch zu lang oder sind diese oft belegt, so holt man sich einfach eine entsprechende Langhantel an den Dip- oder Klimmzugständer. Dann wechselt man vor Ort direkt hin und her und macht mit der Hantel entsprechend vorgebeugtes Rudern, Überkopfdrücken o.ä. Der Möglichkeiten gibt es viele. Sie liegen allesamt in Ihren kybernetischen Händen!

Ebenso können Sie einarmige oder einbeinige Übungen im fließenden Wechsel der jeweiligen Extremitäten trainieren, ohne dazwischen Pausen einzulegen. Auch auf diese Weise können sich geforderte Muskeln kurz erholen, während der Stoffwechsel durchgehend gefordert wird. Genau dies ist unsere Methode: Eine möglichst hohe Dichte des täglichen Trainings ohne dabei frühzeitig auszubrennen – exzessives Stoffwechseltraining bei gleichzeitigem Erschöpfungs-Management im Muskeltraining! Dabei machen wir zwischen allen Übungen und Clustern so wenig Pausen wie möglich und erhöhen so die metabolische Komponente enorm.

Der Schweiß wird Ihnen dabei in Strömen aus den Poren rinnen – was im Übrigen sehr gesund und reinigend ist, solange Sie genügend trinken und danach duschen. Während eines solchen Trainings wird Ihre Körpertemperatur messbar steigen. Das regt den Stoffwechsel an und stärkt das Immunsystem.

Früher wurde ich regelmäßig krank und vielen weiteren Sportlern, die auf

Leistungsebene trainieren, geht es ebenso. Bei Aufnahme meines Hochfrequenztrainings dachte ich, dass sich dies durch die pausenlose Belastung noch verschlimmern würde. Aber seitdem ich täglich trainiere, bin ich infektfrei. Insbesondere nach intensiven Stoffwechsel-Einheiten fühle ich mich besonders gut. Aus diesem Grund führe ich diese selbst in Masse- und Kraftphasen regelmäßig durch, da sie sich gesundheitlich vorteilhaft auszuwirken scheinen.

Natürlich geht eine Begünstigung der metabolischen Komponente zu Ungunsten des mechanischen Stresses und somit auch der Hypertrophie. Aber man kann nicht alles haben: Fettverlust und maximaler Aufbau gehen nicht unter einen Hut. Das sind zwei verschiedene Stoffwechselsituationen.

Wir können jedoch ein wenig mit den Parametern spielen und entweder bei einer Übung täglich oder zumindest einige Male pro Woche das Tempo etwas drosseln, die Pausen verlängern und schwerere Gewichte auflegen. Auf diese Weise sorgen wir für Abwechslung und fordern unseren Körper dazu auf, Kraft und Muskelmasse zu erhalten. Bei korrektem Nährstofftiming – ausreichend Kalorien und Protein um das Training herum – besteht sogar die Möglichkeit, etwas davon aufzubauen, obwohl wir uns in einer Diätphase befinden. Diese »mechanischen Intermezzos« sind unabdingbar, wollen wir unseren Grundumsatz zusätzlich zum bereits hohen Leistungsumsatz weiterhin oben halten und nach Möglichkeit sogar noch erhöhen.

Wenn das Abnehmen ins Stocken gerät, lohnen sich der Einsatz von hochintensivem Intervalltraining – auch als HIIT bezeichnet – und eine modifizierte Ernährung. Beide Aspekte werden noch in eigenen Kapiteln behandelt. Klassisches Cardiotraining sollte gering gehalten werden. Ab einem gewissen Ausmaß wirkt es sich negativ auf den anabolen Hormonspiegel aus, führt zu Muskelverlust, verbrennt dabei kaum Fett (ca. ein halbes bis ein Gramm pro Minute) und bewirkt keinen nennenswerten Nachbrenneffekt. Setzen Sie lieber auf hochfrequente und ausreichend intensive Belastungen durch Gewichts- und Intervalltraining. Das fördert Ihre Muskulatur und Ihren anabolen Hormonspiegel, verbrennt mehr Energie und führt vor allem zu einem deutlich höheren Nachbrenneffekt!

7.4 Der Umgang mit den Schwerpunkten

Prinzipiell ist eine Mischung aller Schwerpunkte im Rahmen der eigenen Zielsetzung und im Hinblick auf möglichst viel Abwechslung sehr empfehlenswert. Jeder muss selbst wissen, welchen Schwerpunkt er im Rahmen seiner Trainingswochen favorisieren will. Nichtsdestotrotz sollte man keinen von ihnen dauerhaft aus dem Programm verbannen.

Kraft kann man nie genug haben, deshalb sollte man die mechanische Komponente des Trainings niemals vernachlässigen. Muskulatur ist unabdingbar für einen hohen Grundumsatz und ein ästhetisches Äußeres. Eine optimale Mischung aus mechanischem und metabolischem Stress ist somit dauerhaft in das Training zu integrieren. Man sollte auch klassische Massephasen mit stark positiver Kalorienbilanz einbauen, um über den Winter oder die sog. Off-Season ein maximal anaboles Umfeld für den Aufbau zu schaffen. Im Zuge ästhetischer Ansprüche gilt es natürlich, den Körperfettgehalt nie vollständig aus den Augen zu verlieren. Rechtzeitig sollte man die Kalorienbremse ziehen und die metabolische Komponente des Trainings erhöhen.

Auf jeden Fall muss man sich mit seinem gewählten Ziel identifizieren können. Schwerpunkte zu setzen, hinter denen man nicht steht, ist sinnlos. Das Thema Auto-Regulation bekommt auch hier Bedeutung. Machen Sie sich bewusst, welcher Schwerpunkt zum aktuellen Zeitpunkt der richtige ist und vor allem auch, auf welchen Sie am meisten Lust verspüren.

Gehen Sie dieser Laune nach! Handeln Sie um Nietzsches Willen immer im Sinne Ihrer eigenen Zielvorstellungen. Treiben Sie sich in einen regelrechten Entwicklungsrausch hinein, in dem das tägliche Training und die dazugehörige Ernährung kein notwendiges Übel mehr sind, sondern zum Höhepunkt des Tages und immer mehr zum Selbstläufer werden. Setzen Sie sich viele kleine Ziele und erklimmen Sie diese wie die Stufen einer Treppe. Erfolge stabilisieren das eigene Verhalten und sind Sie erst einmal auf dem Weg nach oben, dann kann Sie nichts mehr aufhalten.

Genießen Sie das und ziehen Sie es kompromisslos durch – leben Sie für Ihre Ziele! Alles andere führt zu Frust und Misserfolg. Durch ausreichend kybernetisches Geschick werden diese Begriffe jedoch Fremdwörter für Sie bleiben. Das Training ist schön. Wenn es sich nicht so anfühlt, dann müssen Sie entweder etwas am Training verändern oder an Ihrer Einstellung: Lernen Sie, sich mit Ihrem Training zu identifizieren!

*

8. Ergänzungstraining

Das Haupttraining mit seinen drei umfassenden und fordernd gestalteten Mehrgelenksübungen wird es jedem Athleten ermöglichen, einen starken und gut proportionierten Körper aufzubauen. Der Schwerpunkt des Trainings sollte immer beim Haupttraining bleiben.

Während der Eingewöhnungsphase an tägliches Ganzkörpertraining sollte man sogar nur das Haupttraining durchziehen und die jeweilige Einheit dann zeitig beenden, um am folgenden Tag wieder ausreichend erholt ans Eisen gehen zu können. Die sich zusehends akkumulierende Erschöpfung durch hochfrequentes Ganzkörpertraining sollten Sie dabei keineswegs unterschätzen. Beginnen Sie vorerst mit ein bis zwei Wochen reinen Haupttrainings, bevor Sie das Ergänzungstraining hinzunehmen!

Ist es soweit, dann gehen Sie auch hier auto-reguliert vor und hören Sie auf Ihr Bauchgefühl. Vergessen Sie dabei nie, dass Sie am nächsten Tag zumindest für das Haupttraining wieder fit sein müssen! Deswegen sollte das Ergänzungstraining zu Beginn eher leicht ausfallen. Machen Sie hier lieber zu wenig als zu viel. Mit den Wochen werden Sie aber gut einzuschätzen lernen, wie viel Intensität, Last und Umfang Sie sich zutrauen können – die Adaptionsfähigkeit des Körpers wird dabei mit der Zeit und in Schüben deutlich ansteigen. Überstürzen Sie es dabei nicht; lassen Sie dem Körper die Entscheidung, wann er mehr vertragen kann, er wird es Ihnen durch ein gesteigertes Kraft- und Energieniveau zeigen. Aber bis dahin haben Sie noch ein hartes Stück Arbeit vor sich.

Das Ergänzungstraining ist Ihre Spielwiese: Isolationsübungen, Geräteübungen, Training unter instabilen Bedingungen, Explosivkrafttraining durch Sprünge oder mit Medizinbällen können hier ebenso wie auch andere weiterführende Trainingsgeräte eingesetzt werden – z.B. Fässer, Steine, schwer befüllte Säcke oder Schläuche, Baumstämme und Kettlebells sind je nach Interesse und Zielsetzung denkbar. Natürlich auch hochintensives Intervalltraining oder, wenn Sie es unbedingt möchten, Cardio.

Nichts davon ist jedoch Pflicht und die meisten von uns werden sich im Ergänzungstraining vorwiegend auf Isolations- und Maschinenübungen konzentrieren. Insbesondere persönliche Schwachstellen, die manch einer verstärkt trainieren möchte oder durch das Haupttraining nur ungenügend zum Wachstum anzuregen vermag – wie z.B. die Waden, Arme, seitlichen Schultern oder der Bauch – stehen hier im Fokus.

Halten Sie sich dabei nicht an starre Vorgehensweisen. Das Pflichtprogramm ist das Haupttraining. Im Ergänzungstraining steht Ihnen alles völlig frei – solange Sie damit dem Haupttraining nicht in die Quere kommen! Vergessen Sie das nie. Die Versuchung ist nämlich sehr groß, sich hier zu verzetteln und in das alte »No pain – no gain«-Denkmuster zurück zu fallen. Aber das werden Sie schon noch selbst erleben.

Achten Sie im Ergänzungstraining darauf, es mit dem mechanischen Stress nicht zu übertreiben; das würde sich negativ auf das Haupttraining auswirken. Auch sollten Sie das Muskelversagen nicht zu stark forcieren. Die isoliert geschwächten Muskeln würden Ihren Trainingsfortschritt bei den Mehrgelenksübungen spürbar bremsen. Dauerhaft überforderte Arme oder Waden ermöglichen es Ihnen nicht mehr, ausreichend schwer zu heben, beugen, ziehen und drücken. Legen Sie hier lieber mehr Wert auf die metabolische Komponente.

»Pumpen« Sie sich z.B. richtig schön auf. Auch das führt zu Hypertrophie und Leistungssteigerung, indem es die Laktattoleranz und den Stoffwechsel der Muskulatur trainiert. Dadurch werden deren Organellen und Energiespeicher zu Vermehrung und Wachstum anregt. Das Aufpumpen des Muskels an sich ist ebenfalls sinnvoll. So lassen sich die bei gut trainierten Athleten durch Muskelzuwächse zusehends härter und unelastischer werdenden Muskelfaszien von Innen nach Außen dehnen, um für weiteres Muskelwachstum Platz zu machen. Der Muskel kann nämlich so viel wachsen wie er möchte, wenn die Faszien seinem Druck nicht nachgeben, dann wird man von diesem Wachstum zumindest von Außen nichts bemerken.

Faszien sind die lange unbeachteten Muskelhüllen, die dafür sorgen, dass unsere Muskeln ihre Form behalten und weitestgehend reibungslos aufeinander hin- und hergleiten können. Um dies zu ermöglichen, besitzen Sie eine nicht zu verachtende Spannkraft und passen sich spezifisch an Bewegungen an. Je besser ein Athlet dabei seine Faszien trainiert, desto flüssiger laufen seine Bewegungen ab, wohingegen »eingerostete« Menschen ihre Glieder nur deutlich eingeschränkt bewegen können. Dies verdanken sie u.a. auch ihren untrainierten Faszien und nicht nur ihrer verkümmerten Muskulatur. Neueren Forschungsergebnissen zufolge gehen viele Verspannungen und Rückenschmerzen nicht auf die Muskulatur oder verletzte Bandscheiben zurück, sondern vielmehr auf Faszienverhärtungen und -verletzungen. Eine dänische Studie will sogar heraus gefunden haben, dass Muskelkater überhaupt kein Schmerz der Muskulatur, sondern vielmehr einer von überlasteten und zerstörten Faszien ist. [33]

Nähere Forschungsergebnisse werden wohl noch ein wenig auf sich warten lassen, da dieses milchig-weiße Bindegewebe, das wir auch von rohen Steaks her kennen, bei früheren Forschungen eher als unbedeutend aufgefasst wurde.

Fest steht bereits heute, dass auch Faszien es nicht mögen, wenn Sie immer und immer wieder auf die gleiche Weise belas-

Tab. 5 HFT Haupt- und Ergänzungstraining – vier Beispieltage

Montag
1. Kreuzheben
2. Arnold-Pressen
3. Klimmzüge (eng & supiniert)

---

4. Fliegende (am Kabelzug auf der Bank)
5. Woodchoppers

Dienstag
1. Frontkniebeuge
2. Dips (eng)
3. vorgebeugtes Rudern (mittlerer Handabstand, proniert zum Bauch)

---

4. Radar-Seitheben
5. Kurzhantel-Curls (auf der Schrägbank)
6. Donkey-Wadenheben

Mittwoch
1. Kreuzheben mit fast gestreckten Beinen
2. Push Press
3. Bankziehen (weit & proniert zur Brust)

---

4. Überzüge (mit SZ-Stange)
5. Crunch (am Kabelzug)

Donnerstag
1. Muscle Snatch
2. Kurzhantel-Bankdrücken
3. Klimmzüge (enger Parallelgriff)

---

4. Ausfallschritte
5. Trizepsdrücken (am Kabelzug nach unten)

Zur Ausführung der Übungen siehe in Kapitel 10.

tet werden. Nur bei variierender Belastung werden sie optimal gefordert. Das Prinzip durchgehender Abwechslung im Rahmen der nicht-linearen Periodisierung begünstigt somit auch die Entwicklung unseres Fasziengewebes. Wiederum ist es nicht die Belastung an sich, die schädigt, sondern vor allem die starre und ewig gleiche. Dies gilt für unseren gesamten Körper und bedeutet im Klartext: Je abwechslungsreicher wir trainieren, desto öfter können wir trainieren, desto mehr Wachstumsreize können wir setzen und desto schneller werden wir auch wachsen! Diesem Prinzip wollen wir im Ergänzungstraining Rechnung tragen. Versteifen Sie sich auch hier niemals auf die ewig gleichen Rituale. Das wird Ihren Körper überlasten und dazu auch noch seine Gewöhnungsfähigkeit auf den Plan rufen, wodurch Sie im Endeffekt immer weniger Wachstum verzeichnen und darüber hinaus die Strukturen Ihres Körpers immer stärker schädigen werden. Jedem dürfte einleuchten, dass dies ein ineffizientes Vorgehen ist und doch hängen viele Athleten seit Jahren in genau dieser

Spur fest, trainieren immer gleich, fühlen sich dadurch wie gerädert und machen kaum Fortschritte.

Sie sollten sich das ersparen. Arbeiten Sie im Ergänzungstraining so abwechslungsreich wie möglich und nutzen Sie dieses Zeitfenster, um gezielt Schwachstellen zu verbessern oder da Wachstumsreize zu setzen, wo sie beim jeweiligen Haupttraining vernachlässigt wurden. So bieten sich z.B. Fliegende auf der Schrägbank für die obere Brust an, wenn an dem Tag Dips trainiert wurden – welche vorwiegend den unteren Brustbereich trainieren. Eine gute Trizepsübung wäre denkbar, wenn Sie vorab weites Bankdrücken ausgeführt haben – was schwerpunktmäßig den großen Brustmuskel belastet. Aber auch Seitheben mit Kurzhanteln ist sinnvoll, wenn Sie im Haupttraining keine Powerübung gemacht haben.

Wer damit klar kommt, kann auch täglich seinen Bauch und seine Waden trainieren; unabhängig davon, was er im Haupttraining getrieben hat. Die Waden sind schließlich bei fast allen Athleten »Problemkinder« und der Bauch sollte ebenfalls hochfrequent trainiert werden, damit er nicht in ein Ungleichgewicht zum unteren Rücken gerät, der durch das tägliche Heben und Beugen starke Wachstumsreize erfahren wird. Vertrauen Sie auch hier stets auf Ihr Gefühl und arbeiten Sie kybernetisch auf eine ausgewogene Entwicklung aller Komponenten des Körpers hin – was Sie durchgehend überwachen sollten.

Die Vorgehensweise beim Ergänzungstraining können Sie frei wählen. Zählen Sie nicht mit, machen Sie keine festen Sätze oder Wiederholungen und machen Sie auch nicht zu viel Aufhebens um das passende Gewicht. Trainieren Sie variationsreich, versagensarm und nach Gefühl; denken Sie dabei immer an die 60-Minuten-Zeitgrenze sowie die metabolische Komponente: Halten Sie die Pausen möglichst kurz. Ein Zirkel von zwei antagonistischen bzw. sich nicht überschneidenden Übungen ist hier empfehlenswert.

Konzentrieren Sie sich vor allem auf die Kontraktion im Zielmuskel – das ist es, worauf es wirklich ankommt und das Ergänzungstraining ist eine der besten Möglichkeiten, um die Perfektion der Höchstkontraktion schon fast meditativ zu erlernen, ohne dabei an Zahlen, Prozente oder komplexe Bewegungen denken zu müssen. Fühlen Sie sich so intensiv wie möglich in die Arbeit des Zielmuskels hinein. Konzentrieren Sie sich nur auf die maximale Rekrutierung der motorischen Einheiten. Blocken Sie alles andere ab. Seien Sie die Kontraktion!

*

9. Häufig gestellte Fragen

Interessierten Athleten, die ins auto-regulierte Hochfrequenztraining einsteigen wollen, steht ein völlig neuer Trainingsalltag bevor. Von nun an sind sie selbst der Maßschneider ihres Trainingsplanes und gehen täglich neu ans Werk. Kybernetisches Training hat das Ziel, heute optimalere Wachstumsreize zu setzen als gestern.

Mit jedem weiteren Tag wird ihre Erfahrung und somit ihre intuitive Trainingsfähigkeit wachsen, wenn sie bewusst trainieren und sich an die bisher vorgestellten Prinzipien halten. Darüber hinaus kommen gerade zu Beginn regelmäßig gewisse Fragen auf, von denen ich bereits vorab die häufigsten und wichtigsten beantworten möchte.

9.1 Wie steige ich ein?

Es gäbe die Möglichkeit, mit einigen wenigen Ganzkörpereinheiten pro Woche zu starten und zusehends deren Frequenz zu erhöhen. Deutlich optimaler ist es, direkt in das hochfrequente Trainingsdasein hineinzuspringen und eine chronische Basisbelastung zu schaffen. Das Training darf kein besonderer Termin mehr sein. Es muss zur Selbstverständlichkeit werden, zur Routine – ebenso wie auch die tägliche Ernährung und Regeneration.

Beginnen Sie ruhig mit einer gedrosselten Intensität: lassen Sie die Pausen einen Tick länger und die Gewichte etwas niedriger. Oberste Priorität hat erst einmal die Gewöhnung an tägliches Ganzkörpertraining und die Besonderheiten unserer Vorgehensweise – beschleunigte positive Phase, kontrolliert-dynamische negative, Prinzip der Höchstkontraktion, Erschöpfungs-Management durch Clustertraining, nichtlineare-Periodisierung durch kybernetisches Vorgehen usw.

Je nachdem, wie Sie vorher trainiert haben, wird all dies bereits eine fordernde Umstellung für Sie sein und sogar schon erste Wachstumsreize setzen. Machen Sie sich also in Ruhe mit dem System vertraut und beobachten Sie, wie Ihr Körper darauf reagiert. Bewältigen Sie Ihre ersten kybernetischen Schritte mit Bedacht. Wollen Sie hier später laufend Fortschritte machen, so müssen Sie zunächst einmal Gehen lernen!

9.2 Wie wärme ich mich auf und wie führe ich die Übung durch?

Das Aufwärmen ist zum Setzen von Wachstumsreizen weniger von Bedeutung, kostet jedoch Energie. Wir verfolgen strikt das Prinzip, dass wir nur das trainieren, was uns auch wirklich weiterbringt und was wir begründen können. Aus diesem Grund halten wir das Aufwärmen so kurz und kraftschonend wie möglich, aber so umfassend wie nötig. Da wir immer mit einer Ganzkörper- oder Powerübung einsteigen, können wir uns das Aufwärmen auf dem Ergometer schenken und direkt mit der leeren Stange beginnen. Mit dieser machen wir so lange Cluster mit bis zu zehn Wiederholungen, bis wir leicht ins Schwitzen geraten. Je nachdem, wie weit wir an diesem Tag hoch wollen, steigern wir nun in mehr oder weniger großen Schritten das Gewicht und machen dort auto-regulierte Zwischenstopps, wo es uns sinnvoll erscheint.

Je mehr wir dabei das Gewicht steigern, desto weniger Wiederholungen führen wir aus. Mehr als fünf sollten es nie sein. Beginnt das Gewicht fordernd zu werden, sollten wir nicht mehr als drei Wiederholungen machen. Steigt das Gewicht weiter, verringern wir auf zwei Wiederholungen und wenn es an diesem Tag richtig schwer werden soll, begnügen wir uns sogar mit nur einer.

Wir sehen also, dass wir in großen Schritten und mit wenigen Wiederholungen direkt ins Geschehen einsteigen, um möglichst frisch an unsere Cluster gehen zu können. Vergegenwärtigen wir uns das mal an einem Beispiel: Nehmen wir einen einigermaßen gut trainierten Athleten, der an diesem Tag mit Kniebeugen beginnen und mit dem Schwerpunkt auf maximalem Aufbau trainieren möchte. Er platziert die leere Stange korrekt auf seinem oberen Rücken und beginnt mit einigen lockereren Wiederholungen, um nach und nach eine saubere Tiefe und Haltung zu finden. Nach drei Achter-Clustern bilden sich die ersten Schweißperlen auf seiner Stirn und er hat sich in eine saubere Technik hineingefunden. Nun legt er auf jeder Seite eine 20er-Scheibe auf und beginnt den nächsten Aufwärmsatz auto-reguliert. Bereits nach vier Wiederholungen fühlt er, dass es anfängt, fordernd zu werden und legt die Stange deswegen wieder ab. Zwei weitere 20er folgen und nach einer kurzen Verschnaufpause werden zwei saubere Wiederholungen mit 100 kg gebeugt. Heute fühlt er sich gut. Die Last lässt sich beherrschen. Aus diesem Grund lässt er noch einmal insgesamt 40 kg folgen. Im normalen Training schafft er mit diesen 140 kg acht saubere Wiederholungen; doch jetzt wird geclustert.

Er geht noch einmal in sich, konzentriert sich, atmet tief durch und beginnt nun sein eigentliches Training. Noch weiß er nicht, wie viele Wiederholungen der Cluster haben soll – er wird nach Gefühl und Tagesform entscheiden. Mit dem Gewicht auf dem Rücken macht er einige saubere Wiederholungen, merkt bereits bei der dritten, dass es schwer wird und beendet deswegen den ersten Cluster bereits hier, obwohl er sich noch fünf weitere Wiederholungen abringen könnte. Nun hat er seine Clustergröße für heute und für dieses Gewicht in der Beuge gefunden. Unterbrochen von kleinen Pausen führt er damit insgesamt acht Cluster aus.

Der achte Cluster war dabei schon ziemlich schwer und die dritte Wiederholung kurz vor dem Muskelversagen – schließlich hat sich innerhalb dieser 24 Wiederholungen und durch die kurzen Pausen nicht nur die mechanische Last, sondern auch der metabolische Stress spürbar aufaddiert. Ein neunter Cluster hätte einer längeren Pause bedurft – wodurch der Athlet jedoch den Pfad optimaler Wachstumsreizsetzung verlassen hätte – oder er wäre an der dritten Wiederholung gescheitert. Diesen unverhältnismäßigen Stress will sich der Athlet aber ebenfalls ersparen – schließlich hat er sich mit seinen acht Dreier-Clustern bis knapp vor das Versagen optimal gefordert und entsprechende Wachstumsreize gesetzt, ohne sich zu überlasten: 24 fast durchgehende Wiederholungen ohne Muskelversagen mit einem Gewicht, das er durchgehend und mit Muskelversagen nur für 8 Wiederholungen beherrschen könnte, bedeuten mehr als nur effizientes Training – es ist optimales Training!

Das war es für unseren Athleten dann auch schon für die Beuge. Hier hat er bereits in einem sehr effizienten Kosten-Nutzen-Verhältnis all das gegeben, was für diesen Tag sinnvoll ist. Nun folgen noch eine Drück- und eine Zugübung sowie evtl. Ergänzungstraining. Alles frei nach dem Motto: Trainiere immer smart, nicht einfach nur hart!

9.3 Wie viele Cluster soll ich machen?

Zählen Sie die Cluster nicht mit! Das lenkt nur ab und interessiert auch nicht. Worauf es ankommt, ist, dass Sie so viele Cluster mit möglichst kurzen Pausen machen, wie es Ihnen mit dem jeweiligen Gewicht möglich ist. Wann Sie die Übung beenden sollen – das ist wichtig! Hören Sie niemals einfach nur auf, weil Sie glauben, schon ausreichend Cluster gemacht zu haben – selbst wenn Sie bereits über 30 oder noch mehr Gesamtwiederholungen gemacht haben. Wenn Sie immer noch weitermachen können, dann müssen Sie auch weitermachen. Trainieren Sie immer solange, bis Sie den Cluster nicht mehr kontrolliert erfüllen können. Mit Wachstum werden Sie immer nur dann belohnt, wenn Sie Ihre Muskeln nicht nur benutzen, sondern auch erschöpfen.

Verkürzen Sie lieber die Pausen anstatt einfach nur aufzuhören und legen Sie beim nächsten Mal mehr Gewicht auf oder führen Sie mehr Wiederholungen pro Cluster aus. Ab und an kommt man sogar erst nach ein paar Clustern in den richtigen Rhythmus und scheint plötzlich stärker zu werden. Behalten Sie dennoch Ihre Clustergröße bei und regulieren Sie alles über die Pausenlänge. Während einer laufenden Übung ist diese Ihr Hauptregler.

9.4 Wann soll ich die Übung beenden?

Wir trainieren bis zum Koordinationsversagen! Das bedeutet, dass wir die Übung dann beenden, wenn bei einem Cluster die Bewegungsgeschwindigkeit signifikant nachlässt, wenn wir ins Schwanken geraten und den Widerstand nicht mehr sauber beherrschen oder wenn der Bewegungsumfang nachlässt. Auf diese Weise und wenn wir auf maximale Beschleunigung sowie das Prinzip der Höchstkontraktion achten, arbeiten wir mit einer maximal möglichen Rekrutierung motorischer Einheiten. Trainieren wir jedoch über das Koordinationsversagen hinaus, wird uns dies nicht mehr möglich sein. Zusehends werden wir die Kontrolle über das Gewicht verlieren und die Kontrolle des Gewichtes über uns wird immer größer. Das ist nicht nur ineffizient, es kann auch gefährlich werden.

So rekrutieren wir nur noch eine deutlich geringere Anzahl motorischer Einheiten, zerstören diese jedoch unverhältnismäßig stark. Des Weiteren müssen dafür die Synergisten und Stabilisatoren die übrige Last übernehmen, wodurch auch diese unverhältnismäßig stark in Mitleidenschaft gezogen werden, was zu einer unsauberen Technik führt. So gerät wiederum das ZNS durcheinander, da es nun plötzlich einen anderen Bewegungsablauf lernen soll; es kennt schließlich weder gut noch schlecht, es lernt einfach alles. Letztendlich führt all dies dazu, dass wir in unserer Zielmuskulatur kaum weitere Wachstumsreize zu setzen vermögen, dafür unsere Technik verlernen und darüber hinaus ein unnötig hohes Verletzungspotenzial für alle beteiligten Strukturen in Kauf nehmen müssen. Abgesehen davon ist diese Überanstrengung sehr belastend für unser ZNS.

Wir sehen also, dass erzwungene Wiederholungen nach dem Koordinationsversagen ineffizient sind und verzichten deshalb darauf. Es kommt nicht darauf an, was wir mit aller Kraft ausrichten können, sondern darauf, was optimal ist und uns maximale Wachstumsreize bei minimaler Überlastung gewährleistet. Verschiebt sich dieses Verhältnis jedoch ins Gegenteil, so befinden wir uns auf Abwegen und sollten schleunigst die Notbremse ziehen.

Legen Sie stets mehr Wert auf die Qualität Ihres Trainings anstatt auf die Quantität – Sätze, Wiederholungen und Prozente sind nicht alles! Denken Sie an die Kunst der Verführung und daran, dass ein erzwungenes Zuviel an Quantität ein großer Feind der Qualität ist. Viele Menschen reden sich um Kopf und Kragen, weil sie denken, sie könnten damit das erreichen, was ihnen ein Schweigen an der richtigen Stelle viel eher einbringen würde. Ansprechende Kommunikation erwächst durch das Setzen angemessener Pausen, die den Redefluss nicht einfach nur unterbrechen, sondern vielmehr aufwerten. Im Training ist es nicht anders. Ein Athlet, der es nicht versteht, rechtzeitig zu pausieren und Qualität mit Quantität verwechselt, wird es ebenso schwer haben, die sehnlich erwünschte Hypertrophie zu verführen. Wer stets zu viel will, wird am Ende gar nichts bekommen!

Also lieber ein paar Wiederholungen weniger machen und dafür am nächsten Tag wieder voller Tatendrang ins Training starten. Genau so sollten Sie sich auch fühlen, wenn Sie Ihr Training beenden. Sind Sie dann nicht erfrischt und glücklich, sondern matt und schier erschlagen, dann haben Sie etwas falsch gemacht, dann haben Sie es übertrieben. Regulieren Sie Ihr tägliches Training stets so, dass es Ihnen Freude bereitet und dass Sie sich danach besser fühlen als zuvor!

Wenn Sie das Studio verlassen, müssen Sie den Drang verspüren, gleich wieder zurück zu laufen und noch solch ein optimales Training durchführen zu wollen. Und das ist eine wunderbare Einstellung, denn bereits morgen werden Sie zurück sein und genau das machen!

9.5 Wie bestimme ich Trainingsgewicht und Clustergröße?

Die Frage sollte eher lauten: Was ist das falsche Trainingsgewicht und die falsche Clustergröße? Denn richtig ist hier fast alles, insofern man sich ausreichend dadurch fordern kann. Große Ausreißer dürfen Sie sich im Rahmen der nicht-linearen Periodisierung durchaus erlauben, solange diese nicht überhand nehmen und sie überwiegend im Sinne Ihrer Zielstellung trainieren.

Zusehends werden Sie auch lernen, diese Entscheidungen Ihrem Bauchgefühl zu überlassen. Solange Sie sich bei jeder einzelnen Übung ausreichend fordern, werden Sie auch Fortschritte machen. Dies wird ein Außenstehender zwar kaum mitbekommen, da Sie hier keineswegs linear steigern und jeden Tag mehr Gewicht auflegen, sondern stark variierende Gewichte bewegen werden. Aber das ist egal, denn die nicht-lineare Progression ist die einzige, die Sie langfristig durchhalten werden können, die Ihr Körper zuläßt.

Haben Sie ihn die Tage zuvor ausreichend gefordert, so wird er wachsen und stärker werden. Bereits beim Aufwärmen werden Sie ein höheres Kraftniveau spüren, weswegen Sie beim richtigen Training direkt ein paar Kilogramm mehr auflegen, die Pausen kürzen oder ein paar Cluster mehr machen können. Dies ist Progression, zu der Ihr Körper bereit ist. Sie müssen nur lernen, den richtigen Moment dafür abzupassen: Verfolgen Sie die Entwicklung Ihres Körpers so aufmerksam wie möglich. Halten Sie stets einen guten Draht zu ihm.

Bei vielen Athleten hängt diese Verbindung zwischen Körper und Geist – der »Mind-Body-Link« – am seidenen Faden. Sie hören die Schreie des Körpers nicht, wenn Sie mit grauenhafter Technik trainieren, zwingen ihm Steigerungen auf, für die er nicht bereit ist und leben seiner Natur völlig zuwider. Sie sind mehr Dividuum, statt In-Dividuum – eher geteilt, als vereint. Ein solches Dividuum wird große Schwierigkeiten beim auto-regulierten Hochfrequenztraining haben. Wenn es jedoch bereit ist, das eigene Leben zu verändern, dann wird es enorm daran wachsen. Um ganz ehrlich zu sein, ist der Mind-Body-Link genau das, was beim auto-regulierten Hochfrequenztraining mit am stärksten wachsen wird.

Die Erlangung maximaler Körperbeherrschung ist eines der höchsten Ziele, die sich ein Mensch nur setzen kann. In jedem Körper schlummert gewaltiges Potenzial, von dem wir bisher nur einen Bruchteil wirklich zu nutzen wissen, weil wir uns in unserer Gesellschaft vornehmlich für andere Dinge interessieren und uns nur all zu gerne von den wirklich wichtigen Dingen ablenken lassen – Kybernetik ist hier noch ein Fremdwort.

Was nützt der schönste und stärkste Traumkörper, wenn man ihn nicht zu beherrschen weiß? Athleten, die nicht mit »olympischen Genen« gesegnet sind, werden nie vor diese Frage gestellt sein. Denn wenn Sie keine Körperbeherrschung besitzen, werden Sie es niemals schaffen, Ihren Traumkörper zu entwickeln und wenn Sie es doch schaffen, dann liegt das vor allem daran, dass Sie gleichzeitig über eine umfassende Körperbeherrschung verfügen. Bleiben Sie also stets am Ball und lernen Sie im Einklang mit Ihrem Körper zu leben und trainieren! Die Antwort auf die sich täglich erneut stellende Frage nach dem richtigen Trainingsgewicht und der richtigen Clustergröße wird sich dann fast von selbst beantworten. Als Dank werden Sie mit einem unbeschreiblichen Lebensgefühl und einer eben solchen Entwicklung belohnt werden. Wie sagte schon Frank Zane: »Es hängt ganz einfach davon ab, wie ich mich zu diesem Zeitpunkt fühle. Wenn ich für ein neues Gewicht bereit bin, dann geschieht dies ganz einfach.« [34]

9.6 Welche Übungen soll ich trainieren?

Hier können Sie mit Feingefühl und Erfahrung sehr viel steuern. Die Entscheidung, welche drei Hauptübungen sie am jeweiligen Tag trainieren, sollte stets mit Ihrem generellen Trainingsstand, Schwachpunkten, Zielsetzungen und natürlich auch der eigenen Motivation harmonisieren.

Ein wichtiger Indikator ist dabei immer die Übungsauswahl des vorherigen Tages. Im Sinne der nicht-linearen Periodisierung sind all diese Übungen von gestern und heute tabu. Zudem sollten Sie sich nach Muskelkater, lokalen Überlastungserscheinungen und Verletzungen richten.

Ist z.B Ihr Trizeps noch stark erschöpft, dann machen Sie an diesem Tag Bankdrücken mit weitem Griff als Drückübung. Zieht es im unteren Rücken, dann führen Sie Frontkniebeugen mit möglichst aufrechtem Oberkörper aus. Ist der Quadrizeps verkatert, dann setzen Sie auf Kreuzheben mit fast gestreckten Beinen. Ist der Latissimus unbrauchbar, dann machen Sie weites vorgebeugtes Rudern, welches schwerpunktmäßig den Trapezius belastet. Ist der hingegen noch ermüdet, dann machen Sie lieber enge Klimmzüge. Die Brust? Möglichst aufrechte Dips oder Überkopfdrücken usw. Ich denke, Sie verstehen das Prinzip dahinter.

Versuchen Sie stets, die Bereiche zu schonen, die überlastet sind, und fordern Sie dafür all jene, die frisch und ausgeruht sind, umso mehr! Das ist Auto-Regulation par excellence und kann von keinem Plan der Welt ermöglicht werden. Welche Übungen dabei welche Muskeln belasten, werden wir später noch behandeln.

Beobachten Sie darüber hinaus, mit welcher Übung Sie welche Muskeln am besten anzusprechen vermögen bzw. wo Sie momentan Muskelkater oder ein schlechtes Gefühl haben und verwenden Sie dieses Wissen dazu, um den optimalen Plan für jeden neuen Tag zu kreieren. Je besser Sie hier werden, desto mehr Fortschritte werden Sie insgesamt machen!

9.7 Wann und wie darf ich die Intensität steigern?

Es ist gewagt, den Parameter der Intensität bei hochfrequentem Training hochzudrehen. Schnell übertreibt man es und kann deswegen am nächsten Tag nicht mehr optimal trainieren. Wegen dieser Gefahr gilt bei uns in puncto »Intensität« stets das Prinzip: Lieber zu wenig als zu viel! Das können wir uns leisten, denn bei uns ist die Frequenz König und garantiert durch die chronische Basisbelastung das optimale Fundament zur täglichen Wachstumsreizsetzung. Dieses Fundament durch zu hohe Intensität zu zerstören, wäre wirklich ineffektiv.

Dennoch kann die richtige Art von Intensität zum richtigen Zeitpunkt beim richtigen Athleten auch beim Hochfrequenztraining nützlich sein. Dies gilt jedoch nur für höhere Trainingssemester, die bereits nicht nur mit dem täglichem Haupttraining, sondern auch dem dazugehörigen Ergänzungstraining klar kommen, und zwar für mehrere Wochen oder gar Monate.

9.7.1 Muskelversagen

Was alle Welt dauerhaft hochhält und wir bewusst vermeiden, soll uns als Intensitätstechnik dienen. Ganz gezielt muss hier jedoch vorgegangen werden, wollen wir uns die Suppe nicht versalzen und daran gewöhnen sollten wir uns erst recht nicht. Intensitätstechniken werden bewusst eingesetzt und nie generell – das gilt auch für den Klassiker.

Muskelversagen lohnt sich beim Clustertraining natürlich nur beim letzten Cluster – schließlich macht man stets so viele Cluster, bis man nicht mehr kann. Das Erreichen des Muskelversagens ist also gleichbedeutend mit dem letztmöglichen Cluster.

Normalerweise beenden wir den letzten Cluster beim Koordinationsversagen. Gestandene »HFTler« können jedoch ab und an auch ein Stück weiter gehen – falls Sie das zu rechtfertigen wissen. Denn hier beginnt das Training bereits, ineffizient zu werden. Die nun folgenden Intensitätstechniken sind deutlich schonender für das ZNS und deswegen empfehlenswerter.

9.7.2 Von der schweren zur leichteren Übungsvariante

Bestimmte Übungsvarianten erlauben mehr Trainingsgewicht und manche weniger. So kann man z.B. beim Frontkniebeugen bei weitem nicht so viel Last verwenden wie beim klassischen Kniebeugen. Auch bei den Varianten des Hebens, Ziehens und Drückens gilt Ähnliches. Wir können diese Abstufungen für uns zur Intensitätssteigerung nutzen, indem wir mit der schweren Ausführung beginnen und dann, sobald wir beim Clustern an unsere Grenzen stoßen, mit dem gleichen Gewicht zur leichteren Ausführung wechseln.

So beginnen wir beim Beugen z.B. erst mit der Frontkniebeuge, wechseln dann fließend in die klassische Variante und beugen auch mit dieser bis zum Koordinationsversagen. Beim Heben können wir z.B. mit fast gestreckten Beinen beginnen und danach klassisch heben. Auf diese Weise schaffen wir es, die beteiligten Muskeln für einige Cluster mehr zu belasten und das sogar noch unter verschiedenen Bedingungen – was nicht nur für die Muskulatur, sondern auch für das ZNS von Vorteil ist.

Ebenso ist dies beim Ziehen und Drücken möglich: Beim Ziehen sollten wir normalerweise mit einem weiten, pronierten Griff (die Daumen weisen zueinander) beginnen und uns dann stetig zu einem engen und supinierten (Daumen weisen voneinander weg) oder halb-pronierten Griff vorarbeiten. Beim Drücken scheint es individuell verschieden zu sein, mit welcher Griffweite man wie stark ist – zudem hängt es von der Übung ab: Beim Überkopfdrücken kann man eher bei einer körpernahen Armführung hohe Gewichte bewegen, da so Trizeps und vorderer Delta am stärksten sind; je weiter man greift, desto weniger optimal kann dieses Team zusammenarbeiten. Auf der Bank hingegen hilft der große Brustmuskel mit, weshalb sich hier eine zu enge Handhaltung leistungsmindernd auswirkt. Die Möglichkeit des »reversen« Drückens im Untergriff sollten man auch nicht vergessen. Bei den Dips ist es wiederum wie beim Überkopfdrücken: Je breiter man greift, desto schwerer wird es.

Achten Sie bei den Drückübungen immer darauf, welche Ausführung für Sie am schwierigsten erscheint und dann arbeiten Sie sich stufenweise zur leichteren vor – wie auch bei den anderen Bewegungen des Beugens, Hebens und Ziehens. So wird es Ihnen möglich sein, mehr Cluster pro Bewegung abzuleisten und das, ohne ins Muskelversagen zu münden, ohne am Gewicht etwas verändern zu müssen und ohne das ZNS zu langweilen. Alles in allem also eine sehr empfehlenswerte Intensitätstechnik.

9.7.3 Dehnen unter Last am Ende des letzten Clusters

Hierbei handelt es sich schlicht und einfach um das Verweilen mit dem Gewicht am tiefsten Punkt der negativen Phase. Dies führt zu weiteren Wachstumsreizen, ohne dabei das ZNS dermaßen zu überlasten wie z.B. beim Muskelversagen.

Verwenden Sie das Dehnen unter Last stets nur am Ende des letzten Clusters einer Übung, da längeres statisches Dehnen der Muskulatur deren Funktionalität einschränkt, wodurch keine optimalen Wachstumsreize mehr gesetzt werden können und darüber hinaus auch das Verletzungspotenzial steigt.

Die besten Ergebnisse zeitigt diese Technik bei Übungen, bei denen der Zielmuskel ausreichend gedehnt wird – wie z.B. bei Klimmzügen oder Dips. Bei anderen Übungen hingegen – wie z.B. beim klassischen Kreuzheben – ist es weniger möglich bzw. sinnvoll. Dennoch kann man es dafür gewinnbringend und als Ersatz beim Ergänzungstraining – wie z.B. beim Wadenheben oder auch bei Fliegenden oder Scott-Curls – einsetzen.

Wie lange Sie dabei in der Dehnung verweilen, regulieren Sie selbst. Gehen Sie hier immer nach Ihrem Gefühl! Es kommt nicht darauf an, eine objektiv vorgegebene Zeit einzuhalten, sondern darauf, die Belastung solange zu erhalten, wie sie fordert, und sie rechtzeitig zu beenden, bevor sie überfordert. Wenn Sie lernen, zu fühlen, was in Ihrem Körper vorgeht, dann werden Sie auch lernen, seine Entwicklung zu steuern!

9.7.4 Weitertrainieren mit kleineren Clustern

Verbreitete Intensitätstechniken (wie z.B. erzwungene Wiederholungen durch Partnerhilfe, Training über einen verkürzten Bewegungsumfang oder auch das beliebte Abfälschen) gehen auf die Ansicht zurück, dass zur Setzung optimaler Wachstumsreize ein durchgehender Spannungserhalt über so viele Wiederholungen wie möglich notwendig wäre. Das ist ein Ammenmärchen! Die Erfolge und Hintergründe des Erschöpfungs-Managements belegen, dass es sogar kontraproduktiv ist. Kurzfristig mag man so zwar ein paar Fortschritte machen, langfristig jedoch bringt es überhaupt nichts. Die scheinbaren Fortschritte gehen nämlich allesamt auf Kosten unseres Körpers und bestehen in Wirklichkeit aus einer geborgten Leistungssteigerung durch Trainingspartner, ersparten Bewegungsumfang oder Schwung – welch schlechtes Preis-Leistungs-Verhältnis!

Würden Sie sich etwa viel auf eine Leistung einbilden, die Sie bei einer schriftlichen Prüfung durch Abschreiben bei Ihrem Sitznachbarn erschummelt haben? Würden Sie Ihr Weiterkommen dadurch nicht sogar unverhältnismäßig stark gefährden, da Sie erwischt werden und deswegen ganz durchfallen könnten? Würde Sie da nicht Ihr Gewissen plagen? Würden Sie wirklich glauben, dass Sie an solch einem Vorgehen wachsen würden? Fakt ist doch eher: Je öfter man sich durch Anforderungen hindurchschummelt, desto weiter wird man auch zurückbleiben und letztlich daran verkümmern.

Es zählt einzig und allein die Leistung, die Sie aus eigener Kraft erbracht haben. Nur an dieser werden Sie wachsen und nur darauf kommt es an – nicht auf die Leistung selbst, sondern auf das Wachstum, dass Sie durch das Streben und Kämpfen für diese Leistung in sich selbst generieren!

Setzen Sie deswegen im Training das Gewicht lieber einmal kurz ab. Atmen Sie tief durch und dann machen Sie noch eine weitere Wiederholung oder sogar noch zwei oder drei – falls möglich. Anstatt mit dem Kopf durch die Wand zu wollen und bis zum Muskelversagen zu trainieren, halten Sie lieber kurz inne und durchqueren die Barriere auf einem substanz- und nervenschonenderen Weg, indem Sie die Übung einfach mit einem kleineren Cluster fortführen.

Wenn Sie dann immer noch nicht genug haben, können Sie die Cluster immer weiter verkleinern, bis Sie am Ende nicht einmal mehr eine Einzelwiederholung schaffen – dann sollte aber wirklich Schluss sein.

Dies ist wohl die Intensitätstechnik schlechthin, wenn es darum geht, den mechanischen Stress stärker zu gewichten, denn je weniger Wiederholungen man am Stück macht, desto mehr wird dabei auch der Stoffwechsel geschont.

Umgekehrt können Sie auf diese Weise auch ein versehentlich zu hoch gewähltes Gewicht oder zu groß gewählte Cluster abpuffern. Wenn das Ego also wieder einmal größer war als das Können – worin wir Bodybuilder und Kraftfanatiker ja Profis sind – dann wechseln Sie einfach auf entsprechend kleinere Cluster. Dies sollte jedoch die Ausnahme bleiben: Lieber vorher denken, statt später einzulenken!

9.7.5 Weitertrainieren mit geringeren Gewichten

Eine ebenso wirksame Alternative – ohne sich dabei ins Muskelversagen bugsieren zu müssen – ist das rechtzeitige Verringern des Gewichtes, bevor man am letzten Cluster scheitert. Bei dieser Variante kann man die Übung wirklich extrem in die Länge ziehen – was beim Aufbau-Training irgendwann ineffizient wird, da so die mechanische Komponente immer mehr an Bedeutung verliert. Beim Schwerpunkt »Fettabnahme« ist es hingegen durchaus empfehlenswert, da man auf diese Weise den Stoffwechsel stark anzuheizen vermag.

Soll diese Intensitätstechnik dem Muskelaufbau dienen, dann sollten Sie nur ein bis zwei Mal hintereinander davon Gebrauch machen. Möchten Sie damit vorwiegend Fett einschmelzen, dann können Sie sie auch mehrmals hintereinander einsetzen.

9.7.6 Das Kombinieren der Intensitätstechniken

Sie können die vorgestellten Vorgehensweisen durchaus miteinander kombinieren – nur sollten Sie sich dabei fragen, ob dies auch wirklich sinnvoll ist. Denken Sie daran, dass sich zu viel Intensität frequenzmindernd auswirkt, da sie zusehends mehr Substanz kostet, aber keineswegs mehr bringt. Je mehr Intensität wir künstlich erzeugen, desto mehr kehren sich die Kosten-Nutzen-Verhältnisse gegen uns!

Verwenden Sie die Intensitätstechniken deswegen stets gezielt und niemals unbedacht. Kombinieren Sie sie nur dann, wenn Sie sich mit dem normalen Training und der isolierten Anwendung der Intensitätstechniken nicht mehr gefordert fühlen – gelinde gesagt, werden Sie diesen Punkt bei täglichem und progressivem Training jedoch so gut wie nie erreichen.

Achten Sie bei den beiden zuletzt genannten Intensitätstechniken stets darauf, dass die Cluster nicht zu Sätzen werden, indem Sie bei diesen immer bis zum Muskelversagen trainieren oder die Pausen dazwischen zu lang werden lassen. Sie machen hier keine »Reduktionssätze« im klassischen Sinne. Also behalten Sie durchgehend das Koordinationsversagen als Grenze im Hinterkopf!

9.7.7 Beginn mit Übungen aus dem Ergänzungstraining

Dies ist keine direkte Intensitätstechnik, aber eine indirekte. Indem Sie nämlich bestimmte Ergänzungsübungen vorab trainieren und somit die dabei beanspruchten Muskeln vorermüden, können Sie die Intensität des Haupttrainings spezifisch anheben.

Wollen Sie z.B. verstärkt Ihre Arme aufbauen, so können Sie einen antagonistischen Zweier-Zirkel mit Curls und Trizepsdrücken durchführen, bevor Sie ans eigentliche Drücken und Ziehen gehen. Hinken Ihre Oberschenkel hinterher, dann können Sie vor dem Beugen oder Heben einen Durchgang an der Beinpresse oder auch am Beinstrecker- und Beinbeugergerät machen.

Zudem empfiehlt sich dieses Vorgehen, wenn Sie vorübergehende Probleme im unteren Rücken haben. Durch die Vorbelastung an den Beingeräten können Sie beim anschließenden Beugen oder Heben mit deutlich weniger Gewicht arbeiten und erhalten dennoch eine ausreichend hohe Gesamtbelastung für die Beine bei gleichzeitiger Schonung des unteren Rückens.

Gleiches gilt für Schulterprobleme beim Drücken. Hier können Sie Brust und/oder Trizeps vorab mit einer entsprechenden Isolationsübung oder auch wieder mit einem Zweier-Zirkel fordern und dann die Drückübung mit deutlich weniger Gewicht folgen lassen.

Ganz weglassen sollten Sie die Hauptübungen jedoch nie; damit dem ZNS die komplexen Bewegungsmuster erhalten bleiben und auch möglichst viel von der isoliert trainierten Kraft in das Bewegungsmuster der Hauptübung transferiert wird – was nur dann funktioniert, wenn man stets schwerpunktmäßig mit den Hauptübungen arbeitet.

Bei dieser Art der Vorermüdung müssen Sie natürlich mit Gewichtsabstrichen in den drei Hauptübungen rechnen. Dennoch ist sie empfehlenswert, um Abwechslung in den Trainingsalltag zu bekommen. Lassen Sie sich auch hier von Ihrem Gefühl leiten, wann Sie diese Intensitätstechnik einsetzen wollen und nutzen Sie sie auch als Möglichkeit, um Schwachstellen – wie z.B. den Bauch oder die Waden – verstärkt zu fordern.

9.8 Frequenz um welchen Preis?

Hochfrequentes Training ist eine Frage der Lebenseinstellung. Sehen Sie es als Ihren Job an; als Ihre Verpflichtung, um ein Leben lang schön, gesund und leistungsfähig zu sein. Wofür arbeiten Sie denn täglich in Ihrem normalen Job? Doch auch, um genau diese Ziele verfolgen zu können – oder? Sie arbeiten für Geld, dass Sie dann für die Erhaltung und Entwicklung Ihres Lebens ausgeben können. Aber diese Attribute des Lebendigen kann man sich nicht kaufen. Das ist eine Milchmädchenrechnung.

Was man sich kaufen kann, ist allenfalls eine gewisse Wiederherstellung durch Ärzte, Medikamente und Rehabilitationen – wenn es bereits schon zu spät ist. Darüber hinaus wollen Sie vielleicht auch noch eine eigene Familie damit hegen und pflegen. Aber dieser können Sie ebenfalls keine wahre Gesundheit, Schönheit oder Leistungsfähigkeit durch finanziellen Reichtum sichern – diese Werte müssen von Innen heraus selbst generiert werden. Im Klartext: Die wirklich wichtigen Dinge im Leben können Sie Ihrer Familie mit keinem Geld der Welt kaufen.

Seien Sie ihr lieber ein Vorbild. Führen Sie Ihre Familie auf den Weg des größtmöglichen Widerstandes, indem Sie ihr ein korrektes Weltverständnis vermitteln. Machen Sie ihr bewusst, dass man wahre Werte nicht erhält, indem man sie kauft, sondern indem man sie lebt und nach ihnen strebt!

Wahrer Luxus ist keine Frage materieller Güter, sondern eine der Lebensqualität im Sinne eines möglichst starken, gesunden und schönen Körpers. Solange dieser angestrebt und erhalten wird, ist alles andere egal, allenfalls Beiwerk und oftmals sogar Ballast. Wir leben nicht in unserem Auto, Büro, Haus oder Land. Wir leben in unserem Körper – mehr haben wir nicht und mehr brauchen wir nicht. Mehr sind wir nicht!

Nur von Hässlichem und Minderwertigem muss abgelenkt werden – ein Diamant hingegen steht für sich allein. Bei Menschen ist es genau das Gleiche: Diejenigen, die versuchen, ihr Dasein durch alle möglichen und angeblichen Luxusgüter zu bereichern, sind in Wirklichkeit ganz arme Gestalten. In Bezug auf sich selbst, auf ihren Körper und ihre Persönlichkeit haben sie nicht viel zu bieten. Sie verstecken ihre Schwächen hinter gekauften Stärken. Wer hingegen körperlich und geistig gebildet ist, glänzt bereits durch seine reine Menschlichkeit!

Würden wir Menschen eine Stunde pro Tag weniger arbeiten und diese Zeit in unsere körperliche und geistige Entwicklung investieren, so würden wir kaum finanzielle Verluste machen, aber Unmengen von Geld sparen. Wir würden lernen, dass man wirklich Wertvolles ohnehin nicht kaufen kann und das vieles von dem, was man kaufen kann, vollkommen wertlos ist. Gesundheit, Schönheit und Leistungsfähigkeit findet man nicht in kostspieligen Medikamenten, Therapien und Operationen, sondern in einem entsprechend bewussten und zielgerichteten Lebensstil. Weitere Ziele wie Vollkommenheit, Aufrichtigkeit, Würde, Liebe, Vertrauen, Spaß am Leben und eine beständige Erweiterung der eigenen Fähigkeiten und Beziehungen liegen ebenfalls auf genau diesem Pfad der Entwicklung!

Lieber Leser, mir ist überaus wichtig, dass Sie verstehen, wofür ich dieses Buch schreibe: Auto-reguliertes Hochfrequenztraining ist nicht einfach nur ein Trainingssystem. Vielmehr ist es das Fundament einer lebensbejahenden Entwicklungsphilosophie für jeden einzelnen Menschen unserer Gesellschaft. Seine Botschaft lautet: Mache jeden Tag so viel für Deine Entwicklung, wie es Dir möglich ist und Du wirst dafür ein Leben ernten, in dem es Spaß macht, alt zu werden und dabei jung zu bleiben.

Das tägliche Wahrnehmen körperlicher Ertüchtigung ist der Schlüssel zu einem schönen, starken und gesunden Leben in einem ebensolchen Körper und wenn man es so betrachtet: Ist das nicht sogar das Wichtigste für ein Lebewesen? Ist ein Dasein, welches selbstverschuldet immer stärker verkümmert und nur durch ständige medizinische und therapeutische Behandlungen wieder auf den Pfad des Lebens zurückgeholt werden kann, überhaupt unserer Natur gemäß? Befinden wir uns mit dem künstlich erzeugten Wohlstandswahn unserer Gesellschaft nicht auf deutlichen Abwegen, wo das Gute doch so nahe liegt – 60 Minuten auto-reguliertes Training pro Tag und Sie haben die beste Altersvorsorge die es gibt: stark und gesund sein und bleiben! Das wird auch Ihr Leben mehr bereichern, als alle Güter dieser Welt es jemals könnten.

Beachten Sie dabei folgendes Gebot: Um etwas vom Leben zu bekommen, muss man zuerst auch etwas dafür geben und je mehr man erhalten möchte, desto mehr muss man auch dafür investieren.

Krafttraining ist keine simple Freizeitbeschäftigung und es ist auch weit mehr als nur Ihr Job – es ist Ihre Verpflichtung sich selbst, Ihrer Familie und der Gesellschaft gegenüber. Seien Sie all diesen Menschen eine Stütze und fallen Sie ihnen nicht zur Last, indem Sie ihrer Stützung bedürfen! Seien Sie stark und nicht schwach. Seien Sie ein Vorbild. Gehen Sie stets den Weg des größtmöglichen Widerstandes und lassen Sie das tägliche Training zu einem festen Bestandteil Ihres Lebens werden – so wie auch Essen, Trinken, Schlafen und Atmen.

Die Tätigkeiten eines Menschen können lebensfördernd oder lebenszerstörend sein: Sie selbst entscheiden, welchen dieser beiden Wege Sie einschlagen wollen. Das liegt allein in Ihrer Verantwortung und hat doch enorme Konsequenzen: für Sie und Ihre Familie, aber darüber hinaus auch für Ihr soziales Umfeld und damit ebenso für unsere Gesellschaft. Was jedoch unsere Gesellschaft beeinflusst, ist auch von Bedeutung für andere Gesellschaften und somit schlussendlich für die ganze Welt. Sie mögen vielleicht nur ein einzelner Mensch sein, aber jeder Mensch ist »ein einzelner Mensch« und doch ist es die Gesamtheit all dieser Menschen, die es vermag, einen gesamten Planeten zu formen, zu fördern oder zu zerstören, indem sie sich selbst und ihren Körper sowie ihr Leben und ihr Umfeld formen, fördern oder zerstören! Jeder Mensch hat eine Wahl, auf welcher Seite er hierbei mitwirken möchte.

Dabei verlange ich keineswegs Übermenschliches von Ihnen. Bulgarische Gewichtheber verbringen wirklich viel Zeit am Eisen. Auch viele andere Leistungssportler (wie z.B. Turner) trainieren bis zu sechs Stunden täglich. Schwer arbeitende Menschen sind von morgens bis abends körperlich gefordert. Was ich Ihnen vorschlage, sind 60 Minuten pro Tag! Im Vergleich zu Freizeitsportlern mag das viel Training sein, aber es ist keineswegs mit wirklich viel Training vergleichbar und schon gar nicht mit zu viel Training. Seien Sie nicht einfach nur ein »Freizeitsportler«. Seien Sie ein ernsthafter Athlet, mit hohen Zielen und großer Leistungsbereitschaft.

Ihre Woche hat 168 Stunden – noch einmal in Worten: einhundertachtundsechzig. Denken Sie nicht, dass es möglich wäre, hier mindestens fünf davon zu nutzen, um eine optimale Entwicklung Ihrer körperlichen Gesundheit und Leistungsfähigkeit zu gewährleisten – von der schlussendlich Ihre gesamte Existenz abhängt? Das sind weniger als 3 Prozent Ihrer wöchentlichen Gesamtzeit. 3 Prozent von denen 100 Prozent abhängen. Das Kosten-Nutzen-Verhältnis ist hier so gut, wie sonst kaum im Leben!

9.8.1 Panikmache Übertraining

Wissen Sie, was Übertraining ist oder woran man es erkennt? Die sich mit diesem Thema auseinandersetzenden Wissenschaftler wissen das jedenfalls nicht so genau. Sie gehen da professioneller an das Thema heran als die meisten Freizeitathleten. Im Folgenden ein paar wissenschaftliche Fakten zum Mythos Nr. 1 in der Welt des Widerstandstrainings:

Beginnen wir mit einer 2004 veröffentlichten Studie, die sich mit der Frage beschäftigt, ob Übertraining überhaupt existiert. [35] Die beteiligten Forscher kommen zu dem Ergebnis, dass es Übertraining zwar durchaus geben mag, es jedoch für Athleten nur von geringer Bedeutung ist. Diese seien eigentlich nur vom sog. Overreaching betroffen – einer temporären Überlastung, die durchaus sinnvoll für das Training sei und vom Körper vollständig innerhalb von knapp zwei Wochen kompensiert werden könne. Beim Übertrainings-Syndrom hingegen würde man mehrere Monate oder gar Jahre benötigen, um es vollkommen überwinden zu können. Es sei somit nicht angebracht, diese beiden unterschiedlichen Zustände miteinander zu vergleichen.

Was schlussfolgern wir daraus? Kein Mensch kann sich durch normales Training so tief in die Überlastung hineinreiten, dass er sich über Monate oder gar Jahre davon erholen müsste! Übertraining ist somit für uns nicht von Bedeutung.

Darüber hinaus kommt eine Studie aus dem Jahr 2002, die sich mit den bisher noch unbekannten Mechanismen des Übertraining-Syndroms beschäftigt, zu dem Fazit: »Es gibt keine objektiven Biomarker für OTS [Overtraining-Syndrom] und die zugrunde liegenden Mechanismen sind unbekannt.« [36] Stichhaltige Fakten gibt es somit überhaupt (noch) nicht.

Eine Studie von 2006 hat sich auf die Suche nach einem Biomarker für das OTS gemacht und festgehalten, dass es im Rahmen der Entwicklung von der Überlastung des Overreachings bis hin zum OTS drei Stufen gibt: Funktionales Overreaching (FO), nicht-funktionales Overreaching (NFO) und schlussendlich das Overtraining-Syndrom (OTS). [37] FO sei sinnvoll für das Training und man würde dadurch bessere Fortschritte machen. NFO sei dann gegeben, wenn es nach der Regeneration zu keiner kompensierenden Leistungssteigerung kommen würde und OTS würde so gut wie nie eintreten. Alle drei Stufen der Überlastung ereignen sich vorwiegend im Rahmen starrer, linearer Trainingsplanungen.

Durch die Kunst der Auto-Regulation werden wir diese Klippen sicher zu umschiffen lernen. Zwar werden wir sehr oft in die FO-Gewässer des funktionalen Overreachings vorstoßen, aber das ist auch so gewollt und wird die Grundlage unseres Erfolges sein. In das Gebiet des NFO – des nicht-funktionalen Overreachings – werden Sie nie auch nur einen Fuß setzen, wenn Sie sich an die Prinzipien dieses Buches halten. Und mit OTS – dem Übertrainings-Syndrom – werden Sie sowieso niemals Bekanntschaft schließen. Dafür müssten Sie alles falsch machen und trainingstechnisch wochenlang mit dem Kopf gegen die Wand rennen.

2007 beschäftigte sich ein Forscherteam mit der neurobiologischen Komponente von Erschöpfung und Übertraining. Es weist darauf hin, dass OTS nicht nur von Overreaching unterschieden werden müsse, sondern vor allem auch von anderen potenziellen Gründen temporären Leistungsabfalls wie z.B. »Anämie, akuten Infektionen, Muskelschäden und ungenügender Kohlenhydrat-Aufnahme«. [38] Dreh- und Angelpunkt ist hier schließlich das ZNS. Solange wir dies bei Laune halten, liegen eventuelle Probleme nicht im Bereich des Übertrainings und sind relativ schnell in den Griff zu bekommen.

Eine schwedische Studie aus dem Jahre 2001 weist weiterhin auf Zusammenhänge hin, die deutlich komplexer sind, als viele Athleten denken: Sie kommt zu dem Ergebnis, dass Überlastung zwar durchaus ein weit verbreitetes Problem vieler Sportler sei, aber »nicht allein auf physisches Training zurückzuführen ist, sondern ebenso auf Stressoren außerhalb des Trainings.« [39]

Eine 1997 im Ulmer Universitätsklinikum durchgeführte Studie, die sich mit dem Thema OTS bei Ausdauersport beschäftigt hat, verweist ebenfalls auf diesen Punkt. Neben monotonen Trainingsanforderungen seien es Stressfaktoren außerhalb der Trainingsroutine, die OTS begünstigen. Schlussendlich wird folgende Empfehlung für ein hochfrequentes Training ausgesprochen: »Schwere Trainingsbelastungen mögen offensichtlich für ausgedehnte Zeitspannen toleriert werden, wenn die Athleten sich einen Pausentag pro Woche nehmen und zwischen harten sowie leichten Trainingstagen abwechseln.« [40]

Auch wenn diese Erkenntnisse für den Ausdauersport geschaffen wurden, haben sie sich beim Widerstandstraining ebenso bewährt. Wir wollen ihnen daher Rechnung tragen: Abwechslung haben wir mehr als genug im Plan und einen trainingsfreien Tag pro Woche können Sie sich ruhig gönnen – wenn Sie auf Nummer sicher gehen wollen. Halten Sie sich dabei entweder an ein festes Schema – wenn es Ihr Zeitplan nicht anders ermöglicht – oder gehen Sie auch hier auto-reguliert vor und legen Sie Ihren Pausentag dann ein, wenn er Ihnen notwendig erscheint. Hier besteht keinerlei Zwang: Solange Sie alles im Griff haben, können Sie auch mehrere Wochen am Stück durchtrainieren. Legen Sie Pausentage dann ein, wenn Sie sie als angemessen erachten. Grundsätzlich sollten Sie jedoch mindestens fünf mal pro Woche ans Eisen gehen, um die chronische Basisbelastung zu erhalten. Alles darunter ist kein Hochfrequenztraining mehr.

9.8.2 Finstere Zeiten – zwischen Auto-Regulation und Emotion

An diesem Punkt ergibt sich eine wunderbare Möglichkeit, um eindringlich darauf hinzuweisen, dass auto-reguliertes Training keinesfalls mit emotionalem Training à la »Ich trainier heut wie's mir gefällt« verwechselt werden darf.

Auto-reguliertes Training ist stets vernünftig und beruht auf der Weisheit Ihrer bisher erarbeiteten Trainingserfahrung – Ihrer Intuition. Emotional wird es hingegen, wenn Sie dies mit Launen und Vorlieben durcheinander bringen.

Beginnen Sie z.B. gerade mit Ihrem Training, haben aber noch Muskelkater im Quadrizeps und überhaupt ist Ihnen Beintraining so lieb wie dem Schneemann die Wüste, dann wäre es emotional, wenn Sie das Beintraining heute einfach unter den Tisch fallen lassen und direkt mit Bankdrücken starten würden. Auto-Regulation geht hier deutlich tiefer: Diese bemerkt Ihren Unwillen, lässt sich davon aber kein bisschen beeindrucken, da nun einmal jeden Tag gehoben oder gebeugt werden sollte. Sie registriert aber den Muskelkater im Quadrizeps und entscheidet, dass es heute besser wäre, Kreuzheben mit fast gestreckten Beinen durchzuführen, welches schwerpunktmäßig die Rückseite der Oberschenkel beansprucht.

Spätestens, wenn die »Finsteren Zeiten« anbrechen, werden Sie ganz genau merken, wo der Unterschied zwischen Auto-Regulation und Emotion liegt. Es kommt nun einmal darauf an, dass Ihr ZNS stets auf dem Damm bleibt. Wie sich Ihre Muskeln fühlen, ist relativ egal. Solange Ihre Kraft nicht signifikant nachlässt, geht es Ihrem ZNS prima. Dass die Muskeln dabei trotz unvollständiger Regeneration hochfrequent belastet werden, ist keine Schwachstelle des Systems, sondern sogar eine seiner Stärken. Dies ist nämlich genau die Situation der so überaus wertvollen chronischen Basisbelastung, welche die Regenerationsfähigkeit Ihres Körpers drastisch beschleunigen und überdurchschnittliches Wachstum provozieren wird.

In den ersten Wochen wird die Erschöpfung Ihrer Muskulatur zusehends stärker, irgendwann einen Höhepunkt erreichen und wenn Sie es auch dann noch schaffen, sich durch diese Zeit hindurchzubeißen, wird Ihr Körper schlussendlich das machen, was er so lange vermeiden wollte, wovon er Sie durch allerlei hemmende Gefühle unbedingt abbringen wollte: Er wird dem Druck nachgeben und einen deutlichen Wachstumsschub vollziehen, um letztlich doch an die scheinbar unabwendbare Basisbelastung zu adaptieren.

Ihr Muskelgefühl wird von Tag zu Tag besser werden, bis es sich irgendwann – trotz hoher Belastungsfrequenz – stabilisiert haben wird. Dann können Sie täglich Ihren gesamten Körper trainieren, ohne dadurch unverhältnismäßig stark geschlaucht zu werden. Trainingseinheiten, die Sie früher für über zwei oder mehr Tage in die Regenerationsphase gedrängt haben, werden sie locker wegstecken.

Um diese Erfahrung der Adaption an die chronische Belastung selbst zu machen, müssen Sie kämpfen und lernen, die Komfort-Zone Ihres Dasein zu verlassen. Auf diesem Weg gilt es eine besonders schwierige Passage zu meistern: die »Finsteren Zeiten«. Während diesen werden die Emotionen mit Ihnen Achterbahn fahren. Sie fühlen sich schlecht, haben keine Lust mehr zu trainieren und die Welt kann Sie mal gern haben. Der Körper will Sie dadurch vom Pfad der chronischen Belastung abbringen, weil er sie nicht akzeptieren und schon gar nicht daran adaptieren möchte.

Halten Sie durch! Es wird sich lohnen. Die Widerstände Ihres Trainings müssen sein wie die Schwerkraft – vollkommen selbstverständlich, immer da, egal wie Sie sich fühlen und was Ihnen gerade durch den Kopf geht. Den wahren Athleten erkennt man daran, dass er auch dann trainiert, wenn er eigentlich überhaupt keine Lust dazu hat. Er steht über seinen Emotionen!

Große Veränderungen wird Ihr Körper immer nur dann zulassen, wenn er für längere Zeit derart unabwendbaren und scheinbar zum Alltag gewordenen Belastungen ausgesetzt ist. Wenn man es schafft, diese fest im Alltag zu verankern, dann ist das die Fahrkarte zu einem höheren Entwicklungsniveau. Die Zeiten, in denen man den gesamten Körper nur ein bis zwei mal pro Woche trainiert und sich von Muskelkater hat beeindrucken lassen, sind dann vorbei.

Alles, was zählt, ist Ihre reale Leistungsfähigkeit. Wie Sie sich außerhalb des Trainings fühlen, ist sekundär. Das Gefühl trügt. Sie können sich schlecht fühlen und doch das Training Ihres Lebens abliefern. Probieren Sie es aus und Sie werden erleben, wie Sie trotz einer miesen Laune im Training regelrecht aufblühen und oftmals sogar den ganzen Tag retten werden. Hören Sie auf Winston Churchill: »Wenn Sie durch die Hölle gehen, gehen Sie weiter.« Bleiben Sie nicht einfach stehen, wo es am Schlimmsten ist. Überwinden Sie das Ungemach aktiv, indem Sie sich weiter voran kämpfen.

Schlechte Laune, scheinbare Erschöpfung oder stressbedingte Überlastung sind niemals ein Indikator dafür, dass Sie auch wirklich trainingsunfähig sind. Ob Sie tatsächlich zum Training fähig sind oder nicht, entscheidet sich immer erst beim Training selbst. Und fast immer werden Sie dann, wenn Sie erstmal ein paar lockere Wiederholungen gemacht haben, erkennen, dass Sie in Wirklichkeit doch trainieren können und vielleicht sogar eine Glanzleistung hinlegen werden. Das geschieht öfter, als man denkt. Der Tag, an dem Sie es bereuen werden – trotz einer absolut miesen Gefühlslage – doch noch ins Studio gegangen zu sein, wird lange auf sich warten lassen. Falls es ihn überhaupt je geben wird.

Also lassen Sie sich nicht von Ihren Emotionen beherrschen und schon gar nicht von diesen das Training vermiesen. Bleiben Sie der Auto-Regulation verpflichtet und die sagt Ihnen stets, was auch der mit 216 kg im Reißen weltstärkste Gewichtheber Antonio Krastev – im Übrigen ein Bulgare – immer schon gesagt hat: »Der Tag, an dem Sie die Hantelstange nicht heben können, wird niemals kommen.« [41]

Also lernen Sie von Anfang an, zwischen Auto-Regulation und Emotion zu unterscheiden. Halten Sie Ihren Geist dauerhaft frei von Grenzen und Beschränkungen. Woher wollen Sie wissen, zu was Sie heute im Training fähig sind, wenn Sie es nicht ausprobieren? Gehen Sie in Ihr tägliches Training stets mit der Einstellung hinein, dass heute alles möglich ist – ganz egal, wie Sie sich vorher fühlen.

Schränken Sie jedoch frühzeitig Ihr Training ein, nur weil Sie erschöpft sind, so werden Sie auch und vor allem Ihre Entwicklung einschränken. Wenn Sie stets darauf warten, dass alles perfekt passt und alle Zeichen auf »Training« stehen, dann werden Sie nie richtig durchstarten. Wenn nicht jetzt, wann dann? Waren Sie heute schon trainieren? Haben Sie heute bereits etwas für Ihre Entwicklung getan? Lassen Sie Ihre Zeit nicht einfach verstreichen. Nutzen Sie jeden einzelnen Tag!

Aber: Natürlich ist Training im Falle einer Krankheit oder größeren Verletzung zu vermeiden. Wenn Sie wirklich angeschlagen sind, dann gehören Sie ins Bett oder ins Krankenhaus. Ist jedoch beides nicht notwendig, dann gehen Sie ins Studio.

9.8.3 Alles eine Frage der Einstellung

»So etwas wie Übertraining gibt es nicht! Wenn Sie etwas nicht bewältigen können, dann sind Sie einfach nicht in ausreichend guter Form.« John Broz [42]

Bevor Sie dieses Buch aufgeschlagen haben, waren Sie mit ziemlicher Sicherheit der Ansicht, tägliches Ganzkörpertraining wäre der schnellste Weg ins Übertraining. Das denken eigentlich alle und wissen Sie, was das Problem dabei ist? Es ist dieses ewige Denken in Grenzen und Gefahren, das die eigene Entwicklung von Anfang an durch hemmende Gedanken einschränkt.

Niemand von uns kommt je ins Übertraining. Die, die darüber reden, kommen nur ins Overreaching, in die »Finsteren Zeiten« und geben dann auf, wenn es am schlimmsten ist. Sie vermasseln sich dadurch die Möglichkeit auf überdurchschnittliches Wachstum und beschweren sich dann, dass zu viel Training nicht anabol, sondern katabol sei.

Im Grunde genommen liegen sie damit nicht gänzlich falsch. Es gibt durchaus ein »Zuviel«. Ein Zuviel an unverhältnismäßiger Überlastung von ZNS und Bewegungsapparat – aber das hat nichts mit intelligentem Training zu tun, welches stets eine optimale Trainingsbelastung beibehält. In diesem Sinne ist die Aussage falsch: Es gibt kein Zuviel an Training – solange es intelligent betrieben wird. Je öfter man intelligent trainiert, desto mehr Erfolg wird man auch haben.

Leichter zu trainieren ist bei Bedarf stets möglich und sogar sinnvoll. Überhaupt nicht zu trainieren ist jedoch ein großer Fehler. Genauso wie es ein Fehler ist, nur alle zwei oder drei Tage zu trainieren und es dabei so enorm zu übertreiben, dass man am Tag danach keinen Finger mehr rühren kann.

Drehen Sie den Spieß einmal um. Lernen Sie, wie John Broz zu denken: Wer es nicht schafft, täglich den gesamten Körper zu trainieren, der ist nicht übertrainiert... der ist untertrainiert. Will er es schaffen, etwas Überdurchschnittliches zu bewältigen, um daran überdurchschnittlich zu wachsen, dann muss er halt so lange und hart an sich arbeiten, bis er auch die entsprechende Form dazu hat.

Glaubt er jedoch, wie so viele andere, dass das überhaupt nicht möglich ist, dann wird er es niemals schaffen, weil er sich so von Anfang an selbst ausbremst. So wird das jedoch nichts. Ein Athlet muss anders an die Sache herangehen: Er muss sein Denken vollkommen befreien und alles für möglich halten – nur dann wird er auch schaffen, was ansonsten niemand schafft. Dann wird er einer der wenigen Menschen sein, die nicht einfach nur leben, sondern auch über das Leben triumphieren, da sie etwas erreicht haben, was vor ihnen niemand für möglich gehalten hatte. Nicht, weil es wirklich unmöglich wäre, sondern nur, weil alle anderen auch an eingebildete Grenzen glaubten und sich damit selbst im Wege standen. Es muss halt immer erst einer kommen, der von diesen scheinbaren Unmöglichkeiten nichts weiß und es einfach macht.

Menschen, die sich weiterentwickeln wollen, reden von Potenzial und Untertraining. Versager jedoch, die ihrer Entwicklung von Anfang an Grenzen setzen, reden von Veranlagung und Übertraining. An ihren Worten wird man sie erkennen – wird man erkennen, wer bereits im Geiste ein Gewinner oder ein Versager ist. Dazu muss man sie nicht einmal in Aktion sehen, denn ihre Taten werden stets ihren Gedanken folgen.

Wer denken Sie wohl, wird im Leben mehr bewegen und mehr erreichen? Zu welcher Gruppe wollen Sie gehören? Es ist dabei egal, was Sie bis jetzt gedacht haben. Alles, was zählt, ist, dass Sie offen für geistige Veränderungen und bessere Sichtweisen sind. Der Geist eines erfolgreichen Menschen wird ebenso wie auch sein Körper erst durch regelmäßige Optimierung erschaffen! Wir selbst sind die Gestalter unseres Lebens, Körpers und Geistes. Also gehen Sie es an und erkennen Sie, dass auto-reguliertes Hochfrequenztraining zwar primär auf den Körper abzielt, vor allem jedoch eine Frage der Einstellung ist! Der aufmerksame Sportjournalist und Berater vieler Spitzensportler Joris van den Bergh machte schon vor langem darauf aufmerksam, dass dies selbst für »Übertraining« zutrifft:

»Wir kehren noch eben zurück zum Zustand des Übertrainings, der allgemein als Übermüdung von Muskel und Körper gilt ... so als wäre dieses Übertraining eine Frage der Physis, eine physische Erkrankung, ein physisches Leiden.

Doch wie übermüdet, wie übertrainiert müssten dann erst die Radrennfahrer nach einer Tour de France sein. Mehr als 4.700 Kilometer in einundzwanzig Etappen (im Jahr 1938) mit nur drei Ruhetagen dazwischen, also pro Etappe durchschnittlich 225 Kilometer. Einundzwanzig Rennen von durchschnittlich 225 Kilometern in einem Zeitraum von fünfundzwanzig Tagen.

Und dort geht es dann durch die Pyrenäen und die Alpen, wobei die höchsten Bergpässe ganz Europas erklommen werden müssen. Es geht durch die sengende Hitze der Ebene von de Braus und durch die Eiseskälte auf den Berggipfeln, bei mörderischen Temperaturschwankungen, wenn die eine Haarnadelkurve im Schatten liegt und den Rennfahrer zittern lässt, und wenn die andere Haarnadelkurve – gleich um die Ecke – in der prallen Sonne sengt und die brütende Hitze plötzlich von den Bergwänden auf den Rennfahrer fällt. Dazwischen gibt es aufreibende Rennen ›gegen die Uhr‹. Es geht durch brennenden, erstickenden, demoralisierenden Staub und durch klebrig-feuchten Matsch, bei Niesel, Hagel, Regengüssen, es geht auch über die fürchterlichen, jedenfalls fürchterlich schlechten und ebenso demoralisierenden Kopfsteinpflasterstraßen entlang der belgischen Grenze in Nordfrankreich.

Und das alles geschieht – man höre – mitten in der Saison, der lärmigen Rennsaison, also nicht nach einer Ruhezeit, nein, es geschieht nach Monaten des täglichen Trainings, welches bis zu 200 Kilometer pro Tag beträgt, und nach Monaten, in denen ein erbittertes Rennen nach dem anderen folgt.

Inmitten all der langwierigen, schweren Arbeit starten die Fahrer dann also bei dem Monsterrennen, bei der Tour de France. Und was lehrt uns nun die Erfahrung? Und was ist auch den Rennfahrern wohlbekannt? Dies! Dass der Rennfahrer, der die Tour de France hinter sich gebracht hat, besonders zu fürchten ist, denn wer aus der Tour kommt, fährt ausgezeichnet. Was sagen die Fakten?

Dass die Favoriten unter den Fahrern während der Tour gleich reihenweise Verträge für zwanzig, fünfundzwanzig Rennen abschließen, die unmittelbar nach der Tour zu bestreiten sind. Manchmal liegen noch nicht mal vierundzwanzig Stunden dazwischen. Es ist schon vorgekommen, dass Teilnehmer und Sieger der Tour am Sonntagnachmittag um fünf Uhr am Zielort Paris ankamen und um sechs Uhr bereits im Zug saßen, um am Montag rechtzeitig an dem Ort zu sein, wo sie an diesem Tag ihren ersten Vertrag zu erfüllen hatten. Sie mussten dann auch noch im Zug schlafen. Und bei der Erledigung ihrer Serienverträge fahren die Tour-Leute gegen Profis, die nicht an der Frankreich-Rundfahrt teilgenommen haben, also gegen so genannte ›frische‹ Rennfahrer, und ... bei mehreren dieser Rennen (vor allem in den ersten Tagen) gewinnt der Mann, der aus der Tour kommt. Dabei müsste sein Muskel, dabei müsste dieser Körper doch übertrainiert sein, er müsste ... dermaßen übertrainiert sein, dass er physisch wahrhaft ein Fall fürs Krankenbett wäre. (...) Die Strapaze ist entsetzlich schwer, doch die Bedingungen, die den Geist daran hindern, es ›satt‹ zu bekommen, sind vorhanden, sodass bei jenen Fahrern, welche die Tour beenden, von ›Übertraining‹ keine Rede sein kann.« [43]

Materie drückt, der Geist zieht! In schweren Zeiten ist es der Geist, der seinen Körper weiter ziehen muss, wo seine Materie zu versagen beginnt. Aber solange noch etwas Leben in dieser Materie pulsiert, solange wird sie sich auch – selbst durch die »Finsteren Zeiten« – ziehen lassen und sich schlussendlich an die Belastung anpassen.

Leistung und Selbstüberwindung muss immer vom bewussten Willen des Athleten ausgehen – von alleine werden sie sich nicht einstellen, denn das Fleisch ist schwach und der Mythos vom Übertraining entsteht durch einen ebenso schwachen Willen. Er entsteht immer genau dann, wenn der Geist es »satt« hat. Wie sagte bereits Friedrich Nietzsche: »Alle Schwäche ist Willensschwäche.« [44]

9.9 Und wenn ich nicht täglich trainieren kann?

Fragen Sie sich in einem solchen Fall immer zuerst: »Kann ich nicht oder will ich nicht täglich trainieren?« Ich sträube mich, diese oft vorkommende Frage zu behandeln, denn fast immer wird sie aus Faulheit gestellt. Darüber hinaus ist ein Training nur alle paar Tage nun einmal kein Hochfrequenztraining mehr und geht somit am Kerngedanken dieses Buches vorbei.

Nichtsdestotrotz kommt auch sehr ambitionierten Athleten 'mal etwas dazwischen. Es gibt schließlich ein Leben vor dem Tod und das besteht nicht nur aus Hanteltraining. Der Ausfall einer Trainingseinheit ist kein Weltuntergang. Steht ein solcher bevor, dann sollte das eigene Vorgehen auch hier auto-reguliert werden.

Falls man bereits ziemlich in den Seilen hängt, gönnt man sich diesen Pausentag. Ist das jedoch weniger der Fall, dann lohnt es sich, in der Trainingseinheit davor den Parameter der Intensität etwas hochzudrehen. Die bereits erwähnten Intensitätstechniken bieten entsprechende Möglichkeiten dafür.

Eine weitere Möglichkeit, die sich als sehr vielversprechend erwiesen hat, ist die Folgende: Trainieren Sie die jeweilige Übung zu Beginn mit einem sehr schweren Gewicht und sehr kleinen Clustern von nur ein bis zwei Wiederholungen. Sobald Sie hier an Ihre Leistungsgrenze stoßen, senken Sie das Gewicht um einen verhältnismäßig großen Teil und »powern« sich dann mit diesem noch einmal richtig schön aus. Für den letzten Cluster reduzieren Sie also das Gewicht und weiten ihn gleichzeitig – von der Wiederholungszahl her – so weit wie möglich aus.

Wie tief Sie hier in das Land des Versagens vordringen wollen, bleibt Ihnen überlassen. Das hängt nämlich davon ab, wie weit Sie dies überhaupt schaffen, wie es Ihnen momentan generell geht, wie gut Sie es verkraften und wann die nächste Trainingseinheit folgen wird: Es ist somit ausgesprochen individuell. Prinzipiell bleibt ein Ganzkörpertrainingsplan empfehlenswert, da dieser Effizienz, Symmetrie und Funktionalität verspricht. Darüber hinaus beanspruchen die besten Übungen sowieso bereits einen großen Teil des Körpers, wenn nicht sogar den ganzen. Auch die weiteren in diesem Buch vermittelten Prinzipien – wie Erschöpfungs-Management, Trainingstempo usw. – bleiben empfehlenswert.

Ausfallende Trainingseinheiten sollten vorwiegend durch ein Ansteigen der Intensität kompensiert werden, ansonsten jedoch zu keinen größeren Veränderungen führen. Generell gilt es jedoch, so gut es geht, eine chronische Basisbelastung zu etablieren.

9.10 Wie runde ich das Training ab?

Das ZNS aktualisiert seine Koordination in Echtzeit. Nicht nur die Bewegungsabläufe und Kontraktionsmuster, die am häufigsten durchgeführt werden, sondern auch die, die zuletzt vollzogen werden, brennen sich am stärksten ein. Dies ist ein gewichtiger Grund dafür, beim Koordinationsversagen aufzuhören, damit sich dem ZNS keine wackeligen und zögerlichen Koordinationsmuster einprägen.

Über das Koordinationsversagen hinaus lohnt es sich jedoch, das Gewicht zu verringern und noch einen leichteren Cluster mit lupenreiner Technik, sauberer Atmung und deutlich mehr Wiederholungen folgen zu lassen. Dieser sollte Sie nicht fordern und bereits vor dem Koordinationsversagen beendet werden. Die letzte Wiederholung muss ebenso sauber sein wie auch die erste! Ansonsten gilt alles wie gehabt: Beschleunigen Sie das Gewicht so gut sie können, solange sie es beherrschen. Halten Sie kurz die Höchstkontraktion – fallen Sie nicht sofort in die negative Phase. Und lassen Sie zwischen negativer und positiver Phase eine kurze Pause. Dieser letzte Satz muss koordinationstechnisch perfekt sein! Nur so erfüllt er seinen Nutzen.

Üben Sie sich nach jeder Übung in diesem kleinen Ritual. Versuchen Sie so lange wie möglich die Koordination aufrecht zu erhalten. Nur um sie geht es. Um nichts anderes. Auf diese Weise runden Sie jede einzelne Übung produktiv ab und gehen mit einem gut erzogenen ZNS aus der Trainingseinheit.

Nach dieser sollten Sie nicht sofort in völlige Bewegungslosigkeit verfallen. Eine erfrischende Dusche und etwas lockere Bewegung wirken sehr entspannend und fördern den Regenerationsprozess – sowohl körperlich als auch geistig. Soweit es möglich ist, sollten Sie Ihr Studio mit dem Rad oder zu Fuß aufsuchen oder im Anschluss einen kleinen Spaziergang folgen lassen – am besten in der Natur.

*

10. Die Übungen

In diesem Kapitel werden Ihnen die wichtigsten Übungen zur Ausführung des auto-regulierten Hochfrequenztrainings vorgestellt. Vorab jedoch ein paar einführende Worte.

10.0.1 Die richtige Atmung

Auf die Atmung wird bei den einzelnen Übungsbeschreibungen nur an besonders wichtigen Stellen eingegangen. Das hat den Hintergrund, dass ich Sie nicht in künstliche Atemmuster zwängen möchte, mit denen Sie vielleicht nicht zurecht kommen. Probieren Sie lieber verschiedene Atemmuster aus und überprüfen Sie so, wie Sie am meisten Kraft entfalten und Kontrolle behalten können.

Generell sollte sich die Atmung in Übereinstimmung mit dem Kraftfluss befinden und umso tiefer und kraftvoller werden, je schwerer auch die zu bewältigende Last wird. Bei Ganzkörperübungen atmet man bei der Belastung aus und bei der Entlastung ein. Bei Drückbewegung gilt dies ebenso.

Bei Zugübungen hingegen (z.B. Klimmzüge oder vorgebeugtes Rudern) ist es auch denkbar, bei der Anstrengung einzuatmen und die Luft mitsamt der Stange zum Körper hinzuziehen. Auf diese Weise kann man auch den Brustkorb am Punkte der Höchstkontraktion weiten, dadurch wiederum verstärkt ins Hohlkreuz gehen und so die Ellenbogen noch weiter hinter den Körper bekommen, was insgesamt ein umfassendes Anspannen der Rückenmuskulatur ermöglicht. Probieren Sie beide Atemmuster aus und entscheiden Sie dann, welches Ihnen die stärkste Kontraktion in der Zielmuskulatur ermöglicht.

Fakt ist, dass die korrekte und tiefe Atmung eine wirksame Möglichkeit ist, um die Kraftentfaltung und Körperkontrolle zu optimieren. Aus diesem Grund verdient sie besonderes Augenmerk. Die Defizite vieler Athleten liegen oftmals bereits in zu schwacher oder falscher Atmung begründet.

10.0.2 Die besten Übungen der Welt

Wissen Sie, welche Übungen die besten sind? Ich möchte Ihnen einen ganz simplen Maßstab an die Hand geben, mit dem Sie stets erkennen werden, wie gut eine Übung wirklich ist – den aktiven Kraftfluss.

Je mehr Gelenke bei einer Übung beteiligt sind, je größer der zurückzulegende Bewegungsumfang mit der Hantel ist, je freier sich der Körper zu bewegen vermag, je mehr Gewicht man bewältigen kann, je größer die Dehnung ist und je besser man die Muskulatur kontrahieren kann, indem man möglichst viele motorische Einheiten zu rekrutieren vermag, desto besser ist auch die jeweilige Übung für Ihre Entwicklung!

Sollen die Beine, die Hüftregion und das Körperzentrum am besten trainiert werden, so müssen die Beine und Füße auf dem Boden »verankert« sein und der Rest soll sich frei bewegen – so wie es der Natur unseres Körpers entspricht. Je mehr sich vom Körper (plus Hantel) dabei frei bewegt, desto besser für den Trainingseffekt. Kniebeugen und Kreuzheben liegen somit von ihrer Effektivität und Natürlichkeit her weit vor allen anderen Bein-, Gesäß- und Rumpfübungen.

Gleiches gilt für den Oberkörper. Soll dieser schwerpunktmäßig trainiert werden, so darf er nur über seine Hände verankert sein und alles andere soll frei schweben oder hängen. Dafür sind enorme Stabilisierungsarbeiten notwendig, was hohe Anforderungen an ihn stellt und zu entsprechendem Wachstum führen wird. Also sind Dips und Klimmzüge die besten Oberkörperübungen. Sie sind das Pendant zu Kniebeugen und Kreuzheben.

Die Variationen dieser vier Übungen sind das Fundament jedes intelligenten Ganzkörpertrainings.

10.0.3 Gerätetraining

Wenn Sie sich in Ihrem Fitnessstudio umsehen – wie trainieren da die wirklich starken und massigen Athleten? Natürlich mit freien und schweren Gewichten. Und wo sind die Schwächlinge, die auch gerne so wären und die ganze Zeit zu ihnen hinüberschauen? Sie klammern sich gerade an ihre Geräte.

Dieses Phänomen kann man in jedem Studio dieser Erde beobachten. Ein Soziologe hätte hier wahre Freude. Weshalb hier so gut wie niemand die Transferleistung zustande bringt und sich zusammenreimt, dass er selbst ebenso frei und schwer trainieren muss, wenn er groß und stark werden will, bleibt mir ein Rätsel. Die meisten Männer wollen Muskelmasse und Kraft aufbauen und verschwenden doch ihre Zeit an den Geräten, obwohl sie mit eigenen Augen sehen, wie es wirklich geht.

Wahrscheinlich hat die oftmals unreflektierte und bereits ausreichend geschichtsträchtige Autoritätsgläubigkeit unserer Gesellschaft dazu geführt, dass wir genau das glauben, was uns die Industrie, Theoretiker und viele Trainer glauben machen wollen: dass ein unnatürliches Training über stabilisierte und kastrierte Bewegungsabläufe an überteuerten Maschinen das Beste für unsere Entwicklung sei.

Das ist die Käfighaltung für Athleten. Für Hühner wurde sie in Deutschland 2010 abgeschafft. Was wir bis dato jedoch den Hühnern mit der Käfighaltung angetan haben, tun wir bis heute unserem Körper durch Maschinentraining an – wir hindern ihn daran, sich frei zu entfalten.

Ein Käfig mag natürlich auch Vorteile haben – zumindest zum richtigen Zeitpunkt: Wenn man so verletzt oder überlastet ist, dass man frei nicht trainieren kann, oder wenn man umliegende Muskeln vorermüden möchte, dann ist solch ein stabilisierender Käfig, solch ein maschinengestütztes Training durchaus nützlich. Selbst der bulgarische Nationaltrainer Ivan Abadjiev hat in diesen Momenten darauf zurück gegriffen. Auch für die Spielereien des Ergänzungstrainings bieten sie eine willkommene Abwechslung und ebenso zur kosmetischen Ausbesserung optischer Schwachstellen. Aber Gerätetraining wirklich ernstzunehmen und schwerpunktmäßig auszuführen, gleicht der Ausbildung eines Kampfsportlers an einer »PlayStation«-Konsole.

Der Körper ist nicht für solch ein Training geschaffen und er kann die isoliert aufgebaute Kraft im Alltag oder Sport auch kaum umsetzen, weil die Muskeln so nie gelernt haben, zusammenzuarbeiten. Auch hier entscheidet einzig und allein das ZNS, welche Muskulatur genutzt und wie viel Kraft realisiert wird. Beim Maschinentraining wird das ZNS vernachlässigt. In diesem Sinne sind selbst die modernsten Trainingsmaschinen vorsintflutlich, da sie nur Muskeln trainieren und nicht Bewegungen! Trainierte Muskeln allein bedeuten jedoch nicht viel. Wenn Sie nicht im Einklang mit dem ZNS trainiert werden, sind sie erstmal nutzlos, da sie unter natürlichen Bedingungen nicht effektiv eingesetzt werden können.

Isolations- und Maschinentraining gleicht dem Aufbauen einer Armee von unzähligen voneinander unabhängigen Soldaten ohne den koordinierenden Einfluss eines führenden Befehlshabers. Es ist wortwörtlich vollkommen hirnlos. Wie nützlich eine solche Armee im Einsatz wohl sein wird, können Sie sich bestimmt vorstellen. Ganz egal, wie stark isoliert trainierte Muskeln sind: Diese Stärke verpufft im normalen Lebens-, Arbeits- und Sportalltag, weil die Muskeln dort nie isoliert arbeiten. Für jeden Menschen gilt immer die folgende Maxime: Nur im Verbund trainierte Kraft und Muskulatur kann auch im Verbund genutzt werden! Wir erinnern uns: Das ZNS ist der Boss.

Der menschliche Körper ist nicht dazu geschaffen, um in eindimensional funktionierenden Maschinen mit konstanten Widerständen zu arbeiten. Er ist geschaffen für das wahre Leben, für dreidimensionale Arbeit mit freien Gewichten. Das ist der Weg zu optimaler Leistungsfähigkeit, größtmöglicher Stabilität und ausgewogener Entwicklung.

10.0.4 Equipment

...ist so nützlich wie Gerätetraining. Ebenso wie bei diesem das ZNS sowie die synergistisch und stabilisierend arbeitenden Muskeln vernachlässigt werden und somit der Industrialisierung zum Opfer fallen, nimmt uns auch Equipment – wie z.B. Gürtel und Zughilfen – Arbeit ab, um auf gewisse Bereiche unverhältnismäßig viel Arbeit zu übertragen. Dadurch erhält man das trügerische Gefühl von Sicherheit und Stärke. In Wirklichkeit bringt es jedoch die Beanspruchung unseres Körpers durcheinander, was über kurz oder lang zu Verletzungen und Dysbalancen führen kann.

Wirklich stark wird man nur, indem man gezielt die eigenen Schwachstellen bearbeitet und nicht indem man die Last von ihnen nimmt, um die ohnehin schon stärkeren Muskeln noch mehr zu belasten. Das führt nur zu noch größeren Differenzen zwischen schwachen und starken Körperbereichen; also zu einer unausgewogenen Entwicklung.

Wer zu schwach ist, um sein Gewicht beim Kreuzheben zu halten, der muss an seiner Griffkraft arbeiten und sie nicht noch weiter schwächen, indem er seine Unterarme durch Griffhilfen entlastet. Noch schlimmer ist das Tragen eines Gewichthebergürtels um die Taille: Wenn man im unteren Rücken bereits eine Schwachstelle hat, dann kann man – Verzeihung – nichts Dümmeres machen, als sich einen Gürtel umzuschnallen und den Körper mit noch mehr Gewicht zu belasten, als er ohnehin schon nicht vertragen würde. Allenfalls dem Leistungssportler, dem es einzig und allein um das maximal mögliche Übungsgewicht geht und nicht um eine ausgewogene und gesunde Entwicklung für sich selbst, mag dies vorbehalten sein.

Sind Sie ein professioneller Gewichtheber oder Powerlifter, dem Leistung wichtiger ist als Gesundheit und gleichmäßige Entwicklung? Nein? Warum wollen Sie dann so trainieren?

Griffkraft und Rumpfstabilität sollten neben der Beinmuskulatur die stärksten Bereiche des gesamten Körpers sein. Wer hier Probleme hat, hat bereits von früher eine Dysbalance im Gepäck oder sie sich durch falsches Training selbst beschert. Ein Ausblenden dieser muskulären Ungleichgewichte durch das Verwenden von Equipment ist dabei genau das Gegenteil von dem, was man machen sollte.

Der menschliche Körper kann sich selbst schützen und stabilisieren – wenn man ihn lässt! Er wächst am Widerstand und verkümmert an der Schonung. Jeder ernsthafte Athlet sollte das wissen und entsprechend handeln.

10.1 Ganzkörperübungen

Primär ist beim Beugen und Heben der Unterkörper aktiv beteiligt, weil man dabei jedoch den gesamten Körper bewegt und zugleich alle Muskeln – zumindest stabilisierend – mit von der Partie sind, dürfen diese beiden Bewegungen mit Fug und Recht als Ganzkörperübungen bezeichnet werden.

Beim Beugen und Heben wird – neben der Muskulatur des Oberkörpers – nicht nur der Quadrizeps stark beansprucht, sondern ebenso die Muskeln der Oberschenkelrückseite und des Beckenbereichs. Der Unterkörper hat nicht die Funktion des Ziehens, wie sie der Oberkörper besitzt. Beine sind nur dazu da, um uns vom Boden abzustoßen und nicht, um uns an ihn heranzuziehen. Aus diesem Grund haben wir an den Füßen auch keinen Daumen und vier Finger, sondern fünf ähnliche Zehen.

Die Muskulatur unserer Oberschenkelrückseite ist somit keineswegs eine Zugmuskulatur, die man mit dem Bizeps des Armes vergleichen könnte und wie sie oftmals durch Beincurls am Gerät trainiert wird. Vielmehr hat sie – neben dem Beugen des Beines – die Aufgabe der Hüftstreckung und so werden wir sie hauptsächlich auch trainieren, damit sie sich ausgewogen entwickelt. Gleiches gilt für die Gesäßmuskulatur.

Wenn Sie also regelmäßig so beugen und heben, wie ich es in den beiden folgenden Unterkapiteln beschreibe, werden Sie einen ausgewogenen Unterkörper entwickeln. Wollen Sie darüber hinaus die Waden aufbauen, dann lohnen sich die später folgenden Powerübungen aus dem Gewichtheben und sollte Ihnen dies immer noch nicht reichen, gibt es ja noch das Ergänzungstraining.

10.1.1 Kreuzheben

Kreuzheben ist die Übung schlechthin, wenn es darum geht, eine maximal mögliche Mischung aus ZNS-Schulung, Muskelbeanspruchung und Stoffwechselanregung in einer Bewegung zu vereinen. Neben der Beuge steigt und fällt Ihre gesamte Entwicklung mit dem Fortschritt dieser Übung. Kreuzheben ist eine hüftdominante Bewegung der aktiven Körperstreckung.

10.1.1.1 Klassisches Kreuzheben

Beanspruchte Muskulatur: Der gesamte Körper – insbesondere der Unterkörper und die Rumpfmuskulatur.

Durchführung: Sie stehen mit ungefähr schulterweitem Stand vor einer ausreichend schwer beladenen Langhantel, wobei sich die Stange ungefähr über der Mitte Ihrer Füße befindet. Mit geradem Oberkörper (ein leichtes Hohlkreuz ist angemessen) neigen Sie nun den Oberkörper leicht nach vorne, indem Sie die Hüfte beugen, und gehen gleichzeitig so weit in die Knie, bis Sie die Stange mit gestreckten Armen greifen können. Ob Sie hier mit normalem Griff oder Kreuzgriff arbeiten, obliegt Ihrer Wahl und Kraft. Beim Kreuzgriff greift eine Hand im Unter- und die andere im Obergriff. Dies verzögert ein Herausrutschen bzw. -rollen der Langhantel bei höheren Gewichten.

Der Rücken selbst wird während der gesamten Übung nie gebeugt! Dies scheint nur so, da der Oberkörper durch das Beugen der Hüfte und das Beibehalten seiner weiterhin geraden Position ebenfalls mitsamt der Hüfte nach vorne geneigt wird. Dabei neigen Sie sich so weit vor, bis sich Ihre Schultergelenke vor der Hantelstange und Ihre Schulterblätter direkt darüber befinden! Letztere bilden nämlich den Schwerpunkt Ihres Schultergürtels. Ihre Schienbeine befinden sich zu diesem Zeitpunkt in direkter Stangennähe.

Nach einem tiefen Atemzug und maximaler Anspannung des Körpers – insbesondere in der Region des Rumpfes – beginnen Sie nun das Gewicht vom Boden zu heben, indem Sie Ihre Beine strecken. Sobald das Gewicht Ihre Kniegelenke passiert, gehen Sie fließend dazu über, auch Ihren Oberkörper aufzurichten. Das Strecken von Ober- und Unterkörper besteht nicht aus zwei getrennten Phasen. Es harmoniert und endet gleichzeitig in der vollständigen Körperstreckung.

Keinesfalls dürfen Sie beim beginnenden Strecken der Beine noch tiefer in die Hüftbeugung verfallen. Der Neigungswinkel des Oberkörpers relativ zum Boden bleibt während der einleitenden beinstreckenden Phase gleich – der Oberkörper beschreibt hier eine Parallelverschiebung.

Korrektes Kreuzheben ist vor allem eine Sache des »Timings« von Atmung, Knie- und Hüftstreckung! Trainieren Sie

Abb. 1 Klassisches Kreuzheben

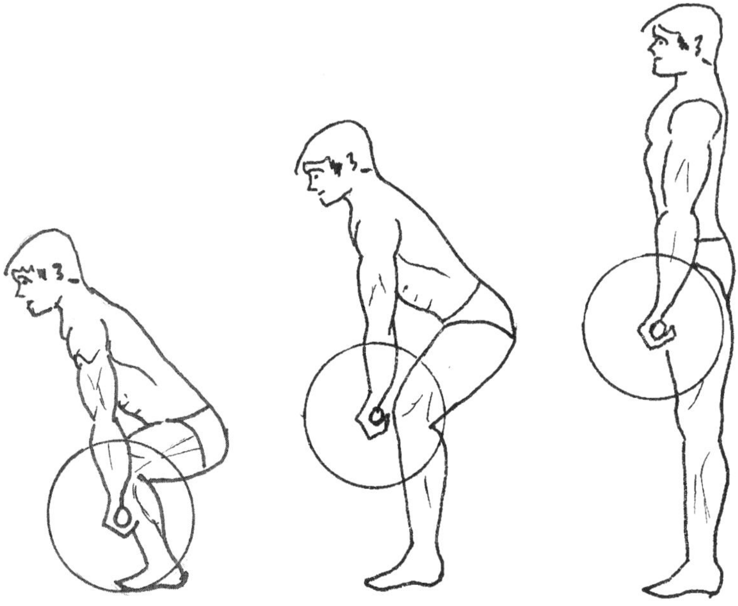

Gerader Rücken, körpernahe Führung, volle Streckung in der Endposition.

hier so lange mit geringeren Gewichten, bis Sie ein fließendes und harmonisches Zusammenspiel aller drei Komponenten zustande bekommen.

Zum Herablassen der Hantel wird der gesamte Bewegungsablauf genau entgegengesetzt durchgeführt. Erst dominiert die Hüftbeugung über das Anwinkeln der Beine und sobald die Stange auf Höhe der Kniegelenke und hinter den Schultergelenken ist, wird das restliche Absenken des Gesamtsystems primär durch ein weiteres Beugen der Beine durchgeführt. Jegliche Stangenbewegung unterhalb der Kniegelenke ist somit vorwiegend Beinarbeit.

Das Aufrichten des Oberkörpers setzt beim klassischen Kreuzheben immer erst dann ein, wenn sich die Hantelstange oberhalb der Kniegelenke befindet. Richten Sie ihn zu früh auf, dann würde die Stange an Ihren Schienbeinen entlang schrammen. Dies ist ein wunderbarer Maßstab für Ihre Hebetechnik: Haben Sie Schienbeinkontakt, dann richten Sie den Oberkörper zu früh auf oder er ist bereits von Anfang an zu aufrecht. Letzteres können Sie darüber kontrollieren, ob Sie zu Beginn auch tatsächlich die Schultergelenke vor der Stange haben. Also immer schön die Checkliste durchgehen:

1. Die Füße unter der Hantelstange positionieren.
2. Die Schulterblätter sind genau über der Stange und die Schultern selbst knapp davor.
3. Bereits volle Körperspannung aufbauen, bevor es los geht.
4. Das Abheben vom Boden mit dem Schwerpunkt auf der Beinarbeit – der Oberkörper beschreibt eine Parallelverschiebung.
5. Das Aufrichten des Oberkörpers genau dann einleiten, wenn die Stange die Knie passiert.
6. Die Bein- und Hüftstreckung harmoniert so, dass sie gleichzeitig in der vollkommenen Körperstreckung endet.

Halten Sie des Weiteren die Arme durchgehend gestreckt und heben Sie das Gewicht nicht einfach nur hoch, sondern ziehen Sie es auch stets aktiv mit der Rückenmuskulatur an Ihren Körper heran, um die Stange möglichst schwerpunktgetreu zu führen. Dabei verläuft die Stange idealerweise immer auf einer geraden Linie über der Mitte Ihrer Füße. Sie wird durchgehend körpernah und doch so reibungslos wie möglich geführt.

10.1.1.2 Kreuzheben mit fast gestreckten Beinen

Beanspruchte Muskulatur: Hier liegt der Schwerpunkt auf der Hüftstreckung bei gleichzeitiger Entlastung der Beinstreckung. Es werden somit vorwiegend die Rückseite der Oberschenkel, die Gesäßmuskulatur und natürlich die gesamte Rumpfmuskulatur gestärkt. Diese Übung empfiehlt sich, wenn man die beinstreckende Muskulatur lokal entlasten möchte. Zudem erlaubt sie es, die für alle Bewegungen des Beugens und Hebens notwendige Körperspannung im Rücken gezielt zu trainieren. Ebenso gilt dies für die Beweglichkeit der Hüfte.

Durchführung: Bei dieser Übung werden die Beine nur ganz leicht angewinkelt, während das Heben und Senken des Gewichtes fast ausschließlich über das Aufrichten und Neigen des Oberkörpers im Hüftgelenk geschieht. Versuchen Sie dabei auf keinen Fall individuelle Bewegungseinschränkungen beim Beugen der Hüfte durch ein Einrunden des Rückens zu kompensieren!

Beim Kreuzheben arbeitet man nie mit einer Rückenbeugung! Der Rücken bleibt immer gestreckt. Nur die Hüfte arbeitet hier und wird gebeugt. Eine bewegliche Hüfte ist durchaus dazu fähig, das Gewicht über den vollen Bewegungsumfang – also vom Boden bis zur Körperstreckung – zu heben. Ist Ihnen dies bis dato nicht möglich, dann arbeiten Sie verstärkt an Ihrer Hüftbeweglichkeit, denn gerade hier ist es die größtmögliche Dehnung, die die besten Wachstumsreize zu setzen vermag.

Bei dieser Version des Hebens wird die Hantel nicht durchgehend körpernah geführt. Das wäre nur durch eine entsprechende Beinbeteiligung möglich, die wir jedoch bewusst umgehen wollen. Beach-

Abb. 2 Kreuzheben mit fast gestreckten Beinen

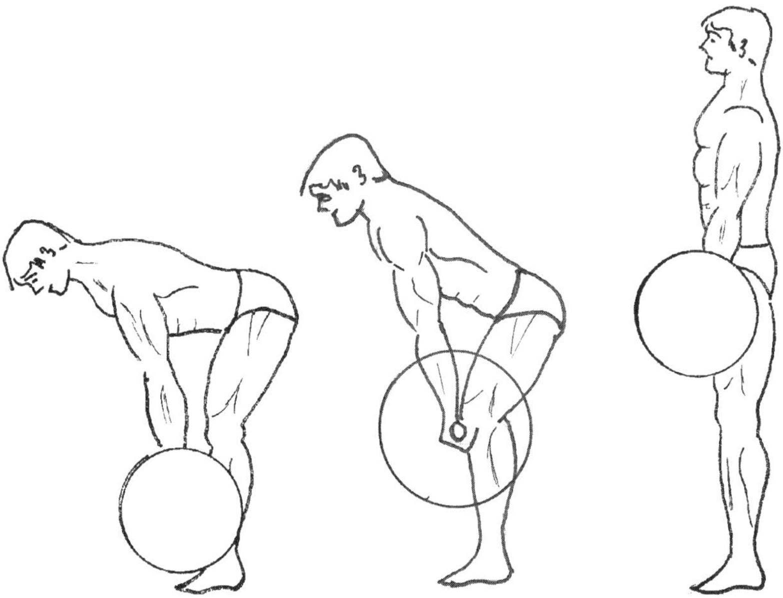

Der Schwerpunkt liegt auf der Hüftstreckung, körpernahe Führung durch die Aktivierung des Latissimus.

ten Sie des Weiteren, dass Sie durch den längeren Hebel des nach vorne geneigten Oberkörpers und die geringere Beinbeteiligung auch nur entsprechend weniger Gewicht bewegen können. Versuchen Sie dennoch, die Stange mit Hilfe des Latissimus möglichst nah an den Körper heranzuziehen.

10.1.1.3 Sumo-Kreuzheben

Beanspruchte Muskulatur: Hier liegt der Schwerpunkt der Belastung auf der Beinmuskulatur bei gleichzeitiger Entlastung der Rumpfmuskulatur. Sumo-Kreuzheben ist Heben mit fast gestrecktem Oberkörper und das Pendant zum Heben mit fast gestreckten Beinen. Darüber hinaus werden die Muskeln der Oberschenkelinnenseite – die Adduktoren – sehr intensiv gefordert. Das Heben im Sumo-Stand ist anzuraten, wenn der untere Rücken entlastet werden soll.

Durchführung: Um den Rumpf zu entlasten, müssen Sie mit einem weitestgehend aufrechten Oberkörper ans Werk gehen. Dies gelingt, indem Sie einen enorm

Abb. 3 Sumo-Kreuzheben

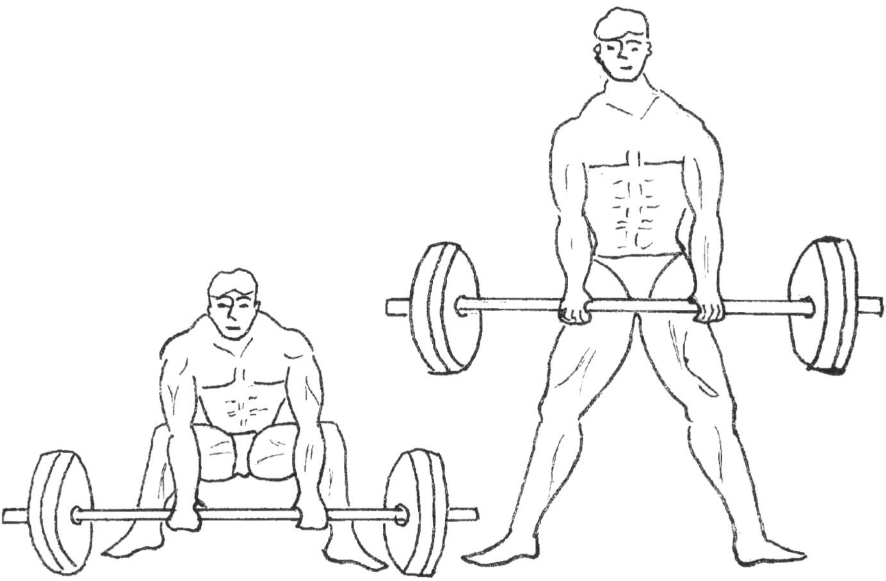

Oberkörper so aufrecht wie möglich, voller Beineinsatz.

weiten Stand wählen und ungefähr schulterweit greifen. Arbeiten Sie beim Sumo-Kreuzheben vorwiegend mit den Beinen. Dafür gilt es, ausreichend tief in die Hocke zu gehen, um den vollen Bewegungsumfang nutzen zu können. Achten Sie auch hier stets auf eine schwerpunktgetreue – also körpernahe – Führung der Hantel.

10.1.2 Kniebeugen

Nicht zu Unrecht wird diese Übung als Königin aller Kraftsportbewegungen bezeichnet. Mag das Heben zwar mehr Muskeln zu aktivieren, so verlangt schweres Beugen deutlich mehr Schneid. Schließlich befindet sich hier zwischen Gewicht und Boden viel mehr Abstand und dazu auch noch unser Körper – was die gesamte Angelegenheit je nach Last sehr bedrohlich werden lässt.

Aus diesem Grund wächst man an der Kniebeuge nicht nur körperlich, sondern auch geistig. Die mentale Reife, Stärke und Selbstsicherheit eines erfahrenen Athleten erwächst zum Teil beim Beugen schwerer Gewichte! Haben Sie einen dieser angeblichen Athleten vor sich, der wegen allerlei fadenscheiniger Gründe auf das Beugen verzichtet, dann können Sie bereits erahnen, welchem Typ Mensch Sie gegenüber stehen. Getreu dem Motto: Zeig' mir, wie Du trainierst, und ich sag' Dir, wer Du bist.

Wollen Sie nicht nur einen eindrucksvollen Körper, sondern auch eine ebensolche Persönlichkeit entwickeln, führt für Sie kein Weg an der Kniebeuge vorbei. Je härter Sie es sich hier machen, desto härter werden auch Sie selbst – es lohnt sich also.

10.1.2.1 Klassisches Kniebeugen

Beanspruchte Muskulatur: Der gesamte Körper – insbesondere der Unterkörper und die Rumpfmuskulatur.

Durchführung: Achten Sie stets auf solide und korrekt eingestellte Kniebeugeständer. Platzieren Sie die Hantel auf dem oberen Trapezmuskel und nicht zu hoch (auf den Halswirbeln) oder zu tief (auf den hinteren Deltamuskeln). Das wären nämlich zwei Sonderformen des Beugens – das zu tiefe Ablegen für Powerlifter und das zu hohe für Idioten.

Sobald Sie die Last aufnehmen, muss Ihr Körper durchgehend unter Spannung stehen. Hier dürfen Sie sich also keine schwachen Momente erlauben und auch der untere Rücken bleibt durchgehend stabil. Dies gilt ebenso für die kurze Dauer nach der letzten Wiederholung. Die Beuge ist immer erst dann erfolgreich beendet, wenn das Gewicht wieder sicher im Ständer ruht, wo es keinen Schaden mehr anrichten kann.

Aber nun zur Beuge an sich: Die Last ruht auf Ihrem oberen Trapez und Sie haben sich einen sicheren Stand gesucht. Diesen dürfen Sie auch regelmäßig variieren, damit Ihr Körper umfassend gestärkt wird. Generell ist jedoch ein knapp schulterweiter Stand oder etwas breiter optimal.

Mit dem Beginn eines tiefen Atemzuges, der zusehends den gesamten Rumpf stabilisiert, senken Sie Ihren Körper so ab, dass die Hantel auf einer vertikalen Ebene über dem Körperschwerpunkt verläuft, der sich zwischen den Fersen und der Mitte der Füße befindet. Wenn Sie dies beachten, werden Sie sehen, dass Sie hierbei nicht sehr viel Bewegungsspielraum haben. Sprich, der Oberkörper sollte stets davon abgehalten werden, zu sehr nach vorne zu kippen – was immer wieder vielen beim Beugen passiert und dadurch das Gesamtsystem aus dem Gleichgewicht bringt.

Im Vergleich zum klassischen Heben wird bei der Beuge der Beineinsatz stärker gewichtet und der der Hüfte verringert. Diese kleine Abwechslung ist einer der Hauptgründe dafür, dass sich schweres Beugen und Heben so wunderbar ergänzen, da sie zwar die gleichen Muskeln beanspruchen, aber auf verschiedene Weise. Genau solche Kleinigkeiten halten das ZNS bei Laune und erlauben uns dadurch tägliches Ganzkörpertraining.

Nichtsdestotrotz ist der Hüfteinsatz bei der Kniebeuge nicht zu verachten und wird einen entsprechend starken Trainingseffekt auf die Rückseite der Oberschenkel und die Gesäßmuskulatur haben – wenn Sie diese auch anzusprechen wis-

Abb. 4 Klassisches Kniebeugen

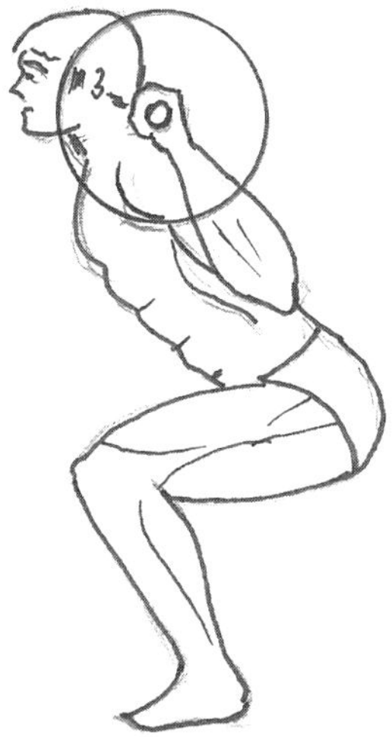

Mittlere Position: Stange über dem Körperschwerpunkt. In der Endposition Beine und Hüfte ganz strecken.

sen. Arbeiten Sie also niemals nur bewusst mit den Beinstreckern, sondern kontrahieren Sie stets auch Ihre Hüftstrecker am Gesäß und an der Rückseite Ihrer Oberschenkel maximal. Je tiefer Sie hierbei beugen, desto besser.

Ebenso wie beim Kreuzheben ist auch bei der Kniebeuge eine hohe Beweglichkeit der Hüfte und Stabilität im unteren Rücken gefragt. Wenn diese eingeschränkt scheint und Sie ab einer gewissen Tiefe den unteren Rücken einrunden, müssen Sie verstärkt daran arbeiten, dies abzustellen. Vor allem kommt es darauf an, eine korrekte Muskelsteuerung zu erlernen, die das Beibehalten des geraden Rückens auch in der tiefen Beuge ermöglicht. »Verkürzte« Muskeln, die erst wochenlang aufgedehnt werden müssten, sind hier weniger die Ursache. Es liegt fast immer eine falsche Koordination zugrunde, die es umzuprogrammieren gilt. Ein Gewichtheber-Gürtel kann dieses Problem natürlich nicht beheben, da er an der Steuerung der Hüfte nichts verändert.

Zurück zur Beuge: Wir befinden uns gerade am tiefsten Punkt der Bewegung mit möglichst gebeugten Knien bei entsprechend gebeugter Hüfte und weitestgehend aufrechtem Oberkörper. Nun führen Sie die Streckung dieser Gelenke so harmonisch wie möglich durch. Der Maßstab dieser Harmonie ist auch hier wieder der vertikale Verlauf der Hantelstange über Ihrem Körperschwerpunkt. Lassen Sie diesen ruhig regelmäßig überwachen oder filmen!

Die Kniestreckung darf hier keinesfalls überwiegen – was den Oberkörper unverhältnismäßig stark nach vorne kippen, das Gesamtsystem aus dem Gleichgewicht bringen und in abschließende »Good Mornings« ausarten würde.

Arbeiten Sie hier ebenso wie auch beim Heben stets mit einer sehr tiefen Atmung und maximaler Körperspannung!

10.1.2.2 Frontkniebeugen

Beanspruchte Muskulatur: Ebenso wie die klassische Kniebeuge ist auch die Frontkniebeuge eine sehr effektive Ganzkörperübung mit dem Schwerpunkt auf der beinstreckenden Muskulatur – dem Quadrizeps. Darüber hinaus ist die Belastung für den oberen Rumpfbereich deutlich höher als beim normalen Beugen, da die Last hier nicht auf dem oberen Rücken ruht, sondern auf den vorderen Schultern und den Schlüsselbeinfasern des Brustmuskels stabilisiert werden muss. Das übt enorme Kompressionskräfte auf den Oberkörper aus und wird langfristig zu einem überaus starken und stabilen Brustkorb führen.

Insbesondere in puncto Funktionalität ist die Frontkniebeuge vorteilhaft. Das Abstoßen vom Boden gegen einen Widerstand vor dem Körper ist eine sehr natürliche Bewegung, die in vielen Kampf- und Kontaktsportarten gefordert wird. Auch das generelle Sprint-, Sprung- und Stoßvermögen wächst daran enorm. In diesem Punkt liegt die Frontkniebeuge weit vor der klassischen Beuge. Deswegen sollte man diese Variante ebenso intensiv und hochfrequent trainieren – wenn nicht noch mehr.

Wer zudem seinen unteren Rücken sowie die Gesäß- und hintere Oberschenkelmuskulatur schonen möchte, ist mit der Frontkniebeuge gut beraten. Auch das Erlernen einer aufrechten Oberkörperhaltung ist mit ihr gut möglich.

Durchführung: Die Ablage der beladenen Langhantel auf dem vorderen Deltamuskel und den Schlüsselbeinfasern des Brustmuskels ist die ersten Male ziemlich unangenehm, was durch den hohen Druck auf den Brustkorb nicht gerade abgemildert wird. Aber lassen Sie sich davon nicht abschrecken, denn mit der Zeit gewöhnt man sich daran und wird darüber hinaus sehr viel Oberkörperstabilität dafür ernten. Wer erst einmal über den Berg des Unbehagens hinweg ist und erkannt hat, welch gewaltiges Potenzial in der Frontkniebeuge schlummert, wird sie regelrecht lieben lernen.

Die Hantel kann man wie ein Gewichtheber im »Cleangriff« halten oder, wenn die Beweglichkeit dazu nicht ausreicht, auch mit gekreuzten Unterarmen. Wichtig ist dabei, die Ellenbogen und das Brustbein durchgehend so weit und stabil wie möglich oben zu halten, damit die Statik des Gesamtsystem gewährleistet bleibt. Eine tiefe Atmung und anschließende Blockierung des Brustkorbes im Rahmen der negativen Phase ist dabei unabdingbar.

Während des Absenkens gilt es, einen möglichst aufrechten Oberkörper beizubehalten, denn auch hier wollen wir – wie bei der klassischen Beuge – den Verlauf der Hantel durchgehend über dem Schwerpunkt unseres Körpers belassen. Da sich das Gewicht nun jedoch vor unserem Kopf befindet, bleibt der Oberkörper hier fast vollständig senkrecht zum Boden. Der Schwerpunkt der Belastung liegt somit vorwiegend bei der beinstreckenden Muskulatur. Dieses Bewegungsprogramm des Beugens bei gleichzeitig aufrechtem Oberkörper muss unserem ZNS erst einmal einprogrammiert werden, da es solch eine Bewegung bisher weniger gewohnt ist.

10.1.2.3 Überkopfkniebeugen und Gewichtheberschuhe

Als gute Möglichkeit zum Erlernen der weitestgehend aufrechten Oberkörperhal-

Abb. 5 Frontkniebeugen

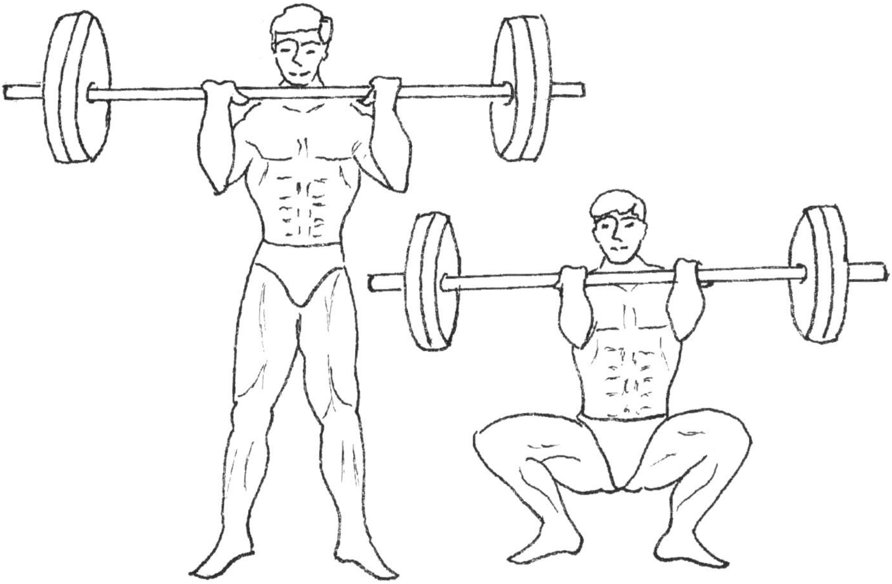

Aufrechter Oberkörper, den Brustkorb und oberen Rücken stabil halten (verschiedene Griffpositionen möglich).

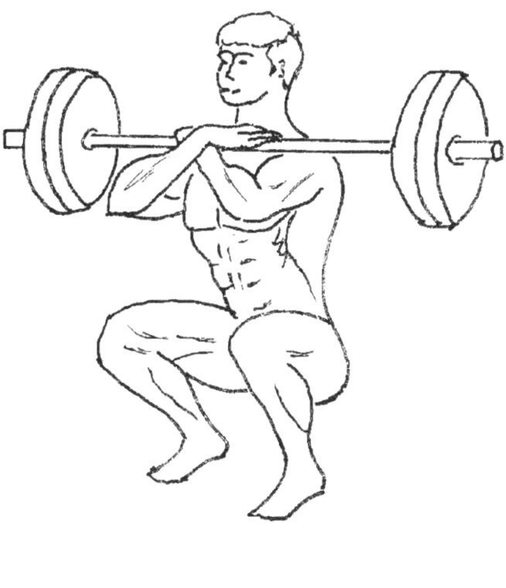

tung beim Beugen empfiehlt sich die koordinativ anspruchsvolle Überkopfkniebeuge. Bei dieser wird die Langhantel mit sehr weitem Griff und auf ausgestreckten Armen über dem Kopf gehalten und dort während der gesamten Beuge stabilisiert. Dies sei aber nur nebenher zur Technikverbesserung erwähnt und kann bereits zu Hause mit einem Besenstiel oder einer unbeladenen Langhantelstange geübt werden. Sehr gut eignet sich dafür auch ein Seil oder Handtuch. Das Ziehen an dessen Enden verhilft zu mehr Körperspannung. Das Einrunden des unteren Rückens beim Heben und Beugen lässt sich auf diese Weise gut korrigieren.

Wer Probleme hat, den Schwerpunkt der Langhantel über dem des Körpers zu halten, muss einfach noch mehr üben, kann sich aber zusätzlich Gewichtheberschuhe zulegen. Diese sind für leistungsorientierte Kraftsportler und Bodybuilder, die regelmäßig schwer beugen wollen, sehr zu empfehlen.

Durch diese Schuhe stehen die Fersen leicht erhöht, was die Hebelkonstellation für das Beugen mit aufrechtem Oberkörper optimiert und zudem eine Erweiterung des Bewegungsumfanges ermöglicht. Darüber hinaus geben sie einen stabilen Halt und besitzen eine feste flache Sohle, so dass man sie auch bei vielen anderen Übungen schätzen lernen wird. Sie sind kein »Muss«, aber wer ernsthaft darüber nachdenkt, täglich zu trainieren, sollte sich auch entsprechendes Schuhwerk dafür zulegen. Gewichtheberschuhe sind hier eine gute Wahl.

Abb. 6 Überkopfkniebeugen

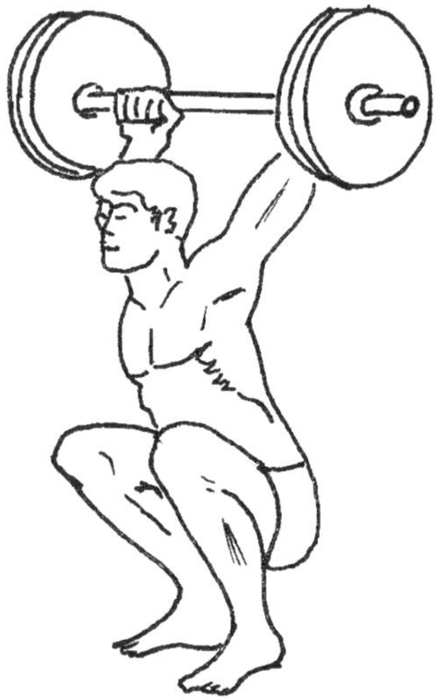

Aufrechter Oberkörper, Arme gestreckt – koordinativ sehr anspruchsvoll.

10.2 Drückübungen

Drücken bzw. Stoßen ist eine der natürlichen Grundbewegungen unseres Körpers – dem Freizeitathleten vorwiegend durch das klischeebeladene Bankdrücken und die Frage »Was drückst Du denn so?« bekannt. Diese Vorrangstellung erhält das Bankdrücken jedoch zu Unrecht. Dips sowie das klassische Drücken (über Kopf) sind bedeutend natürlichere und optimalere Ausdrucksformen dieser Bewegung und sollten daher auch in Ihrem Training an erster Stelle stehen.

Durch die Fixierung auf der Bank befindet sich das Schultergelenk in einer physiologisch ungünstigen Position, was bei den meisten, die ausschließlich auf der Bank drücken, früher oder später zu Problemen führen wird. Bei Dips und beim klassischen Drücken kann die Schulter optimaler arbeiten. So wird sie deutlich stabiler und gesünder wachsen.

Über Ihre Leistung auf der Bank müssen Sie sich dabei weniger Sorgen machen. Die Erfahrung zeigt, dass große Fortschritte bei Dips und klassischem Drücken auch zu sehr guten Leistungssteigerungen auf der Bank führen. Der menschliche Körper ist durchaus dazu in der Lage, durch komplexe Bewegungen erworbene Kraft auf simplere Bewegungen zu übertragen – weshalb man selbst durch reines Training mit Grundübungen immer auch sehr stark bei bewegungsverwandten Isolationsübungen wird. Anders herum ist dies jedoch weniger möglich.

Ein studierter Architekt kann ein Baumhaus bauen. Aber ein Schüler, der ein Baumhaus bauen kann, kann noch lange kein echtes Haus bauen. Komplexe Grundübungen sind mit einem umfassenden interdisziplinären Studium vergleichbar – weniger komplexe Übungen hingegen nur mit einer mehr oder minder simplen Schulbildung.

10.2.1 Dips

Liegestütze sind eine sehr funktionale Übung, da hier einzig Hände und Füße fixiert sind. Der restliche Körper muss komplett über diese stabilisiert und bewegt werden. Leider erlauben Liegestütze nur eine geringe mechanische Belastung, was ihre Durchführung – je nach Trainingsstand – entsprechend schnell ineffizient werden lässt.

Dips sind hier die ideale Fortführung des Drücktrainings. Der Stabilisierung durch die Füße beraubt, muss der gesamte Körper nun vollständig über die Hände fixiert, stabilisiert und bewegt werden, während er selbst sich frei bewegt – eine unvorstellbar wachstumsfördernde Konstellation. Dips sind die Kniebeugen des Oberkörpers! Ebenso effektiv und sinnvoll, was sie vor allem auch der Möglichkeit eines umfassenden Bewegungsumfanges sowie entsprechend großer Dehnung verdanken.

Darüber hinaus sind Dips sehr sicher, wenn man sie kontrolliert und über den vollen Bewegungsumfang ausführt. Im Verbund mit ebenso sauberen Klimmzügen bilden sie eine optimale Schulterprophylaxe. Labile Strukturen werden schließlich nicht durch Schonung stark, sondern durch gleichmäßige, progressive Belastungen im Sinne ihrer natürlichen Bewegungsmöglichkeiten.

Vollkommen unverdient ist diese klassische Übung in Vergessenheit geraten. Lernen Sie hier so schnell wie möglich eine saubere Technik und dann dippen Sie so intensiv, schwer und regelmäßig wie es Ihnen nur möglich ist! Niemals werden Sie diesen Schritt bereuen.

Beanspruchte Muskulatur: Der gesamt Rumpf und darüber hinaus schwerpunktmäßig der Trizeps, der vordere Deltamuskel, der große und kleine Brustmuskel (Pectoralis major & minor) und der vor-

Abb. 7 Dips

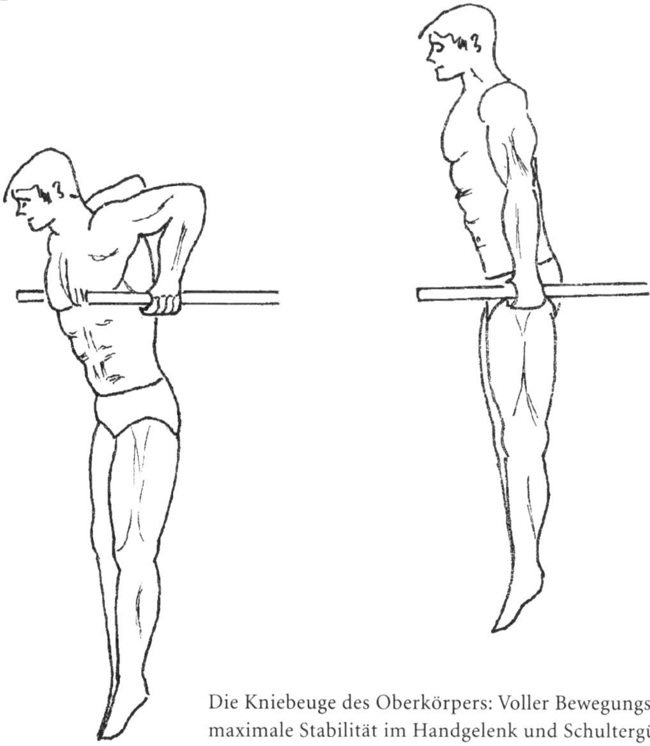

Die Kniebeuge des Oberkörpers: Voller Bewegungsumfang, auf maximale Stabilität im Handgelenk und Schultergürtel achten.

dere Sägezahnmuskel – auch Serratus anterior genannt.

Durchführung: Begeben Sie sich an Dipholmen in den aufrechten Stütz. Achten Sie auf einen starken Griff und maximale Spannung im Rumpf. Nun senken Sie den Körper kontrolliert so weit ab, wie es Ihnen möglich ist. Nehmen Sie dabei auch die Schultern nach hinten. Und dann drücken Sie sich wieder nach oben.

Lassen Sie sich aber nicht einfach nur fallen und durch den so entstehenden Schwung des Dehnungs-Verkürzungs-Zyklus die Arbeit abnehmen: Kontrolliert in die Dehnung gehen und dann aus eigener Kraft nach oben beschleunigen. Am höchsten Punkt der positiven Phase gehen Sie in den Lockout – strecken Sie die Arme dabei voll durch und ziehen Sie zugleich die Schultern so weit wie möglich nach unten vorne. So können Sie nicht nur den Trizeps und den großen Brustmuskel, sondern auch den Serratus und den kleinen Brustmuskel mit beanspruchen. Während der große Brustmuskel nämlich die Arme an den Körper heranführt, ist es die Aufgabe des kleinen Brustmuskels, die Schulter nach vorne unten zu ziehen. Der Serratus zieht die Schulterblätter möglichst weit in Richtung Brustkorb. Beide Muskeln lassen sich durch diese zusätzliche Teilbewegung verstärkt aktivieren.

Wer hingegen den Bewegungsspielraum der Schulter nicht einbezieht und nur über einen verkürzten Bewegungsumfang die Arme beugt und streckt, nutzt das Potenzial nicht aus, das Dips bieten. Achten Sie also stets auf die Qualität der Ausführung und einen maximal möglichen Bewegungsumfang. Lernen Sie zu fühlen, wie nicht nur Ihr Trizeps und der große Brustmuskel kontrahieren, sondern wie Sie auch Ihren Serratus und den kleinen Brustmuskel mit ins Spiel bringen! Können Sie all diese Muskeln bewusst ansprechen, ist das bereits die halbe Miete zur optimalen Setzung von Wachstumsreizen.

Sobald Sie die richtige Technik erlernt haben, sollten Sie progressiv mit Zusatzgewichten trainieren, die Sie sich an einen sog. Dip-Gürtel um das Becken hängen oder in Form einer Kurzhantel in die verschränkten Kniekehlen legen lassen.

Variieren Sie dabei regelmäßig nicht nur das Gewicht, sondern – soweit möglich – auch die Weite der Dipholme und die Neigung des Oberkörpers, um ZNS und Bewegungsapparat immer wieder neu zu fordern. Um Verletzungen zu vermeiden, sollten Sie sich an jede Variation stets mit verringerter Last und Bewegungsgeschwindigkeit herantasten. Gesundheit geht immer vor Leistung, denn langfristig gibt es ohne sie überhaupt keine Leistung.

10.2.2.1 Klassisches Drücken

Das Aufheben und Stemmen einer schweren Last über den Kopf ist der klassische Kraftakt. Es gibt keine Bewegung, die mehr Muskeln in unserem Körper beansprucht, als diese. Von den Füßen bis hinauf zu den ausgestreckten Händen, die die schwer beladene Hantel über den Kopf bewegen, verläuft der Kraftfluss und ermöglicht bei dieser Bewegung die längste »kinetische Kette«, zu der ein Mensch fähig ist. Das Gewicht muss schließlich nicht nur nach oben gedrückt, sondern auch über die dann ausgestreckten Arme in den Schultergelenken und über diese wiederum im gesamten Rumpf, der Beckenregion und schlussendlich den Beinen stabilisiert und auf dem Boden fixiert werden. Heben und Beugen sind nur deswegen effektiver für die Wachstumsreizsetzung, da man bei diesen deutlich mehr Gewicht bewegen kann. Wäre ihnen dieser Vorteil nicht beschieden, so stünde das Überkopfdrücken an der Spitze der Ganzkörperübungen. Es setzt umfassende Wachstumsreize für den gesamten Körper. Die beiden wichtigsten Muskeln des Drückens (Trizeps und vorderer Deltamuskel) werden besonders stark gefordert.

Beanspruchte Muskulatur: Der gesamte Körper – insbesondere Rumpf, Trizeps und vorderer Deltamuskel; außerdem die Schlüsselbeinfasern des großen Brustmuskels und der obere Trapezius.

Durchführung: Setzen Sie sich beim klassischen Drücken niemals hin – es sei denn Sie sind am Unterkörper verletzt. Ansonsten würden Sie dieser Übung einen gewichtigen Teil ihrer Effektivität rauben.

Abb. 8 Klassisches Drücken

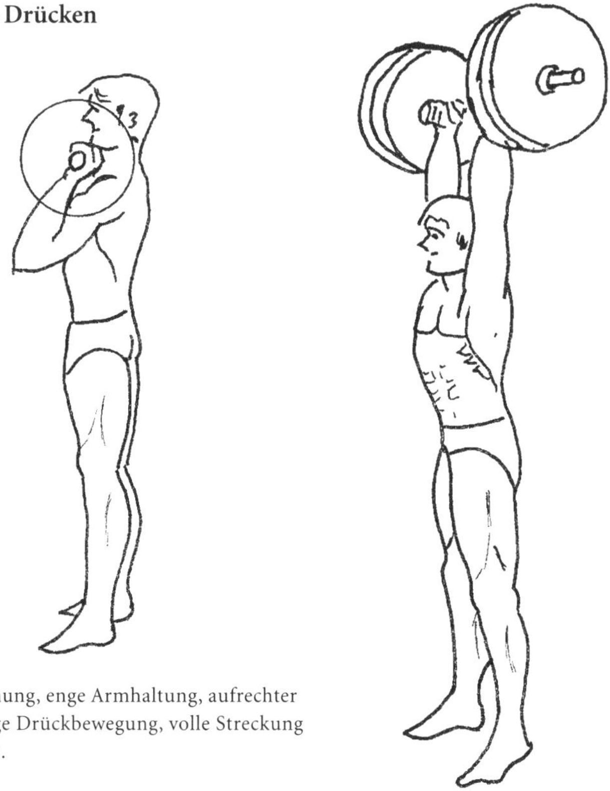

Maximale Körperspannung, enge Armhaltung, aufrechter Oberkörper. Geradlinige Drückbewegung, volle Streckung (Schultern »shruggen«).

Stehen Sie stabil mit schulterweitem Stand und halten Sie eine Langhantel, die Sie entweder vorher fachmännisch umgesetzt oder einem Kniebeugeständer entnommen haben, wie ein Gewichtheber vor dem Ausstoßen: mit nur leicht weiterem Handabstand, als es Ihrer Schulterweite entspricht. Stabilisieren Sie hierbei Ihren Brustkorb und die Last – ebenso wie bei der Frontkniebeuge – indem Sie die Ellenbogen und auch Ihr Brustbein möglichst weit nach vorne oben bewegen. So ruht die Hantel sicher auf Ihren vorderen Deltamuskeln und den Schlüsselbeinfasern des Brustmuskels über dem Schwerpunkt Ihres Körpers. Noch einmal zur Sicherheit: Ihre Ellenbogen sind dabei nicht nach außen ausgestellt, sondern direkt vor Ihrem Oberkörper, so dass Ihre angewinkelten Arme vollkommen parallel zueinander stehen.

Drücken Sie die Langhantel schwerpunktgetreu und so kraftvoll wie möglich, einer vertikalen Ebene folgend, nach oben – im Rahmen eines ebenso kraftvollen Ausatmens. Um den korrekten Bewegungsverlauf der Hantel zu ermöglichen, müssen Sie Ihren Kopf zu Beginn in den Nacken nehmen. So kann die Stange ungehindert an Kinn und Nase vorbeibewegt werden. Sobald die Hantel oberhalb des Kopfes ist, tauchen Sie mit dem gesamten Körper unter die Hantel und strecken die Arme vollständig durch. »Shruggen« (ziehen) Sie an diesem Punkt auch noch die Schultern nach oben, um zu einer maximalen Kontraktion der beteiligen Drück- und Streckmuskulatur zu gelangen.

Vergessen Sie dabei niemals, eine durchgehende Spannung im gesamten Bein- und Rumpfbereich beizubehalten, dessen Muskulatur Sie beim Lockout ebenfalls voll kontrahieren. Achten Sie weiterhin darauf, diese umfassende Ganzkörperstreckung auch bei Ihren Handgelenken dergestalt walten zu lassen, dass diese beim Lockout ebenfalls ausreichend gestreckt sind. So dass sich die Stange in der direkten Verlängerung der Unterarme befindet.

Beim Absenken der Langhantel gehen Sie genau entgegengesetzt vor: Führen Sie sie in einer vertikalen Bewegungsebene über dem Schwerpunkt Ihres Körpers nach unten auf Ihren vorderen Deltamuskel und die Schlüsselbeinfasern des großen Brustmuskels. Denken Sie dabei daran, rechtzeitig Ihren Kopf aus der Bahn sowie in den Nacken und zugleich die Ellenbogen nach vorne und nicht zur Seite zu nehmen.

10.2.2.2 Einarmiges Arnold-Pressen

Diese Variante des Überkopfdrückens ist schulterfreundlich und effektiv für den gesamten Körper. Beanspruchte Muskulatur: Vergleichbar mit dem klassischen Drücken. Durch die einarmige Ausführung verlaufen die entstehenden »Spannungstrajektorien« zum Teil schräg durch den Körper. Das setzt umfassende und stabilisierende Wachstumsreize in der Rumpfregion, die bei beidarmiger Ausführung nicht möglich wären. Asymmetrische Belastungen sind natürlich und sollten von ihrem Potenzial her nicht unterschätzt werden.

Durchführung: Wir führen diese Übung stets im Stehen und einarmig aus! In der anderen Hand darf sich keine Kurzhantel befinden, da diese uns die Stabilisierungsarbeit abnehmen würde, die wir aus eigener Kraft bewältigen wollen.

In der Ausgangsstellung halten wir in einer Hand eine Kurzhantel supiniert vor der Brust – also so wie am Ende eines Kurzhantelcurls. Diese drücken wir nun in einer flüssigen halbkreisähnlichen Bewegung über den Kopf, wobei der Unterarm stets senkrecht zum Boden verbleibt und der Oberarm erst leicht nach außen wandert und sich dann bei der Streckung wieder vertikal unterhalb des Unterarmes einfindet – unterstützt von einem kräftigen Ausatmen.

Während dieser Drückbewegung proniert der Unterarm vollständig. Das bedeutet, dass die Kurzhantel in der positiven Phase einmal um 180 Grad rotiert und der Rücken unserer Hand beim Lockout in die gleiche Richtung zeigt, wie auch der unseres Oberkörpers. Shruggen Sie auch hier die entsprechende Schulter nach oben und strecken Sie dabei Ihren gesam-

Abb. 9 Einarmiges Arnold-Pressen

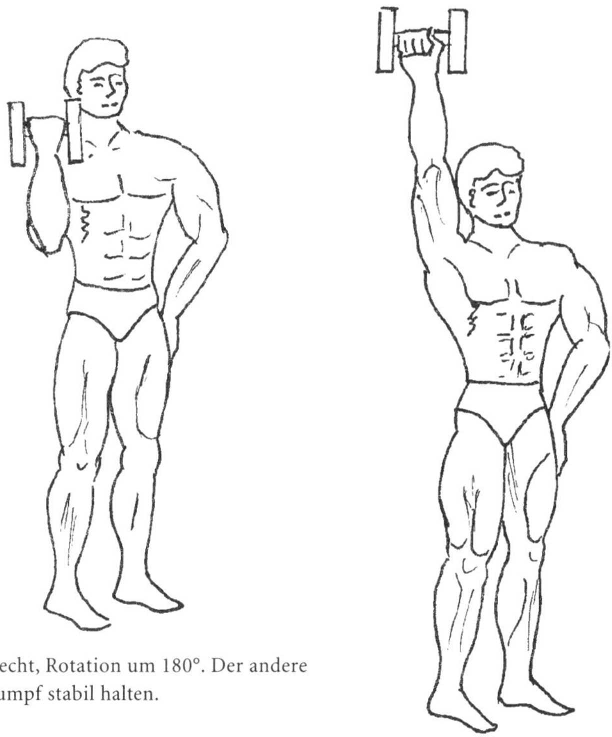

Unterarm bleibt senkrecht, Rotation um 180°. Der andere Arm ohne Last, den Rumpf stabil halten.

ten Körper maximal – natürlich abgesehen von der Wadenmuskulatur.

Zwingen Sie sich keinesfalls zu einem umständlichen Bewegungsverlauf. Achten Sie darauf, dass der Unterarm während seiner Rotation stets senkrecht zum Boden verbleibt und folgen Sie ansonsten einer physiologisch optimalen Bewegung.

Legen Sie darüber hinaus Wert auf einen stabilen Rumpf und ein ebensolches Becken – die Ausführung vor einem großen Spiegel erleichtert dies. Gerade bei schweren Gewichten werden Sie nämlich dazu neigen, zusätzliche Kraft aus diesem Bereich aufzubringen. Das ist wunderbar, nur sollten Sie dabei nicht einknicken. Nutzen Sie Ihre stabilisierende Rumpf- und Beckenmuskulatur, um dies zu verhindern.

Beim Herablassen der Kurzhantel gehen Sie genau entgegengesetzt vor. Wie bereits erwähnt, halten Sie in der anderen Hand keine Hantel. Beenden Sie erst mit einer Hand Ihren Cluster, wechseln dann die Hantel in die andere Hand und machen – je nach Schwerpunktsetzung –

direkt oder nach einer kurzen Pause mit der anderen Seite des Körpers weiter. So wechseln Sie immer hin und her. Bedenken Sie, dass die Pausen für die einzelnen Seiten nicht zu lang werden dürfen. Schließlich arbeitet immer nur eine Seite, während die andere sich wieder erholen kann. Legen Sie also ausreichend viel Wert auf das Tempo, bevor der metabolische Stress zu kurz kommt.

10.2.3.1 Bankdrücken

Trotz der zuvor geäußerten Kritik darf Bankdrücken in unserem Plan natürlich nicht fehlen. Es ermöglicht das Drücken in der horizontalen Bewegungsebene. So können wir Belastungsschwerpunkte setzen, die wir beim vertikalen Drücken nicht setzen können. Bankdrücken ist somit eine wunderbare Ergänzung unserer Drückroutine.

Beanspruchte Muskulatur: Je nach Griffweite verteilt sich die Belastung hauptsächlich auf den Trizeps, den vorderen Deltamuskel und den großen Brustmuskel. Letzterer wird umso mehr belastet, je weiter man greift.

Durchführung: Legen Sie sich rücklings auf eine stabile Bank und platzieren Sie die Füße fest auf dem Boden. Sauberes und kraftvolles Drücken auf der Bank ist nur dann möglich, wenn der Körper ausreichend stabilisiert wird und das geschieht vorwiegend durch die Füße und den Schultergürtel.

Die Hantelstange sollte stets so hoch in der Ablage liegen, dass Sie sie möglichst kraftschonend aufnehmen und ablegen können – also möglichst weit oben. Die korrekte Höhe können Sie überprüfen, indem Sie in Drückposition Ihren erwünschten Handabstand einnehmen und die Arme entsprechend nach oben hin ausstrecken: Die Stange sollte sich nun auf der Höhe Ihrer Handgelenke befinden. Auf keinen Fall darüber, aber auch nicht zu weit darunter.

Bauen Sie beim Bankdrücken immer erst eine maximale Körperspannung auf, bevor Sie die Hantel aus der Ablage nehmen. Dazu spannen Sie Ihren Unterkörper und Rumpf vollständig an; ebenso wie die Rückenmuskulatur. Je mehr Ihr Körper dabei einem stabilen Brett – oder gar einer Brücke – ähnelt, desto mehr Gewicht werden Sie auch drücken können.

Schwere Gewichte drückt man aus dem Rücken heraus! Kontrahieren Sie Ihren Trapezius, um die Schulterblätter zu fixieren und ausreichend Spannung aufzubauen. Lernen Sie auch, Ihren Latissimus beim Drücken miteinzubeziehen.

Wenn Sie nun die entsprechende Grundspannung im Körper aufgebaut haben, greifen Sie die Langhantel so fest Sie können – mit einem regelmäßig zu variierenden Handabstand – und heben Sie sie aus der Ablage heraus. Sobald Sie die Kontrolle über die Hantel haben, führen Sie diese in einem leichten Bogen in Richtung Bauch, so dass die Stange am Übergang von Brust und Bauch kurz zur Ruhe kommt. Holen Sie während der negativen Phase (oder davor) tief Luft und pressen Sie diese in den Bauchraum. Eine tiefe und kraftvolle Bauchatmung ist der Schlüssel zu einer starken Bankdrückleistung.

Abb. 10 Bankdrücken

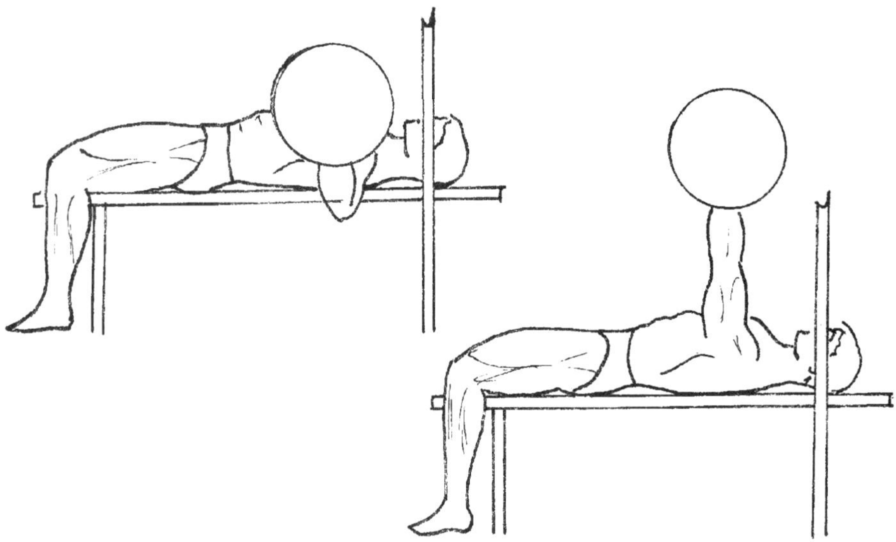

Erst Spannung aufbauen, dann Hantel aufnehmen. Auf stabilen Stand und Schultergürtel achten. Griff variieren. Aus dem Rücken drücken.

Lassen Sie die Stange nicht vom Brustkorb abprallen und wieder nach oben schwingen. Lassen Sie vielmehr erst den Schwung entschwinden und »explodieren« Sie dann in einer maximalen Beschleunigung im Rahmen der positiven Phase. Das Problem vieler Athleten ist, dass sie ihre Kraft beim Bewegen des Gewichtes erst nach und nach entfalten und nicht von Anfang an voll einsetzen; obwohl – wie bereits ausgeführt – nur Letzteres zu einer maximalen Rekrutierung der motorischen Einheiten führt.

Spannen Sie bereits im Zuge der negativen Phase den Latissimus immer stärker auf – etwa so wie bei einer stehenden Lat-Pose – um dann bei der positiven Phase mit seiner vollen Unterstützung drücken zu können!

Führen Sie das Gewicht dabei wieder leicht bogenförmig nach oben, bis es auf ausgestreckten Armen exakt über Ihren Schultern zum Ruhen kommt. Vermeiden Sie angewinkelte Handgelenke. Die Stange muss sich in der direkten Verlängerung der Unterarme befinden.

Eine optimale Kraftübertragung erhalten Sie stets dann, wenn Sie die Unterarme per Handabstand so platzieren und bewegen, dass Sie möglichst senkrecht zum Boden verlaufen. Um hier die für Sie beste Hebelkonstellation herauszufinden, können Sie ruhig ein wenig experimentieren. Sobald Sie die richtige Haltung gefunden haben, sollten Sie schwerpunktmäßig mit dieser trainieren. Nichtsdestotrotz empfiehlt es sich, regelmäßig auch mit weiterem und engerem Handabstand zu drücken, um das ZNS und den restlichen Körper dauerhaft bei Laune zu halten und vielschichtige Wachstumsreize zu setzen. Wir wollen zwar Kraft- und Massespezialisten werden, aber in diesem Feld wollen wir Generalisten bleiben!

10.2.3.2 Schrägbankdrücken und die Arbeit mit Kurzhanteln

Schrägbankdrücken erlaubt sehr viele Variationsmöglichkeiten, auf die Sie regelmäßig zurückgreifen sollten. Je steiler die Rückenlehne dabei steht, desto mehr geht die Belastung auf den oberen Brustmuskel, die Schultern und den Trizeps. Ansonsten ist das Drücken auf der Schrägbank dem normalen Bankdrücken sehr ähnlich, weshalb wir uns hier weitere Ausführungen sparen wollen. Wer solide im Stehen und auf der Flachbank zu drücken vermag, der wird auch das Drücken auf der Schrägbank beherrschen.

Es ist empfehlenswert – soweit ausreichend schwere Gewichte vorhanden sind – so oft wie möglich mit Kurzhanteln zu drücken. Diese müssen nicht nur wie die Langhantel in zwei, sondern sogar in drei Dimensionen stabilisiert werden, da sie nicht nur nach vorne und hinten, sondern auch nach links und rechts Bewegungsspielraum haben. Der Trainingseffekt ist somit deutlich besser als bei der gewöhnlichen Langhantel.

Darüber hinaus erhalten Sie so noch einmal deutlich mehr Variationsmöglichkeiten: Arbeiten Sie z.B. nur mit einer Kurzhantel auf der Bank, um die Spannungstrajektorien schräg durch Ihren Körper verlaufen zu lassen. Sie können aber auch mit zwei Kurzhanteln drücken und dafür alternierend – sprich, immer nur einen Arm durchstrecken, während der andere unten verweilt und auf seinen Einsatz wartet – so wie es ein Boxer trainieren würde. Sicherlich sogar in der Form der Arnold-Pressen, um die Rotation der Faust zu simulieren. Das ist auch eine gewisse Art von Erschöpfungs-Management und Arnold-Pressen sind natürlich auch auf der Bank denkbar. Darüber hinaus können Sie mit Kurzhanteln mit völlig verschiedenen Hebelkonstellationen trainieren.

Öffnen Sie z.B. den Winkel von Unter- und Oberarm so weit, dass Sie schon fast Fliegende machen, um den Schwerpunkt auf den Brustmuskel zu legen. Oder führen Sie die Arme sehr körpernah, um hauptsächlich den Trizeps und vorderen Delta zu belasten. Sie können auch weit beginnen und mit zunehmender Ermüdung jeden weiteren Cluster etwas näher am Körper ausführen, wo Sie vermutlich am stärksten sind. Das wäre eine optimale Vermischung von Erschöpfungs-Management, Variation und Intensitätssteigerung

Abb. 11 Schrägbankdrücken

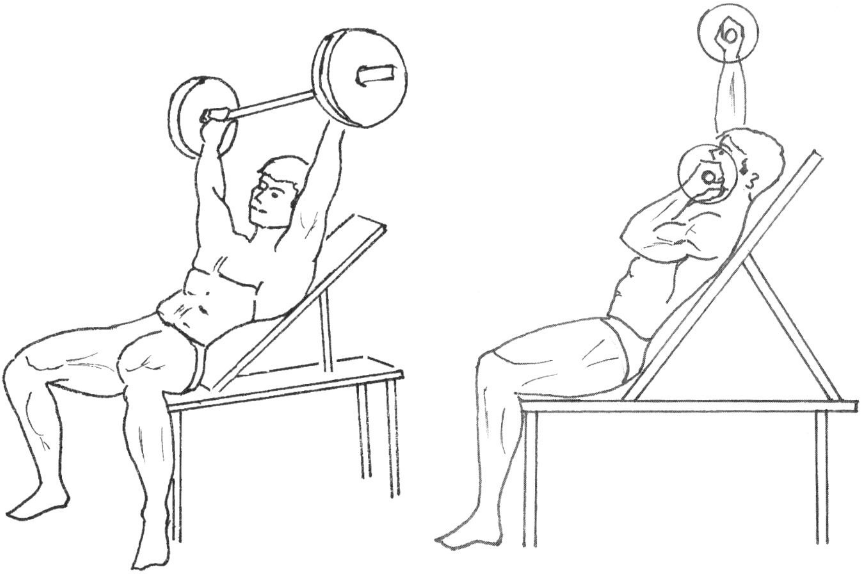

Vorgehensweise wie beim Bankdrücken. Ein stabiler Fußstand ist noch wichtiger. Maximale Rumpfspannung. Variationen mit Kurzhanteln einbeziehen.

in einem einzigen Übungsdurchgang. Lassen Sie Ihrer Phantasie also freien Lauf.

Je nachdem, wie beleibt Sie sind, erlauben Ihnen Kurzhanteln einen deutlich größeren Bewegungsumfang als die Langhantel, die so mancher Obelix beim Drücken mit entsprechender Brücke ja kaum zu bewegen scheint. (Aber wirklich dick ist man ja auch erst, wenn man durch das Umfallen an Höhe gewinnt.) Kurzhanteln können hier auf jeden Fall Abhilfe schaffen, geht es einem nicht um ein maximales Gewicht auf der Stange, sondern um einen maximalen Wachstumsreiz. Und der steigt und fällt mit einem möglichst großen Bewegungsumfang und einer möglichst guten Dehnung.

10.3 Zugübungen

Ziehende Bewegungen sind das Pendant zu den drückenden und ebenso von Bedeutung, wollen Sie sich Dysbalancen und Verletzungen ersparen. Darüber hinaus ist die Rückenmuskulatur ausgesprochen komplex. Gut trainiert ist sie wunderschön anzusehen – ein Grund mehr, sie ebenso intensiv zu trainieren wie auch die Drückmuskulatur.

So wie Drückbewegungen zugleich die besten Trizepsübungen sind, so sind Zugbewegungen auch stets die besten Bizepsübungen. Je schwerer Sie drücken und ziehen, desto stärkere und muskulösere Arme werden Sie dafür erhalten, solange Sie sich an den Prinzipien dieses Buches orientieren.

Für Ihre Unterarme gilt das Gleiche: Wer regelmäßig schwer hebt und darüber hinaus mit hohen Zusatzgewichten Dips und Klimmzüge ausführt, der wird sich über die Entwicklung seiner Unterarme niemals beschweren müssen! Wer hingegen immer nur an Maschinen trainiert und selbst da noch Zughilfen benötigt, braucht sich nicht darüber zu wundern, wenn seine Unterarme denen eines Balletttänzers gleichen statt denen eines Holzfällers.

10.3.1 Klimmzüge

Wollen Sie den Rücken eines Gorillas, dann sollten Sie diesen auch so trainieren, wie er ihn verwendet: kletternd und ziehend. Selbst gewaltige Silberrücken klettern mit Leichtigkeit auf hohe Bäume. Wir sind mit diesen Primaten eng verwandt. Unsere Rückenmuskulatur ist neben ihrer rein ziehenden Aufgabe vor allem eine Klettermuskulatur. An der Klimmzugstange können wir dieses Klettern sehr gut imitieren und somit auch unseren Rücken optimal trainieren!

Beanspruchte Muskulatur: Die gesamte Rückenmuskulatur (bis auf die Rückenstrecker), die gesamte Greif- und Beugemuskulatur des Armes und der hintere Deltamuskel.

Durchführung: Klimmzüge kann man in vielen Variationen trainieren und Sie sollten möglichst viele von diesen im Training realisieren. Grundsätzlich geht es immer nur darum, sich aus dem Hang möglichst hoch hinauf zu ziehen. Versuchen Sie dabei nicht nur, mit der Stange bis zum Kinn oder Hals zu kommen. Streben Sie danach, die Klimmzugstange möglichst weit in Richtung Bauch zu ziehen. Wenn Sie sich dabei zurücklehnen, wird es leichter. Alles, was zählt, ist ein möglichst stark beladener Zug über den größtmöglichen Bewegungsumfang mit größtmöglicher Dehnung!

Dies können Sie proniert (mit den Daumen zueinander) oder supiniert (mit den Daumen nach außen) machen; mit engem Griff, weitem Griff, Kreuzgriff, Parallelgriff, an Ringen, einer Kordel, in den Nacken usw. usf. Darüber hinaus sollten Sie – ebenso wie bei den Dips – möglichst früh und progressiv mit Zusatzgewichten trainieren. Auch können Sie auf einarmige Klimmzüge hinarbeiten, indem Sie abwechselnd immer nur mit einem Arm mit voller Kraft ziehen und mit dem anderen Arm an der Stange oder einem um die Stange gelegten Handtuch lediglich stabilisierend mithelfen.

Ebenso fordernd ist das abwechselnde Ziehen des Körpers zu immer nur einer Hand bei weitem Griff. Denkbar wäre sogar ein Arbeiten in Dreiecksform bei weitem Griff: Hierbei ziehen Sie sich z.B. zuerst zur linken Hand hoch, wechseln dann mit dem Körper oben zur rechten Hand,

Abb. 12 Klimmzüge

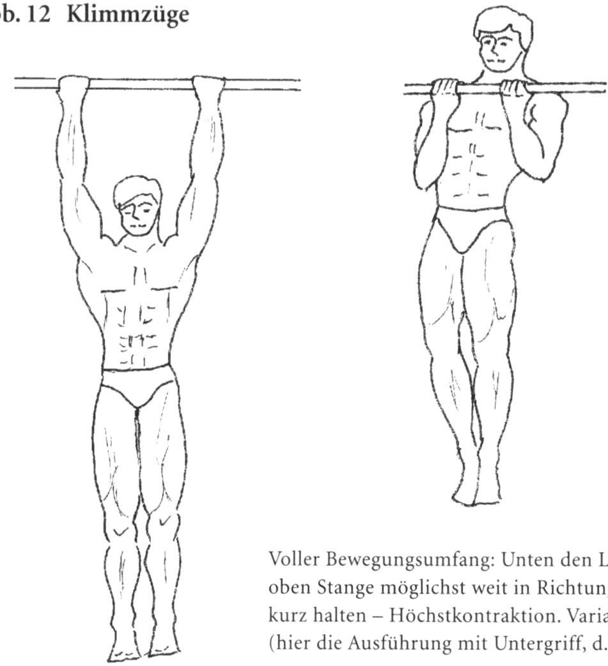

Voller Bewegungsumfang: Unten den Latissimus dehnen, oben Stange möglichst weit in Richtung Bauch ziehen und kurz halten – Höchstkontraktion. Variationsreich trainieren (hier die Ausführung mit Untergriff, d.h. supiniert).

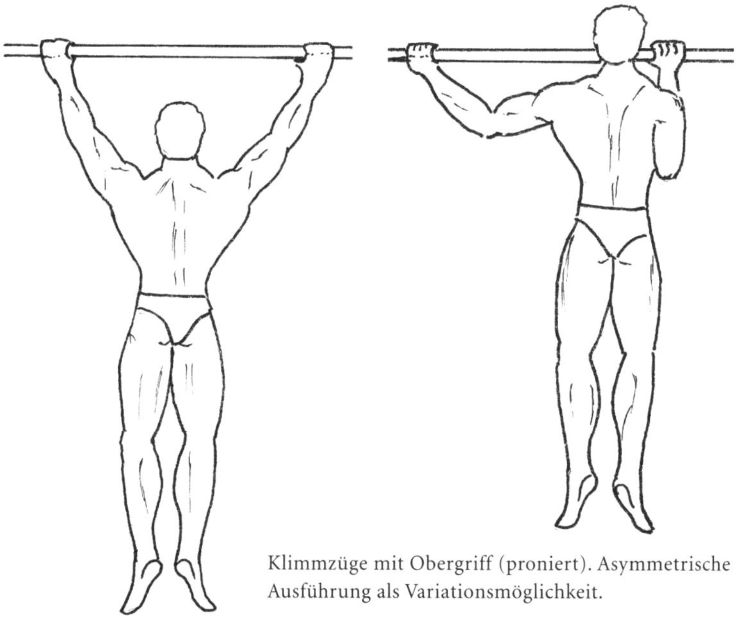

Klimmzüge mit Obergriff (proniert). Asymmetrische Ausführung als Variationsmöglichkeit.

lassen sich dann erst wieder runter und bei der nächsten Wiederholung geht es umgekehrt – also über die rechte zur linken Hand – wieder zurück usw. Das Training an der Klimmzugstange kann überaus abwechslungsreich und wachstumsfördernd gestaltet werden. Arbeiten Sie hier so vielseitig und schwer wie möglich.

Bei Zugübungen sind Sie supiniert und mit enger Armhaltung am stärksten, da hier der Bizeps und der Latissimus in vollkommener Harmonie ihre Kraft entfalten können. Je weiter und pronierter Sie hingegen ziehen, desto mehr wandert die Belastung im Rücken vom Latissimus auf den Trapezius und weitere Rückenmuskeln wie z.B. die Rautenmuskeln (Rhomboideus) und den großen runden Armmuskel (Teres major). In der Beugemuskulatur des Armes wechselt sie dabei immer mehr vom Bizeps auf den Armbeuger (Brachialis) und den Oberarmspeichenmuskel (Brachioradialis).

Die Ausbildung dieser beiden und noch einiger weiterer Muskeln gehört zur Entwicklung der Armmuskulatur ebenso hinzu wie die von Bizeps und Trizeps. Ein weiterer Grund dafür, dass einfache Curls und Trizepsdrücken am Seilzug es niemals schaffen werden, der Komplexität unserer Armmuskulatur gerecht zu werden. All die Synergisten und Stabilisatoren in unserem Körper, die ebenso trainiert und zum Wachstum angeregt werden müssen, können nur durch ein variationsreiches Training komplexer Mehrgelenksübungen erreicht werden. Wer dies versäumt, wird einen Körperbau erhalten, an dem vorwiegend die Hauptmuskeln entwickelt sein werden, wohingegen die eher unbekannten stark zurückgeblieben sind. Das können wir uns einfach nicht leisten – unser Körper hat schließlich über 600 Muskeln. Wie viele davon kennen Sie und wie viele von diesen können Sie wohl allein durch Isolationsübungen erreichen?

10.3.2.1 Vorgebeugtes Rudern

Das vertikale Ziehen mag uns zwar die besten Wachstumsreize für die Zugmuskulatur unseres Rückens geben, aber auch das horizontale Ziehen darf nicht vernachlässigt werden. Es ist das Pendant zum horizontalen Drücken auf der Bank und allein deswegen nicht nur zur Schulterstabilisation von Bedeutung, sondern um darüber hinaus stets ein ausgewogenes Verhältnis der drückenden und ziehenden Muskulatur in allen Bewegungsebenen zu schaffen und erhalten.

Außerdem ermöglicht uns das horizontale Ziehen eine Erweiterung des Bewegungsumfanges, indem wir hier die Hantel bis zum Bauch und somit die Ellenbogen weiter nach hinten ziehen können, als es uns an der Klimmzugstange möglich wäre. Dieser Vorteil ist nicht zu verachten, ermöglicht er doch eine Optimierung und Abwechslung beim Setzen von Wachstumsreizen.

Beanspruchte Muskulatur: Vergleichbar mit der beim Klimmzug, nur mit dem Unterschied, dass hierbei die Rückenstrecker, die hinteren Oberschenkel und die Gesäßmuskulatur mit von der Partie sind, um den nach vorne geneigten und mit der Hantel belasteten Oberkörper zu stabilisieren.

Abb. 13 Vorgebeugtes Rudern

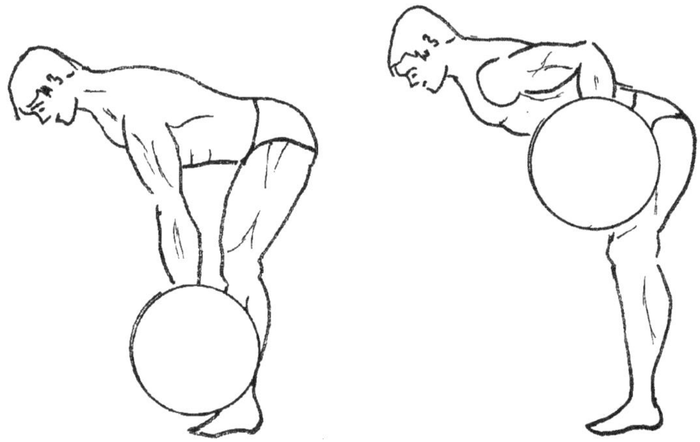

Rücken gerade halten. Stange bis zum Körper ziehen, Zugmuskulatur maximal kontrahieren und kurz halten.

Wir haben es hier mit deutlich weniger Dehnungspotenzial für den oberen Rücken zu tun, werden dafür aber mit einer starken Dehnung und Belastung der rücken- und hüftstreckenden Muskulatur entschädigt.

Durchführung: Ebenso wie bei den Klimmzügen kann man auch hier vielfältig an das Geschehen herangehen. Von weit pronierter bis eng supinierter Handhaltung sollten Sie regelmäßig variieren.

Wichtig ist, dass Sie den Rücken stets gerade lassen und am Ende der Bewegung sogar so weit wie möglich ins Hohlkreuz gehen, um die Rückenmuskulatur maximal zu kontrahieren. Des Weiteren sollten Sie mit einem weit nach vorne geneigten Oberkörper trainieren, um den Bewegungsumfang nicht unnötig zu verkleinern. Eine parallele Ausrichtung zum Boden ist optimal. Durch ein Anwinkeln der Knie und ausreichend Hüftbeweglichkeit lässt sich das erreichen.

So können wir wunderbar die Konterbewegung zum Bankdrücken trainieren und dadurch beim Drücken selbst für ausreichend Stabilität in der negativen Phase sorgen. Trainieren Sie dafür regelmäßig mit der Griffweite und -haltung, mit der Sie auch auf der Bank drücken, und führen Sie die Stange genau dorthin, wo Sie sie beim Drücken ablegen. Je mehr Sie lernen, den Latissimus bei dieser Bewegung bewusst einzusetzen, desto leichter wird es Ihnen auch beim Bankdrücken fallen.

Die Kontraktion der Rückenmuskulatur können Sie hier noch mehr intensivieren, indem Sie die Ellenbogen und Schulterblätter möglichst weit nach hinten und aufeinander zu bewegen, was neben dem Latissimus noch den Trapezius und Rhomboideus verstärkt anspricht. Gerade bei den Zugübungen ist das Prinzip der Höchstkontraktion empfehlenswert, da es beim kurzen Verweilen am Punkt der höchsten Anspannung die Rückenmuskeln besonders stark anspricht – dies ist jedoch nur dann möglich, wenn man das Gewicht beherrscht und nicht umgekehrt das Gewicht den Athleten.

10.3.2.2 Bankziehen

Weitere Möglichkeiten, beim Ziehen den unteren Rücken zu entlasten, sind (neben Klimmzügen natürlich) das sog. Bankziehen und das Kurzhantel-Rudern auf der Bank.

Beanspruchte Muskulatur: Wie beim vorgebeugten Rudern; bei Schonung der hüft- und rückenstreckenden Muskulatur.

Durchführung: Postieren Sie eine einfache Trainingsbank so hoch, dass Sie sich bäuchlings auf diese legen und eine darunter befindliche Langhantel gerade noch mit den Händen greifen können.

Bei dieser Ruderübung können sie das exakte Bewegungsmuster des Bankdrückens imitieren und sollten dies auch regelmäßig machen. Ebenso wie Sie aus dem Rücken drücken sollten, so sollten Sie auch hier lernen, die Drückmuskulatur zur Stabilisierung der Ruderbewegung in die Bewegung mit einzubeziehen, um deren Ausführung noch besser zu kontrollieren.

Variieren Sie auch hier regelmäßig Handabstand und -haltung sowie die Stelle, wo Sie die Langhantel hinziehen. Ziehen Sie diese mit weit ausgestellten Oberarmen horizontal zur Brust hoch, dann arbeiten vorwiegend Trapezius, Brachialis, Brachioradialis, Bizeps, Rhomboideus und der hintere Deltamuskel. Je mehr Sie bogenförmig in Richtung Bauch ziehen und dabei die Ellenbogen nach hinten in Richtung Becken bringen, desto mehr kommt der Latissimus ins Spiel. Greifen Sie dabei supiniert, werden Brachialis und Brachioradialis entlastet und der Bizeps übernimmt den Großteil der Beugearbeit des Armes.

Darüber hinaus eignet sich diese Übung sehr gut zum Cluster-Training: In den kurzen Zwischenpausen kann man die Hantel kurz ruhen lassen und dann direkt wieder loslegen.

Falls Sie einer weiteren Abwechslung bedürfen, gibt es auch noch das Kurzhantel-Rudern auf der Bank: Dabei stützen Sie sich mit dem Arm und Knie der passiven Körperseite auf eine Bank und stehen mit der aktiven seitlich von dieser. Ansonsten wird hier alles so gehandhabt wie auch bei anderen Ruderbewegungen: Ein möglichst großer Bewegungsumfang,

Abb. 14 Bankziehen

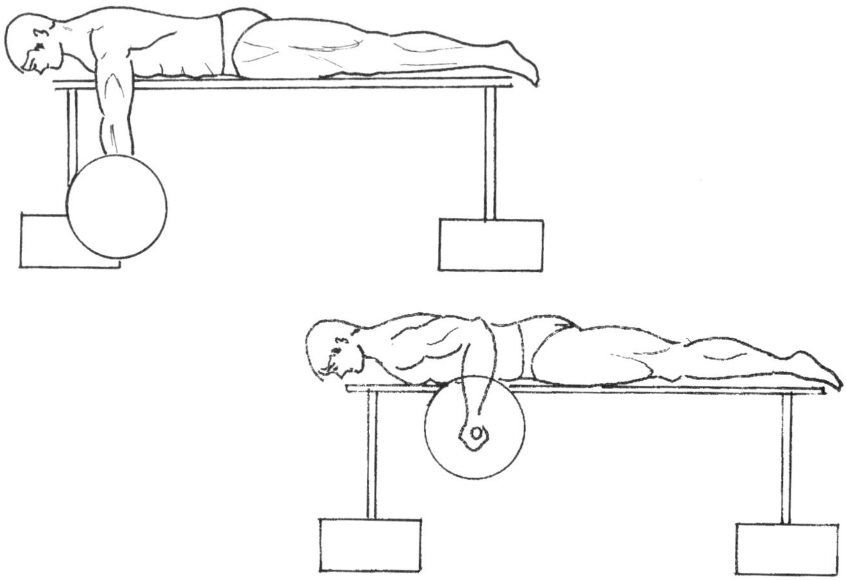

Die Bank sollte erhöht stehen, um die Arme ganz strecken zu können. Vorgehensweise wie beim vorgebeugten Rudern; die volle Dehnung nutzen.

Hohlkreuz, tiefe Atmung sowie maximal mögliche Rekrutierung der motorischen Einheiten durch Beschleunigung, Höchstkontraktion und das Weglassen von Schwung.

10.3.3 Wo bleibt das aufrechte Rudern?

Sicherlich kennen Sie auch die Bewegung des aufrechten Ziehens aus dem ein oder anderen Trainingsplan. Diese Übung ist von Ihrem Kosten-Nutzen-Verhältnis jedoch weniger etwas für uns. Das Anheben des Oberarmes bei gleichzeitiger Innenrotation desselben, welche durch das Festhalten einer beladenen Langhantel provoziert wird, führt zu einer ungünstigen Hebelkonstellation im Schultergelenk. Dies kann langfristig zu Problemen führen, insbesondere wenn man progressiv arbeitet und in höhere Gewichtsregionen vorstößt.

Deswegen sollte man aus Gesundheitsgründen aufrechtes Rudern nur mit geringeren Gewichten trainieren, was uns jedoch wenig bringt. Besser man lässt es weg und ersetzt es durch vielversprechendere Übungen – was unser Weg sein wird.

Zu erwähnen sind hier vor allem die Ergänzungsübungen des Seithebens mit Kurzhanteln oder am Kabelzug, die später noch vorgestellt werden, und einige der nun folgenden Powerübungen des Gewichthebens, die das aufrechte Ziehen in ihrem Bewegungsablauf enthalten.

10.4 Powerübungen

Schnellkraft und Explosivität spielen eine große Rolle für die Entwicklung unseres Körpers. Nicht nur im Krafttraining, sondern auch im Alltag oder bei sehr vielen Sportarten sind diese Fähigkeiten unabdingbar. Bereits im »Tempo-Kapitel« wurde ausreichend über die Bedeutung der Geschwindigkeit unserer Kraftentfaltung informiert. Es liegt nicht nur in der Natur eines Muskels, stark zu sein, sondern auch schnell!

Allein das wäre bereits ein ausreichender Grund, die Powerübungen zu einem festen Bestandteil des Trainings werden zu lassen – auch für all die Unwissenden, die immer nur ihre Muskeln trainieren wollen und sonst nichts. Wer hingegen verstanden hat, dass das ZNS der Boss ist und welchen Nutzen die Powerübungen hier entfalten werden, der wird ohne sie überhaupt nicht mehr trainieren wollen.

Worauf kommt es nämlich an, um optimale Wachstumsreize setzen zu können? Auf die maximale Rekrutierung der motorischen Einheiten eines Muskels. Das ist keine rein muskuläre, sondern eine neuromuskuläre Angelegenheit; ohne ZNS geht hier gar nichts. Und wie können wir unser ZNS darauf konditionieren, mehr motorische Einheiten zu rekrutieren? Indem wir in regelmäßigen Abständen auch mal auf deutlich schwerere Gewichte zurückgreifen und indem wir leichtere Gewichte schneller bewegen!

Neben der Maxime möglichst schneller, kontrollierter positiver Phasen und regelmäßigen Abstechern in die Welt überdurchschnittlicher Widerstände haben wir durch die Powerübungen ein weiteres Mittel an der Hand, um die Effizienz unseres ZNS zu steigern. Gleichzeitig bieten sie eine weitere Möglichkeit der Abwechslung, um unseren Körper am Ausbrennen zu hindern.

Lernt unser ZNS somit bei den »Fast Lifts« der Powerübungen mehr motorische Einheiten in kürzerer Zeit zu rekrutieren, so überträgt es diese Lektion auch auf das Training mit den »Slow Lifts« des Hebens, Beugens, Ziehens und Drückens. Das bedeutet, dass wir bei diesen Übungen pro Wiederholung und Cluster mehr Gewicht bewegen können als zuvor und somit auch deutlich bessere Wachstumsreize zu setzen vermögen.

Das Problem vieler Bodybuilder ist es, dass sie hier zu einseitig denken: Sie trainieren immer nur mit mittleren Gewichten, um größer und noch größer zu werden. Wie mit Scheuklappen rennen sie durch ihr Training und hängen im ewig gleichen Muster fest. Dies ist jedoch ineffektiv. Würden sie regelmäßig auch darauf hin trainieren, durch schwere Gewichte stärker und durch leichte schneller zu werden, dann würden Sie auch in puncto Größe deutlich bessere Fortschritte machen. Ich empfehle Ihnen, durchgehend zwischen all diesen Bereichen nicht-linear zu periodisieren!

Nur wer im Sinne seines ZNS trainiert, wird auch die Entwicklung seiner Muskulatur beherrschen. Wollen wir unsere Muskulatur umfassend entwickeln, so darf explosives Training nicht fehlen. Wollen wir größer werden, so müssen wir auch stärker und schneller werden! Nun folgen Übungen, die genau für diesen Zweck geschaffen sind: die Powerübungen.

Sie können diese entweder schwer und als Ersatz für eine der Übungen im Haupttraining verwenden oder leichter und dafür im anschließenden Ergänzungstraining.

Insofern Sie die Möglichkeit haben, sollten Sie in einen lokalen Gewichtheberverein eintreten und sich dort von fachkundigen Trainern in die Kunst des effektiven und korrekten Hebens schwerer Gewichte einweisen lassen. Es kostet im Gegensatz zu einer kommerziellen Fitnesseinrichtung oder einem Personal Trainer fast nichts und ist dennoch sehr viel wert. Auch die Technik des generellen Beugens und Hebens werden Sie dort, wo noch leistungsorientiert trainiert wird, am besten erlernen können.

Haben Sie also die Chance, in einem Leistungszentrum, Gewichtheber- oder gar Kraftdreikampfverein zu trainieren, dann lassen Sie diese nicht ungenützt! Selbst wenn es nur um das Equipment und entsprechende Heberbohlen geht, die auch das Abwerfen schwerster Gewichte verkraften. Kein kommerzielles Fitnessstudio kann eine solche Umgebung bieten, in der Olympia-Hanteln, Magnesia und überdurchschnittliche Kraftleistungen zum Alltag gehören.

10.4.1 High Pull – Hoher Zug

Beanspruchte Muskulatur: Der gesamte Körper – insbesondere der Unterkörper, der Rumpf und darüber hinaus die Beugemuskulatur des Armes sowie der seitliche Deltamuskel.

Durchführung: Der High Pull gleicht einer Mischung aus Kreuzheben mit weitem Griff und anschließendem explosivem aufrechten Rudern, bei dem man so viel Beschleunigung über das Aufrichten und Strecken des Körpers generiert, dass man dabei bis auf die Zehenspitzen hochgeht und all diese Kraft gleichsam auf die weit gegriffene Hantel überträgt, die man in einer vollkommen flüssigen Bewegung bis auf Schulterhöhe hinaufzieht und dann wieder kontrolliert zu Boden sinken lässt.

Wie Sie sehen, haben wir es hier bei den Powerübungen mit deutlich komplexeren Bewegungsabfolgen zu tun. Lassen Sie sich hier stets ausreichend Zeit, die Bewegungsabläufe zu erlernen. Achten Sie dabei immer darauf, die Hantel möglichst schwerpunktgetreu – also körpernah – zu führen und behalten sie durchgehend im Hinterkopf, dass sich der Begriff der Explosivität vor allem auf die Arbeit Ihrer Muskulatur bezieht und weniger auf die Hantel an sich. Niemals dürfen Sie ruckartig an der Hantel reißen. Ziehen Sie immer gleichmäßig und kontrolliert an Ihr – insbesondere wenn es darum geht, sie vom Boden abzuheben. Zwischen hektischem

Abb. 15 High Pull

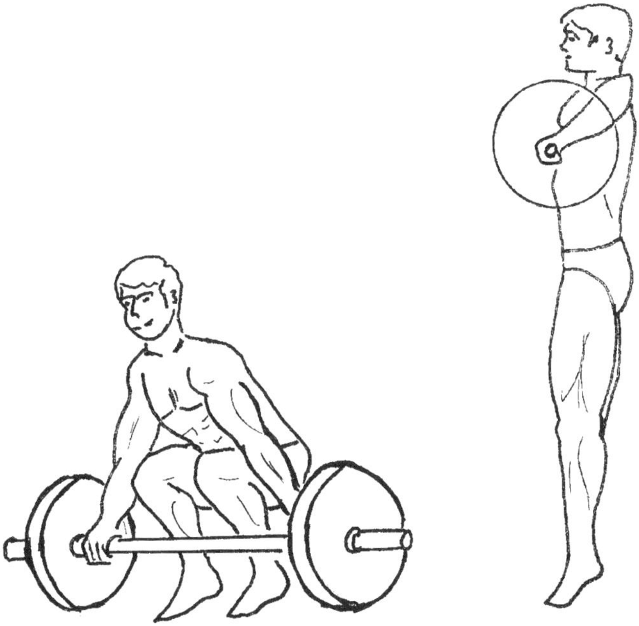

Körpernahe Führung, explosive Hüftstreckung sobald die Stange an den Knien vorbei ist. Ellenbogen hoch, bis auf die Zehenspitzen strecken.

Reißen und kraftvoller Beschleunigung liegen Welten! Arbeiten Sie mit der Hantel und nicht gegen Sie. Beschleunigen Sie sie mit dem gleichen Taktgefühl, mit dem Sie auch eine Bowlingkugel beschleunigen würden und nicht auf die Weise, wie man es bei einem Fußball zu machen pflegt. Dies ist der Ablauf Schritt für Schritt:

1. Nehmen Sie die Ausgangsposition ein, so wie Sie es für das Kreuzheben gelernt haben, greifen Sie jedoch deutlich weiter außen. Wettkampf-Stangen haben zwei Ringmarkierungen, an diesen können Sie sich orientieren.
2. Heben Sie das Gewicht kontrolliert, aber kraftvoll durch Beinstreckung vom Boden ab.
3. Sobald die Stange die Knie passiert, richten Sie den Oberkörper auf und strecken die Hüfte maximal. Dabei beschleunigen Sie die Hantel so stark es geht und ziehen diese nun...
4. ...möglichst körpernah nach oben, indem Sie die weit ausgestellten Ellenbogen so kraftvoll wie mög-

lich hochziehen und gleichzeitig dabei – mit dem gleichen Schwung – bis auf die Zehenspitzen hochgehen. Die Hüfte wird dabei so schnell wie möglich komplett gestreckt und der Oberkörper sogar – bis ins Hohlkreuz hinein – leicht überstreckt, um die Langhantel weiterhin körpernah und auf einer vertikalen Ebene hinauf ziehen zu können.

Das ist der hohe Zug, der Ihre Fähigkeit, schnell und kraftvoll hohe Lasten vom Boden zu bewegen und dazu auch noch möglichst hoch zu ziehen, nachhaltig verbessern wird. Auch der seitliche Deltamuskel, der bei den anderen Zugübungen etwas zu kurz kommt, wird stark gefordert. Gleiches gilt für die Wadenmuskeln, wenn Sie diese so explosiv wie möglich an der Kraftentfaltung teilhaben lassen und ebenfalls vollkommen strecken.

10.4.2 Muscle Snatch – Kraftreißen

Der Muscle Snatch ist die Weiterführung des High Pulls und sollte erst erlernt werden, sobald dieser einwandfrei sitzt. Beanspruchte Muskulatur: Vergleichbar mit dem High Pull und darüber hinaus der vordere Deltamuskel und der Trizeps.

Durchführung: Beim Kraftreißen führen wir den hohen Zug einfach nur dahingehend weiter, dass wir im Rahmen des Hochziehens noch mehr Power aufbringen, um die Hantel nicht nur bis auf Schulterhöhe zu ziehen, sondern um sie bis über unseren Kopf zu reißen.

Zu diesem Zweck greifen wir ebenfalls sehr weit, führen den hohen Zug aus und ziehen die Hantel ohne Unterbrechung weiter nach oben, bis wir sie auf ausgestreckten Armen über unserem Kopf zu stabilisieren vermögen. Hierbei handelt es sich keinesfalls um die Übungskonstellation des »Umsetzen und Drückens«, sondern um das möglichst körpernahe und explosive Ziehen der Langhantel vom Boden über den Kopf in einer einzigen flüssigen Bewegung.

Um die Bewegung zu erlernen, sollten Sie sie regelmäßig mit einem Besenstiel oder der unbeladenen Hantelstange üben. Diese Übung ist wirklich fantastisch, wenn es darum geht, in Ihrem Körper die Kraft möglichst vieler Muskeln in kürzester Zeit zu entfesseln. Insbesondere beim Training mit dem Schwerpunkt Fettverlust kann sie in hohen Wiederholungszahlen wahre Wunder bewirken, wenn es darum geht, dem Körper richtig einzuheizen. Aber auch sonst werden Sie durch diese Übung überaus stabil im Körper und explosiv in der Bewegung werden. Sie zu erlernen lohnt sich auf jeden Fall.

Für die letzten beiden Übungen gilt: Sobald die Stange die Knie passiert, den Oberkörper auch wirklich vollständig strecken und die Hantel dabei möglichst körpernah führen. Viele verschenken hier Potenzial, indem Sie die Hüfte zu weit gebeugt lassen und die Hantel mit nach vorne geneigtem Oberkörper nach oben ziehen, wodurch diese natürlich nicht gerade körpernah und deswegen entsprechend ineffektiv bewegt wird. Je effektiver Sie jedoch vorgehen, desto mehr Gewicht können Sie beherrschen und desto bessere Wachstumsreize werden Sie setzen.

Abb. 16 Muscle Snatch

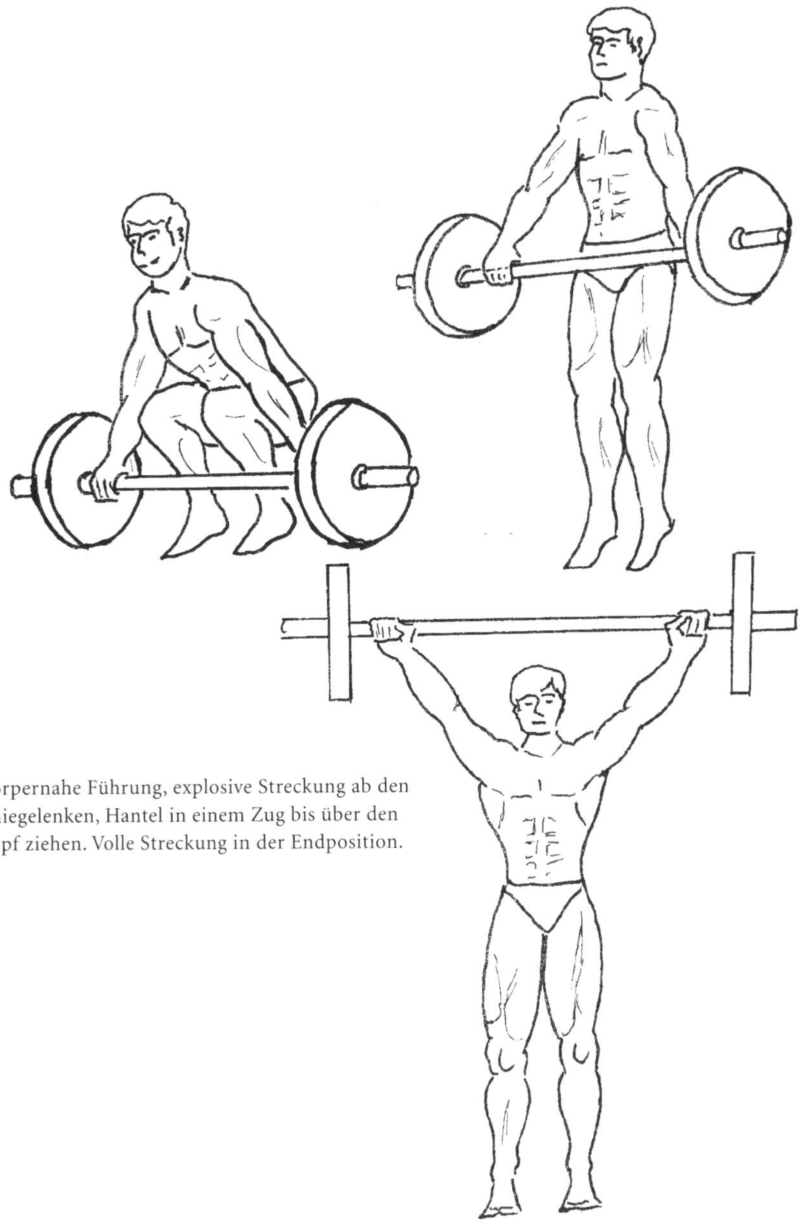

Körpernahe Führung, explosive Streckung ab den Kniegelenken, Hantel in einem Zug bis über den Kopf ziehen. Volle Streckung in der Endposition.

Abb. 17 Push Press

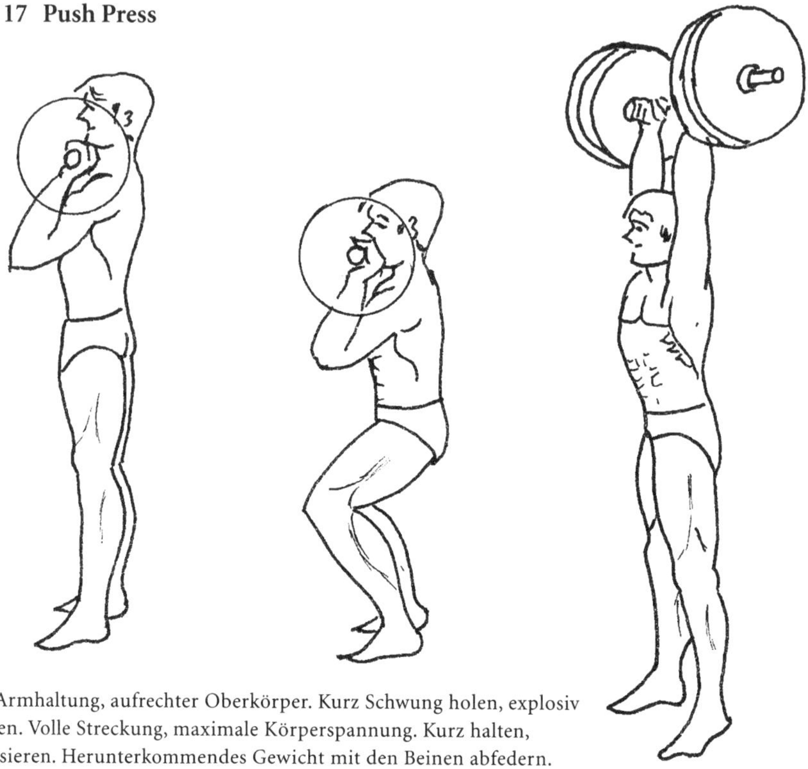

Enge Armhaltung, aufrechter Oberkörper. Kurz Schwung holen, explosiv drücken. Volle Streckung, maximale Körperspannung. Kurz halten, stabilisieren. Herunterkommendes Gewicht mit den Beinen abfedern.

10.4.3 Push Press – Schwungdrücken

»Das Schwungdrücken hat generell mehr Übertrag auf Drückbewegungen – Bankdrücken etc. – als jede andere Oberkörperübung. Zeigen Sie mir jemanden, der im Schwungdrücken ein schweres Gewicht bewegt und er wird in jeder anderen Drückbewegung hervorragende Leistungen erbringen, selbst wenn er sie noch nie zuvor durchgeführt hat.« Glenn Pendlay [45]

Das spricht wohl für sich. Dennoch trainiert kaum jemand Push Press. Sie etwa? Das sollten Sie aber! Die Kraft, die Sie hier aufbauen, wird Ihre generelle Drückleistung wirklich beflügeln.

Beanspruchte Muskulatur: Vorwiegend die klassische Drückmuskulatur und darüber hinaus noch Rumpf und Unterkörper.

Durchführung: Push Press ist eigentlich nichts anderes als klassisches Drücken über Kopf. Mit dem kleinen, aber feinen Unterschied, dass Sie hier ganz kurz in die Knie gehen, dadurch ein wenig Schwung holen und dann die Hantel so explosiv wie

Abb. 18 Pendlay Row

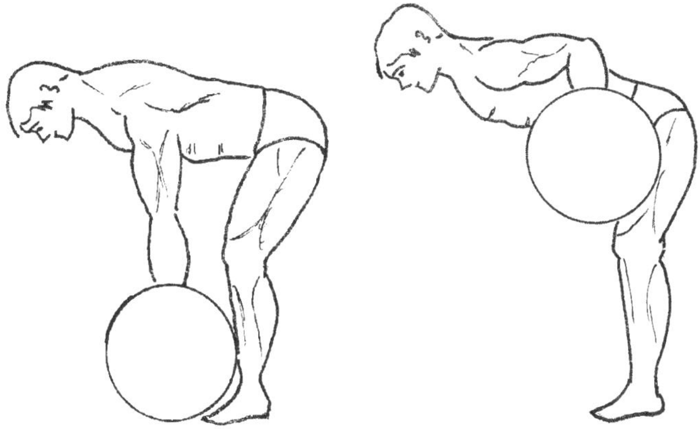

Mit gebeugtem oberen Rücken starten. Schultern herabhängen lassen. Explosiv hochziehen und ins Hohlkreuz gehen. Der untere Rücken bleibt durchgehend gestreckt. Hantel kontrolliert und zügig zu Boden führen.

möglich nach oben drücken und abschließend auch shruggen. Achten Sie dabei auf ein ebenso explosives und kraftvolles Ausatmen – wie z.B. bei einem Faustschlag im Kampfsporttraining.

Dieser kleine Schwungmoment erlaubt Ihnen die Beherrschung deutlich schwererer Gewichte als beim normalen Drücken, da der Beginn der Bewegung, der beim Drücken oftmals der schwerste ist, so besser überwunden werden kann. Darüber hinaus trainieren Sie Ihren Oberkörper darauf hin, ein enormes Explosivitätspotenzial zu entwickeln. Diese Möglichkeit sollten Sie sich nicht entgehen lassen. Wollen Sie mehr auf der Bank drücken? Dann setzen Sie auf Schwungdrücken!

Das Herablassen des Gewichtes sollten Sie nicht unnötig verlangsamen, solange Sie die Kontrolle bewahren und den aufkommenden Schwung dahingehend bremsen können, indem Sie ihn wiederum mit einem leichten Beugen der Beine abfedern. Lernen Sie hier jedoch vorerst das korrekte Timing, bevor Sie an wirklich schwere Gewichte gehen.

10.4.4 Pendlay Row

Die nach dem Gewichtheber-Coach Glenn Pendlay benannte Übung ist die Powervariante des vorgebeugten Ruderns (siehe auf der Vorseite) und sollte regelmäßig in das Training integriert werden, da sie die Explosivität in der horizontalen Zugbewegung trainiert wie keine andere Übung.

Beanspruchte Muskulatur: Die klassische Rudermuskulatur, wobei der obere Rückenstrecker aktiv beansprucht wird.

Durchführung: Im Gegensatz zum normalen vorgebeugten Rudern startet man hier mit einer leicht gebeugten Brustwirbelsäule und herabhängenden Schultern, wobei sich die Hantel auf dem Boden befindet.

In der positiven Phase wird der gesamte Rücken ins Hohlkreuz geführt und zugleich wird die Hantel so schnell und explosiv wie möglich nach oben gerudert, ohne dabei hektisch an ihr zu reißen oder mit den Beinen nachzuhelfen. Der Winkel der Hüft- und Beinbeugung bleibt durchgehend unverändert. Wir arbeiten hier allein durch die Bewegung der Arme und die aktive Überstreckung des Rückens.

In der negativen Phase wird das Gewicht – wie bei fast allen Powerübungen – kontrolliert, aber schnellstmöglich wieder auf den Boden gebracht. Weder bremst man diese Phase unnötig ab, noch schließt man sofort die nächste Wiederholung an. Erst soll das Gewicht kurz ruhen und dann kann die nächste positive Phase starten.

Dieser kurze Moment des Verweilens und Sammelns ist sehr wichtig, da es uns hier nicht um durchgehenden Spannungserhalt, sondern um eine explosive Entfaltung unserer Kraft in kürzester Zeit bei gleichzeitig möglichst großer Kontrolle geht und diese Mischung lässt sich nun einmal nicht am laufenden Band produzieren. Sie benötigt entsprechendes Timing und ausreichend Konzentration.

10.5 Ergänzungsübungen

Es gibt viele gute Übungen, die jedoch nicht komplex genug sind, um für unser Haupttraining in Betracht zu kommen. Trotzdem sollten Sie bewusst und zum richtigen Zeitpunkt eingesetzt werden, um Überlastungen, Verletzungen und Schwachstellen mit besonderer Aufmerksamkeit behandeln zu können.

Schwachstellen dürfen hierbei ruhig stark gefordert werden – solange das Haupttraining dadurch nicht all zu sehr aus den Fugen gerät.

Lokale Überlastungen sollten hingegen durch lockeres Pumptraining »behandelt« werden, bei dem es primär darum geht, die beteiligten Strukturen aktiv zu halten und ihre Durchblutung zu fördern. Indem wir die Muskulatur auf diese Weise verstärkt mit Nährstoffen versorgen und eventuelle Abfallstoffe besser abtransportieren können, beschleunigen wir ihre Regeneration.

Zu viel Intensität führt wiederum zum Gegenteil: Zum Ersticken des Muskels und dadurch zu einer noch schädigenderen Ansammlung von Abfallstoffen und Zerstörung des Gewebes, das wir eigentlich schützen und sanieren wollen. Arbeiten Sie hier also mit weniger Intensität und mehr Volumen. Achten Sie darüber hinaus auf eine tiefe und starke Atmung, die diesen Prozess durch eine gesteigerte Sauerstoffaufnahme noch beschleunigen wird.

Verletzungen sind ein Kapitel für sich! Gehen Sie im Falle des Falles immer erst zum Arzt Ihres Vertrauens. Handelt es sich um eine Kleinigkeit, so können Sie um eine Verletzung herum trainieren. Das Ergänzungstraining ist die beste Möglichkeit dazu. Aufgrund Ihrer bereits erarbeiteten Trainingserfahrung sollten Sie wissen, welche Übungen welche Körperbereiche wie fordern. Nun können Sie diese Weisheit einsetzen, um gezielt die Übungen zu trainieren, die den verletzten Körperteil außen vor lassen.

Verfügen Sie noch nicht über ausreichend Erfahrung, dann lassen Sie es lieber ganz bleiben. Wenn Sie es nicht lassen können, dann tasten Sie sich ganz vorsichtig und mit sehr leichten Gewichten voran und lernen Sie, so gut es geht, auf das »Feedback« Ihres Körpers zu hören. Solange Sie nicht im Koma oder Ganzkörpergips liegen, gilt stets die Maxime: Kein Training ist auch keine Lösung! Denn irgend etwas kann man immer trainieren...

Widerstand ist die beste Therapie, die ein Mensch nur erhalten kann. Richtig dosiert beschleunigt er die Wundheilung; denn er führt zu dem, was einen Menschen wieder stabil und darüber hinaus groß und stark werden lässt: Wachstum von Körper und Geist. Diese beiden Attribute unseres menschlichen Daseins werden nicht gefördert, indem man sie schont, sondern indem man sie fordert. Der Widerstand heilt alle Wunden – insofern er korrekt dosiert wird! Die Dosis unterscheidet hier zwischen Medikament und Gift. Oftmals muss man dabei sehr behutsam vorgehen: Weniger ist hier mehr.

Die nun folgenden Ergänzungsübungen – zum Großteil auch Isolations- und Maschinenübungen – werden im Großen und Ganzen als bekannt vorausgesetzt und deswegen nicht detailliert vorgestellt. Es geht vielmehr darum, sie in den richtigen Kontext zu setzen und ihre jeweilige Bedeutung hervorzuheben.

10.5.1 Empfehlenswertes für den Unterkörper

Zum Unterkörper wollen wir nicht nur die Beine, sondern auch die Beckenregion zählen. Für diese gibt es viele Isolationsübungen, die für uns jedoch weniger von Bedeutung sind, da wir die gesamte Gesäß-, Abduktoren-, und Adduktorenmuskulatur durch unsere stets variierenden Ganzkörper- und Powerübungen bereits auf natürliche Art und Weise zum Wachstum anregen. Besser geht es nicht und schlimmer wollen wir es nicht machen. Allenfalls bei Überlastungen der Hüftregion sind derartige Geräte zur Durchblutungsförderung empfehlenswert.

Interessanter wird es bei den Geräten für die Beinstrecker und -beuger. Generell sind diese Geräte – wie fast alle Geräte – unfunktional, da hier die Füße nicht auf dem Boden stehen und die kinetische Kette somit nicht geschlossen ist, aber dafür sind sie sehr speziell. Wollen wir also – trotz optimal gestalteten Haupttrainings – hier Schwerpunkte setzen, dann sind diese beiden Geräte die richtige Wahl. Achten Sie dabei stets darauf, dass sich die Bewegungsachse des Gerätes auf gleicher Höhe mit Ihrem Kniegelenk befindet und dass Sie das Gewicht nicht wild herumschleudern.

Bei Isolations- und Geräteübungen steht allein die Kontraktion der Muskulatur im Vordergrund. Versuchen Sie hier nicht Gewichtsrekorde aufzustellen. Wenn Sie nämlich zu sehr auf das Gewicht fokussiert sind, können Sie sich nicht mehr auf die Arbeit der Zielmuskulatur konzentrieren. Deswegen stets etwas weniger Gewicht und dafür mehr Kontrolle! Schwingen Sie die Last nicht einfach nur hoch und lassen Sie sie dann auch nicht gleich wieder herunter plumpsen. Arbeiten Sie die positive Phase gewohnt zügig durch und dann halten Sie die Höchstkontraktion für einen kurzen Moment, bevor Sie die negative Phase einleiten, aber auch nach dieser lassen Sie aufkommenden Schwung erst einmal verpuffen. Jede Bewegung des Gewichtes sollten Sie immer wieder aufs Neue aus eigener Muskelkraft heraus generieren! Bei simpleren Bewegungen die Augen zu schließen erleichtert es, sich auf die Kontraktion der Zielmuskulatur zu konzentrieren.

Schwerpunktmäßig sollte der Aufbau Ihrer Oberschenkel jedoch immer über die Hauptübungen geschehen. Vergessen Sie nie, dass die hinteren Oberschenkel vorwiegend zur Hüftstreckung geschaffen sind. Die Beinbeugung gegen hohe Widerstände hingegen ist eine eher unnatürliche Bewegung, die so in freier Wildbahn nicht zu finden ist. Wer also seine hinteren Oberschenkel schwerpunktmäßig auf dem Beincurl-Gerät trainiert, wird sich hier langfristig eine ordentliche Dysbalance einbrocken und so manche Zerrung dieser Region liegt genau hier begründet. Füße gehören beim Training auf den Boden und nicht in die Luft!

Wirklich nützlich wird das Ergänzungstraining beim Training der Waden. Insbesondere ein Athlet, der Masseaufbau als Ziel verfolgt, wird hier gesteigerten Wachstumsbedarf haben, da unsere liebe Wadenmuskulatur es den meisten nicht gerade leicht macht.

Die Muskeln des Unterschenkels können überaus viel Gewicht bewegen, müssen sie doch schon unsere Beuge- und Hebelasten ertragen. Auch im Alltag werden sie stark gefordert. Um sie darüber hinaus zum Wachstum anzuregen, müssen wir sie regelmäßig mit sehr hohen Gewichten belasten. Nichtsdestotrotz geht es aber auch hier vor allem darum, die Muskulatur möglichst gut ansprechen zu können und dies geht wiederum nur mit geringeren Gewichten. Die Kontraktion an sich ist auch bei den Waden wichtiger als die Trainingslast.

Darüber hinaus bestehen unsere Unterschenkel nicht nur aus den hinteren Wadenmuskeln (Zwillingswadenmuskel und Schollenmuskel), sondern besitzen auch noch eine Vorderseite. Diese beherbergt u.a. den langen und kurzen Wadenbeinmuskel, den langen Zehenstrecker und den vorderen Schienbeinmuskel. Unsere Unterschenkel weisen somit eine ähnliche Muskelvielfalt wie unsere Unterarme auf – wenn auch nicht ganz so komplex.

Die Wadenmuskulatur können Sie bereits ausreichend trainieren, indem Sie regelmäßig stehendes und sitzendes Wadenheben ausführen. Beim stehenden Wadenheben geht die Belastung vor allem auf den Zwillingswadenmuskel (Gastrocnemius), der am Oberschenkel ansetzt. Beim sitzenden Wadenheben ist der Oberschenkel hingegen angewinkelt. Der Gastrocnemius kann aus diesem Grund weniger Spannung aufbauen. Deshalb arbeitet hier vor allem der Schollenmuskel (Soleus), der sich unter dem Zwillingswadenmuskel befindet und am Unterschenkel selbst verankert ist.

Achten Sie bei diesen beiden Übungen stets darauf, den Waden das zu geben, was Sie im Haupttraining kaum bekommen: eine möglichst große Dehnung sowie eine Kontraktion über den vollen Bewegungsumfang und hier vor allem eine möglichst starke Höchstkontraktion! Diese Aspekte bieten zwei besondere Wadenübungen, die heutzutage kaum noch ausgeführt werden: »Donkey Wadenheben« (Eselreiten) und das Wadenheben an der schrägen Beinpresse. Durch die Vorneigung des Beckens erhalten wir eine maximale Vordehnung der Wadenmuskulatur, wodurch wir optimale Wachstumsreize setzen können.

Wie sagte schon Arnold Schwarzenegger: »Nur ein vollständig gedehnter Muskel kann auch maximal kontrahieren.« Wir wollen uns diesen Gedanken stets vor Augen halten und unsere Übungen für das Ergänzungstraining danach auswählen.

Die Vorderseite Ihrer Unterschenkel können Sie trainieren, indem Sie eine Hantelscheibe auf der Spitze Ihres erhöht positionierten Fußes festhalten und dann gegen diese Widerstand arbeiten, indem Sie den Vorderfuß anheben – ebenfalls wieder mit möglichst großem Bewegungsumfang und Höchstkontraktion. Darüber hinaus können Sie diesen Part auch schon beim Wadentraining erfüllen, indem Sie bewusst am tiefsten Punkt jeder negativen Phase die Muskeln Ihrer Schienbeinregion maximal anspannen. Vielen wird bereits dies reichen und zugleich vergrößert es auch die Dehnung der Wadenmuskulatur – also eine »Win-Win-Situation«.

Die wohl umfassendste Ergänzungsübung für den Unterkörper ist aber das schwere Arbeiten in der Beinpresse. Durch den fixierten Oberkörper und bei ausreichend großem Bewegungsumfang fördern wir hier gezielt die drückende Funktion der gesamten Unterkörpermuskulatur. Diese Übung ist zwar weit davon entfernt, eine Hauptübung zu sein, aber sie ist die beste Möglichkeit, den Unterkörper isoliert zu trainieren.

Haben Sie Schwächen im Unterkörper oder Überlastungen im Oberkörper – insbesondere im Bereich der Wirbelsäule – dann kann die Beinpresse im Ergänzungs- oder Vorermüdungstraining Ihr bester Freund werden; wenn Sie mit ihr klar kommen. Ganz makellos ist sie nämlich nicht: Die Fixierung des Beckens ist unnatürlich und kann zu Problemen im Hüftbereich führen. Auch der Bewegungsumfang ist deutlich eingeschränkt. Will man ihn erweitern, so droht die Lendenwirbelsäule einzurunden. Wenn die Oberschenkel dann auf den Brustkorb drücken, kann bei höheren Gewichten sogar die ein oder andere Rippe brechen. Machen Sie sich am besten Ihr eigenes Bild von dieser Trainingsmöglichkeit.

Abschließend möchte ich Sie auf eine besondere Ergänzungsübung hinweisen: Ausfallschritte. Sie sind koordinativ anspruchsvoll, weshalb man sie nicht mit schweren Lasten ausführen sollte. Mit moderaten Gewichten und für große Cluster mit vielen Wiederholungen bieten sie jedoch eine umfassende Möglichkeit, um Stabilität im Unterkörper aufzubauen. Die asymmetrische Ausführung erlaubt das Setzen von Wachstumsreizen, wie sie mit den Übungen des Hebens und Beugens nicht möglich sind. Lassen Sie sich dabei nicht von dem vorgeschriebenen Bewegungsablauf einer Multipresse einzwängen. Suchen Sie sich lieber eine freie Strecke im Studio oder draußen, wo Sie sich Schritt für Schritt vorarbeiten können.

10.5.2 Empfehlenswertes für den Oberkörper

Die Muskulatur des Oberkörpers ist sehr komplex. Wir werden ihn detaillierter behandeln.

10.5.2.1 Der Waschbrettbauch

Ein straffer, muskulöser Bauch ist der Traum vieler Frauen und deswegen auch vieler Athleten. Vermag man das eigene Körperzentrum ästhetischer zu gestalten?

Oftmals hört man, dass das Erlangen des Waschbrettbauchs vor allem eine Frage eines ausreichend niedrigen Körperfettgehaltes ist. Dies stimmt – aber auch nur zum Teil. Darüber hinaus sollte man danach streben, Muskelmasse am Bauch aufzubauen, wie bei allen anderen Muskeln unseres Körpers auch. Der Bauch spielt keine Sonderrolle. Er wächst am Widerstand und nicht an unzähligen Wiederholungen mit viel zu geringen Lasten.

Bitte trainieren Sie nicht nur Ihren geraden Bauchmuskel (Rectus abdominis), sondern auch die anderen Muskeln der Bauchregion. Vor allem die schrägen Bauchmuskeln sind zu erwähnen: Der äußere schräge Bauchmuskel (Obliquus externus abdominis), der zwischen Serratus, Latissimus und Rectus abdominis liegt, erhält je nach Trainingsstand und Veranlagung auch das Aussehen, als hätte er bis zu fünf eigene Muskelköpfe auf jeder Seite. Als umsichtig trainierender Athlet bekommt man dadurch die Chance, einen Waschbrettbauch zur Schau zu stellen, der deutlich mehr zu bieten hat als der einfache Six Pack des Rectus Abdominis, wie ihn heutzutage bereits jeder Zeitungsjunge hat.

Die Betonung liegt aber auf »Veranlagung«: Der Obliquus kann nämlich ebenso wie der Rectus abdominis durch sog. Zwischensehnen unterteilt sein. Während Sehnen normalerweise Muskeln mit Knochen verbinden, so verbinden Zwischensehnen nur Muskeln mit Muskeln. Ihre jeweilige Ausprägung, Ausrichtung und Ästhetik ist von Mensch zu Mensch verschieden. Aber vielleicht hat die genetische Glücksfee ja auch Ihren Bauch geküsst? Wissen Sie, welch kontraktiles Kunstwerk in Ihrem Fall darauf wartet, durch konsequentes Training und korrekte Ernährung aus dem Körper herausgemeißelt zu werden? Oftmals haben es die Athleten, die es beim Masseaufbau schwerer haben, an anderen Stellen besser getroffen. Jeder Körper hat seine Vorteile! Finden Sie heraus, welche das bei Ihnen sind und nutzen Sie diese.

Viele Athleten verzichten darauf, die schräge Bauchmuskulatur zu trainieren, da Sie dadurch eine Verbreiterung ihrer Taille befürchten. Dafür verzichten Sie jedoch auf ein wunderschön »geripptes« Aussehen um die Bauchregion, das sich vom einen Serratus bis hin zum anderen Serratus erstreckt. Möchten Sie das wirklich? Nun ja, das müssen Sie entscheiden...

Darüber hinaus geht es hier nicht nur um Ästhetik: Wer gezielt im Rectus abdominis Masse aufbaut, den zugehörigen Oliquus jedoch bewusst klein hält, der wird sich über kurz oder lang eine entsprechende Dysbalance einbrocken, die durchaus zu gesundheitlichen Problemen führen kann. Jegliches Ungleichgewicht im Körper wird sich irgendwann rächen! Aus diesen Gründen empfehle ich Ihnen, stets den gesamten Bauch zu trainieren. Den wahren Athleten erkennt man nicht am Six Pack, sondern daran, dass er auch die unbekannteren und kleineren Muskeln – wie z.B. den Serratus und den Obliquus externus – ebenso umfassend ausgebildet hat wie alle anderen Muskeln!

Wollen Sie einen umfassend trainierten Bauch, dann vergessen Sie Sit Ups und gewöhnliche Crunches (Bauchpressen). Unsere Bauchmuskulatur kann auf dem Rücken liegend kaum zu Massezuwächsen bewegt werden. Der mechanische Stress ist hier einfach zu gering. Außerdem trainiert man die Bauchmuskeln nur dann funktional, wenn man dabei auf dem Boden steht bzw. kniet. (Oder hängend am Reck bzw. an Ringen.)

Beide Aspekte kann man wunderbar mit einem Bauchtraining am Kabelzug vereinen. Empfehlenswert sind hier vor allem zwei Übungen: Einmal der normale Crunch, der so ausgeführt wird, dass man dabei frontal vor dem Kabelzug steht oder kniet, sich die beiden Enden einer am Kabelzug befestigten Kordel von hinten um den Nacken legt, mit beiden Händen vor der Brust fixiert und dann rein durch die Kraft der Bauchmuskulatur das Brustbein der Hüfte annähert. Genau dies ist nämlich die Hauptfunktion des geraden Bauchmuskels. Er dient als »Igelmuskel«, der dafür sorgt, dass wir uns – wie ein Igel bei Gefahr – einigeln können, indem wir den Oberkörper so weit wie möglich einrunden. Das Prinzip der Höchstkontraktion ist beim Crunch am Kabelzug von enormer Bedeutung.

Versuchen Sie jegliche Hüftbeugung dabei zu unterlassen und allein in der Wirbelsäule so weit wie möglich einzurunden, um am tiefsten Punkt der Bewegung die Kontraktion so stark wie möglich zu forcieren. Wenn Sie dabei die Halswirbelsäule ebenfalls mit einrunden und das Kinn möglichst nah an Ihren Brustkorb pressen, verstärken Sie die Kontraktion noch mehr. Bei keiner anderen Bauchübung ist das über einen derart großen Bewegungsumfang möglich. »Cable Crunches« sind die beste Übung für den Rectus abdominis.

Schließlich können wir hier auch richtig Gewicht auflegen. Aber denken Sie daran, dass das Gewicht immer nur Mittel zum Zweck ist. Können Sie die Kontraktion nicht mehr fühlen und arbeiten vorwiegend aus der Hüfte, dann haben Sie bereits zu viel Last auf dem Stapel. Also prüfen Sie stets, ob Sie hier überhaupt noch mit der Zielmuskulatur arbeiten oder ob diese ihren Job bereits an stärkere Muskeln abgegeben hat. Bei Isolationsübungen ist weniger oft mehr, da dort immer die Gefahr droht, dass andere Muskeln ungewollt die Arbeit übernehmen. Achten Sie deswegen immer auf die Einhaltung der korrekten Form!

Eine sehr umfassende Übung für die gesamte Bauchregion – und somit auch für die schräge Bauchmuskulatur – sind die sog. Holzhacker (engl. Woodchoppers) am Kabelzug. Dazu stehen Sie seitlich zum Kabelzug, fassen eine Kordel oder einen einfachen Griff mit beiden Händen sowie fast gestreckten Armen und ziehen diese durch die Kraft des Bauches von schräg oben nach schräg unten – so wie ein Holzfäller mit seiner Axt einen Baum bearbeiten würde; nur halt mit der Ergänzung, dass wir diese Bewegung rein aus der Muskulatur unseres Bauches durchführen. Dabei ziehen Sie also weder aktiv mit den Armen, noch drehen Sie die Hüfte mit ein – es arbeitet der Bauch allein. Wenn Sie dabei auf das Prinzip der Höchstkontraktion und progressives Training achten, werden Sie in der Bauchregion deutlich an Muskelmasse zulegen.

Sorgen Sie bei diesen beiden Übungen am Kabelzug immer für einen möglichst großen Bewegungsumfang und eine ebenso große Dehnung in der Zielmuskulatur, indem Sie am Ende der negativen Phase – soweit es die Spannung ermöglicht – ins Hohlkreuz gehen und den Bauch strecken. Je größer die Dehnung, umso härter die Kontraktion!

Eine weitere Möglichkeit, die Bauchmuskeln funktional zu trainieren, ist das sog. Beinheben, während man selbst an Ringen oder einer Klimmzugstange hängt. Das Augenmerk liegt hierbei auf den unteren Bauchmuskeln. Beachten Sie, dass der Name der Bewegung irreführend ist! Es geht niemals darum, die Beine selbst zu heben, sondern darum, die Wirbelsäule so zu beugen, dass sich das Becken möglichst nah dem Brustbein nähert; denn hier setzen Ihre Bauchmuskeln an.

Es geht allein um die Beckenbewegung! Die Beine sind völlig egal. Sie dienen allenfalls als Hebel, über deren Länge wir den Widerstand der Übung regulieren können. Heben Sie hingegen Ihre Beine im Hüftgelenk, dann trainieren Sie neben dem Darmbeinmuskel auch den großen Lendenmuskel – beide werden auch als Hüftbeuger bezeichnet. Der große Lendenmuskel (Psoas major) verbindet die Oberschenkel mit der Lendenwirbelsäule. Entwickeln Sie ihn überproportional stark, dann verstärken Sie ebenso überproportional die Lordose Ihrer Lendenwirbelsäule, an der er zieht, was über kurz oder lang zu Rückenproblemen führen kann.

Merken Sie sich: Wer Isolationsübungen ausführen möchte, muss wissen, welchen Muskel er damit ansprechen möchte, wie dieser funktioniert und wie man dieses Wissen realisiert. Seien Sie also darüber im Bilde, mit welchen Übungen Sie welche Muskeln beanspruchen und wie Sie korrekt ausgeführt werden.

Eine weitere Möglichkeit, die Bauchregion zu trainieren, bieten verschiedene Geräte in den Fitnessstudios. Insofern Sie die Zielmuskulatur damit gut ansprechen und mit Zusatzgewichten arbeiten können, bieten sie eine willkommene Abwechslung.

10.5.2.2 Überzüge

Überzüge sind eine wunderbare Ergänzungsübung. Sie trainieren vorwiegend den Latissimus, den Trizeps, die beiden Brustmuskeln und den Serratus. Eine Belastungskonstellation, wie man sie sonst nicht findet, da Latübungen normalerweise immer auch Bizepsübungen sind – eben die klassische Zugmuskulatur. Beim Überzug hingegen springt der Trizeps ein. Haben wir Nachholbedarf beim Latissimus, jedoch einen bereits überlasteten Bizeps, so können wir im Ergänzungstraining wunderbar den Trizeps für ihn arbeiten lassen. Abseits von solchen Gedanken sind Überzüge einfach nur eine schöne und sinnvolle Abwechslung in der Trainingsroutine, können den Serratus wunderbar zum Wachstum reizen und sollten in keinem ordentlichen Training fehlen.

Variieren Sie hier ruhig zwischen Kurzhantel, SZ-Stange und stehend oder kniend am Kabelzug. Achten Sie stets auf einen möglichst großen Bewegungsumfang – solange Ihre Schultern dabei mitspielen. Gerade bei Überzügen kann man die Zielmuskulatur wunderbar dehnen. Hinzu kommt, dass man am Kabelzug die wohl beste Möglichkeit zur Höchstkontraktion bekommt, die man sich nur vorstellen kann. Um diese zu erlernen, sollten Sie jedoch erst mit geringem Gewicht beginnen und versuchen, den jeweiligen Zielmuskel maximal möglich zu kontrahieren. Für den Serratus müssen Sie hierbei die Kordel, Arme und Schultern möglichst stark nach vorne unten ziehen und ihn dann maximal anspannen. Übung macht hier den Meister.

Für den Latissimus müssen Sie Kordel, Arme und Schultern hingegen maximal möglich nach unten hinten führen und ihn dann so stark wie möglich kontrahieren – wenn Sie ihn treffen, werden Sie es auch fühlen; es ist ein unverkennbares Gefühl. Bei der Ausführung am Kabelzug werden Sie den Lat besser treffen, wenn Sie während des Zuges tief atmen, dabei die Brust heraus strecken und in ein möglichst tiefes Hohlkreuz gehen.

Abgesehen davon ist eine bewusst tiefe Atmung bei Hantel-Überzügen bereits schon klassisch und sehr empfehlenswert. Es verbessert die Dehnung und somit auch die nachfolgende Kontraktion; überdies soll es den Umfang des Brustkorbes erweitern. Das funktioniert tatsächlich; ob durch eine generelle Ausweitung oder »nur« durch mehr Muskelmasse bleibt fraglich, aber das ist ja auch sekundär. Hauptsache der Brustumfang wächst und Überzüge mit tiefer Atmung, progressiver Last und ausreichender Dehnung durch maximalen Bewegungsumfang sind da eine sichere Bank! Legen Sie hier regelmäßig ein wenig von Ihrer Zeit an. Sie werden es nicht bereuen.

10.5.2.3 Seitheben

Schultern wie Kanonenkugeln: Das verleiht ein wunderbar breites Aussehen. Der vordere und hintere Deltamuskel sind beim Haupttraining bereits gut bedient. Der seitliche hingegen wird nur bei einigen Powerübungen ausreichend stark beansprucht. Da diese jedoch nicht täglich durchgeführt werden, sollte man auch in diesem Fall beim Ergänzungstraining nachlegen. Wenn es ein Vorgehen gibt, dass den üblichen Problemkandidaten – Waden, Bauch und seitliche Schultern – signifikant Masse aufzupacken vermag, dann ist es tägliches auto-reguliertes Clustertraining!

Seitheben kann man ganz klassisch mit Kurzhanteln ausführen. Darüber hinaus lohnt sich eine Erweiterung des Bewegungsumfangs mit den Kurzhanteln, um im gleichen Zuge auch den vorderen Deltamuskel, die Schlüsselbeinfasern des Pectoralis major sowie den oberen Trapezius und die Zusammenarbeit all dieser Muskeln zu trainieren.

Zu diesem Zweck beginnt man mit ganz normalem Seitheben, wobei die Daumen zu Beginn leicht nach unten zeigen, um den seitlichen Delta verstärkt zu aktivieren. Dann führt man die Kurzhanteln bogenförmig weiter nach oben, bis sie auf gestreckten und »geshrugten« Armen über dem Kopf zusammenkommen. Ab Schulterhöhe rotieren wir dabei die Kurzhanteln um 180° von der Pronation in die Supination, so dass Ihre Handflächen am höchsten Punkt der Bewegung zueinander zeigen. Dieses »Radar-Seitheben« trainiert den vollen seitlichen Bewegungsumfang unserer Arme und ist sehr fordernd für den Schultergürtel. Beginnen Sie lieber mit etwas weniger Gewicht und legen Sie dafür mehr Wert auf die metabolische Komponente.

Darüber hinaus empfiehlt sich das Seitheben am Kabel. Stellen Sie sich dafür ausreichend entfernt neben einen tief eingestellten Kabelzug. Ergreifen Sie nun mit der dem Zugturm abgewandten Hand den Griff und führen Sie damit ganz normales Seitheben aus. Indem Sie die Entfernung zum Kabelzug vergrößern, erweitern Sie auch den Bewegungsumfang der Übung und die Dehnung der Schultermuskulatur, wie es mit Kurzhanteln nicht möglich wäre. Diese Übung lässt sich auch sehr gut mit dem Kabel hinter dem Körper durchführen.

Trainieren Sie auch hier mit weniger Last und einer insgesamt höheren Gesamtwiederholungszahl. Konzentrieren Sie sich immer auf eine Seite. Wechseln Sie dann ohne Pause auf die nächste Seite und immer so weiter...

10.5.2.4 Fliegende am Kabelzug

Bei normalen Hantel-Brustübungen liegt der Schwerpunkt der Belastung immer auf dem Moment der größten Dehnung. Je mehr sich die Arme hingegen nach vorne strecken, desto mehr wandert die Belastung auf den Trizeps und den passiven Bewegungsapparat. Fliegende am Kabelzug, variationsreich ausgeführt, umgehen dieses Problem, indem die Belastung zusehends stärker wird, je weiter man die Arme nach vorne bewegt.

Diese nützliche Abwechslung sollten Sie regelmäßig in Ihr Training integrieren. Am besten an Tagen, an denen Sie im Haupttraining eine für die Brust weniger belastende Übung – wie z.B. Drücken über Kopf – durchgeführt haben. Achten Sie dabei stets darauf, dass Sie die Arme nur ganz leicht anwinkeln, um die Übung nicht zu einer schlechten Bankdrücknummer verkommen zu lassen – schließlich geht es uns hier um den Pectoralis major und nicht um den Trizeps. Den Pectoralis minor (den kleinen Brustmuskel) und den Serratus anterior können Sie zudem aktivieren, indem Sie am Punkt der höchsten Kontraktion die Schultern maximal nach vorne und aufeinander zu bewegen. Eine weitere Optimierung erhalten Sie, indem Sie die Griffe einander nicht nur annähern, sondern die Arme auch noch leicht überkreuzen und dann das Prinzip der Höchstkontraktion walten lassen.

Gehen Sie stets über den vollen Bewegungsumfang. Nutzen Sie am Ende der negativen Phase die volle Dehnung, indem Sie nicht nur die Arme, sondern auch die Schultern von der Last maximal nach hinten ziehen lassen und dabei tief einatmen. Fliegende am Kabelzug sind eine optimale Ergänzungsübung für Ihr Brusttraining – unabhängig davon, ob sie nach unten, horizontal oder nach oben hin ausgeführt werden.

10.5.2.5 Armtraining

Wer täglich fordernd drückt und zieht, wird mit seiner Armentwicklung keine Probleme haben. Dennoch wollen viele Athleten hier einen Schwerpunkt setzen. Dafür folgen nun einige empfehlenswerte Übungen.

Der größte unserer Armmuskeln ist der Trizeps. Wollen Sie muskulöse Arme, dann sollte Ihr Hauptaugenmerk auf der Entwicklung dieses wunderschönen Muskels liegen. Neben den engen Drückbewegungen des Haupttrainings empfehlen sich hier vor allem Streckbewegungen im Ellenbogengelenk bei gleichzeitig fixiertem Oberarm – wie z.B. French Press.

Dieses Trizepsdrücken im Liegen wird am besten mit einer SZ-Hantel ausgeführt und zudem über einen möglichst großen Bewegungsumfang – wodurch es unabdingbar wird, die Stange nicht nur bis zur Stirn, sondern am besten leicht hinter den Kopf abzusenken. Dabei neigt man die Oberarme etwas nach hinten und hält sie dort. Das hat den Effekt, dass der Trizeps bei der vollen Streckung des Armes stärker belastet bleibt.

Sie können Trizepsdrücken auch am Kabelzug ausführen. Wenn Sie hierbei verschiedene Griff- und Zugpositionen verwenden, lassen sich unterschiedliche Belastungsschwerpunkte setzen. Arbeiten Sie also selbst bei Isolationsübungen stets varationsreich.

Über gute Bizepsübungen wissen Sie sicherlich bereits ausreichend Bescheid. Schließlich gehören diese normalerweise zu den ersten Übungen, die ein jeder von uns kennen lernt. Trainieren Sie verschiedene Curlbewegungen und bringen Sie dabei immer mehr in Erfahrung, welche bei Ihnen die beste Erfolge zeitigen. Wechseln Sie dazu regelmäßig die Bedingungen der Belastung durch. Möglichkeiten gibt es ja genug – Langhanteln, Kurzhanteln, SZ-Hanteln, Scott-Curls, Hammer-Curls, Curls am hohen Seilzug, am tiefen Seilzug usw.

Indem Sie bei Curlbewegungen auch regelmäßig solche mit pronierter oder neutraler/halbpronierter Handhaltung durchführen, trainieren Sie verstärkt den Brachialis (zwischen Bizeps und Trizeps) und die Muskulatur des Unterarmes. Um die Intensität zu steigern, könnten Sie z.B. erst mit einem pronierten Griff beginnen (bei dem man merklich schwächer ist) und, wenn Sie hier nicht mehr weiterkommen, direkt noch ein paar supinierte Cluster mit dem gleichen Gewicht folgen lassen oder sogar noch ein paar Cluster mit neutraler Handhaltung (wie beim sog. Hammercurl) dazwischen schalten. Das ergibt ein wunderbares Rundumtraining für die gesamte Beugemuskulatur Ihrer Arme.

Spezielle Übungen für die Unterarme sind eigentlich nicht notwendig; werden diese doch ohnehin schon täglich und bei jeder einzelnen Übung belastet.

Achten Sie auch beim Armtraining stets darauf, dass es nicht um das simple Bewegen einer möglichst hohen Last geht, sondern vielmehr um eine möglichst starke Kontraktion der Zielmuskulatur am höchsten Punkt der Bewegung. Außerdem sollten Sie auch hier stets an eine umfassende Dehnung denken. Für den Bizeps z.B. ermöglichen Kurzhantel-Curls auf der Schrägbank eine der besten Dehn- und somit Kontraktionsmöglichkeiten.

10.5.2.6 Rotatorentraining

Haben Sie Probleme mit der Rotatorenmanschette? Wenn Sie sich aufrecht hinstellen und die Arme seitlich herab hängen lassen, wo weisen dann Ihre Handflächen hin? Weisen Sie genau zu Ihrem Körper, dann ist alles im Lot. Weisen sie nach vorne, dann sind Ihre Außenrotatoren verhältnismäßig zu stark – was jedoch so gut wie nie das Problem ist. Weisen sie nach hinten, dann sind Ihre Innenrotatoren zu stark, was oft der Fall ist.

Die Rotatorenmanschette ist ein Geflecht aus Muskeln und Sehnen, die die Stabilisation der Schulter und die Rotation des Oberarmes gewährleisten. Eine geringfügig stärkere Innenrotation ist normal. Sie kann jedoch durch unausgewogenes Krafttraining verstärkt werden, da einige Rumpfmuskeln ebenfalls die Innenrotation unterstützen und dazu beitragen, die Rotatorenmanschette aus dem Gleichgewicht zu bringen.

Ein ausgewogenes Haupttraining wird Sie vor solchen Problemen bewahren. Möchten Sie jedoch daran arbeiten, bereits bestehende Dysbalancen zu beheben oder von Anfang an zu verhindern, dann sollten Sie am Kabelzug oder mit Kurzhanteln regelmäßig und mit leichten Widerständen die Außenrotation Ihrer Oberarme trainieren.

10.5.2.7 Weitere Isolationsübungen?

Aus dem Kosmos (oder doch eher Chaos) der unzähligen Isolationsübungen erscheinen mir die bisher aufgezählten als die sinnvollsten. Alle Bewegungen und Belastungsschwerpunkte, die für unsere

Entwicklung nützlich sind, haben wir mit diesen und unserem Haupttraining ausreichend bedacht.

Erachten Sie weitere Ergänzungsübungen mit Hanteln oder Geräten als unabdingbar, dann integrieren Sie diese ruhig auto-reguliert in Ihr Training. Beobachten Sie genau, wie sich dies auf Ihre Entwicklung und Ihr Training auswirkt. Ist es positiv, dann behalten Sie sie; ist es negativ, dann streichen Sie sie wieder. Aber verzetteln Sie sich hier nicht: Der Augenmerk jedes guten Trainings liegt stets auf den Hauptübungen.

10.5.3 Weiterführendes Ergänzungstraining

»Sie müssen mit verschiedenen Geschwindigkeiten trainieren. Vom schweren, schweren, langsamen Bankdrücken bis hin zum Werfen eines Zehn-Pfund Medizinballes so schnell, wie Sie nur können.« Glenn Pendlay [46]

Die Bedeutung explosiver Bewegungen für das Kraft- und Massetraining wurde bereits wiederholt angesprochen. Nun wollen wir noch ein wenig weiter gehen und uns vor Augen führen, dass selbst sehr geringe Widerstände zu nützlichen Adaptationserscheinungen des Körpers führen können. Auch wenn Sie vielleicht noch nie in diese Richtung trainiert haben, sollten Sie darüber nachdenken, ab und an Explosivitätstraining in Ihr Programm zu integrieren.

Hier gibt es viele Möglichkeiten. Vor allem sind es das Kastenspringen auf progressive Erhöhungen und das Werfen, Schleudern und Stoßen von Medizinbällen gegen eine Wand oder zu einem Partner, was einfach durchzuführen ist und doch zu guten Erfolgen führt. Seien Sie hier offen für möglichst viel Abwechslung der Belastung. Auch andere Sportarten sollten immer wieder in Ihren Alltag integriert werden, um Sie rundum fit zu halten.

Wenn Sie die Möglichkeit dazu sehen, können auch »Strong Man«-Disziplinen sehr fordernd und vielseitig sein. Beschränken Sie sich also nicht nur auf reines Hanteltraining. Natürlich ist dies das beste, was Sie machen können, aber wirklich gut wird und bleibt etwas immer erst dadurch, wenn man es auch regelmäßig mit anderem abwechselt.

Sie können aber auch im normalen Widerstandstraining für neue Wachstumsreize sorgen. Bleiben Sie stets neugierig und vielseitig. Probieren Sie Kettlebells aus, arbeiten Sie in der Beuge auf instabilen Unterlagen usw.

Bilden Sie sich Ihre eigene Meinung zum Kosmos der Trainingsvarietäten und probieren Sie alles zumindest einmal aus – sobald sich Ihnen die Möglichkeit dazu bietet. Das kostet nicht viel Zeit und bietet Ihnen immer wieder aufs Neue die Chance, eine weitere Betätigungsmöglichkeit zu finden, die Ihnen Freude bereitet und den Fortschritt Ihres normalen Trainings beflügelt. Man kann täglich etwas dazu lernen und je mehr man lernt, desto besser entwickelt man sich auch.

Gerade in Phasen, in denen Ihnen das tägliche Hanteltraining zum Hals heraushängt, ist es deutlich intelligenter, weiterhin aktiv zu bleiben und sich um andere körperlich fordernde Aktivitäten zu bemühen, anstatt einfach nur zu Hause im Sofa zu versinken und zu verkümmern. Was ich damit sagen will: Jedes Training ist besser als kein Training!

10.5.4 Hochintensives Intervalltraining

Sehen Sie sich den Körper eines Sprinters an und den eines Marathon-Läufers. Welchen davon hätten Sie lieber? Welchen von beiden würden Sie Ihr Fettverbrennungs- und Kreislauftraining planen lassen?

Sicherlich weisen beide Körper einen geringen Körperfettgehalt auf. Darüber hinaus sind beide Körper spezifische Abbilder ihrer jeweiligen Trainingsanforderungen. Wo nämlich zu viel langatmiges und gemächliches Ausdauertraining den anabolen Hormonspiegel ebenso in den Keller jagt, wie auch die damit zusammenhängende Hypertrophie der Muskulatur, da optimiert der Sprinter hingegen all seine Regler auf nur ein Ziel hin: Aufbau! Aufbau des anabolen Hormonspiegels, Aufbau von Muskelmasse und Aufbau von explosiver Kraft und das alles bei gleichzeitiger Körperfettreduktion. Wie das funktioniert?

Hochintensives Intervalltraining – kurz HIIT – macht es möglich. Das ist intelligentes Erschöpfungs-Management für unseren gesamten Körper. Dabei geht es darum, möglichst viel intensive körperliche Betätigung in kurzer Zeit zu absolvieren. Die Nähe zum Clustertraining ist hier kein Zufall. Dieses ist einfach das Trainingsprinzip der Zukunft – welches in Wirklichkeit gar nicht mal so neu ist, aber natürlich wie jede pragmatische Änderung im Denken der Menschen erst einige Jahre in den Köpfen heranreifen muss – wie ein guter Wein.

Bleiben wir beim Beispiel des Sprinters, um die Durchführung eines optimalen, hochintensiven Intervalltrainings zu verdeutlichen. Normalerweise gibt es hier klare Zeitvorgaben, aber wir wählen von Anfang an den intelligenteren Weg und gehen natürlich auch hier auto-reguliert vor, anstatt zu Beginn völlig überfordert und nach der Eingewöhnung unterfordert zu werden.

Laufen Sie sich zunächst locker ein. Sprinten Sie dann eine gewisse Strecke so explosiv wie möglich und beenden Sie den Sprint kurz vor der Erschöpfung. »Erschöpfung« ist hier natürlich ein sehr dehnbarer Begriff. Aber wir wollen uns nicht mit Kleinigkeiten aufhalten. Hören Sie auf Ihre Intuition und bedenken Sie stets den Unterschied von Auto-Regulation und Emotion. Verlangen Sie sich alles ab, wenn Sie dazu bereit sind, und gehen Sie es etwas entspannter an, wenn heute nicht Ihr Tag zu sein scheint. Das ist immer noch besser, als überhaupt nichts zu machen.

Nach dem Sprint laufen oder gehen Sie ganz locker weiter, bis sich Puls und Atmung wieder einigermaßen beruhigt haben. Je nach Trainingsstand, Wetter und Tagesform kann dies erheblich variieren. Lassen Sie sich die Zeit, die Sie brauchen – aber auch nicht mehr (am besten sogar etwas weniger). Wie beim Clustertraining führen auch hier zu lange Pausen zu einem deutlich sinkenden Trainingseffekt.

Sobald Sie sich dazu fähig fühlen, sprinten Sie wieder los, senken danach erneut das Tempo usw.

So ungefähr können Sie sich Ihr autoreguliertes, hochintensives Intervalltraining vorstellen. Wichtig ist dabei nicht, dass Sie direkt wie ein Profi einsteigen, sondern dass Sie überhaupt beginnen und im wöchentlichen oder gar monatlichen Schnitt progressiv vorgehen. Hören Sie dabei stets auf Ihren Körper. An einigen Tagen werden Sie Leistungseinbußen hinnehmen müssen. Aber nach und nach werden Sie merkliche Fortschritte verzeichnen. Versuchen Sie dabei jedes Mal, ein wenig mehr an Leistung heraus zu kitzeln. Sprinten Sie nach Möglichkeit regelmäßig etwas weiter, schneller, länger oder öfter.

Erweitern Sie dabei ebenfalls das Spektrum körperlicher Anforderung, indem Sie dieses Vorgehen auch beim Schwimmen, Rudern oder Fahrradfahren anwenden. Auch bei allen anderen Sportarten, in denen regelmäßige Phasen großer Anstrengung sich mit kurzen Phasen der Erholung abwechseln wie bei vielen Ball-, Kampf- und Kontaktsportarten sind Elemente dieses Trainings enthalten. Umgekehrt verbessert hochintensives Intervalltraining auch Ihre Leistungsfähigkeit bei all diesen Sportarten. Je mehr Ihr Schwerpunkt dabei auf der Reduktion von Körperfett liegt, desto fester sollte das hochintensive Intervalltraining in Ihren Trainingsalltag integriert werden. Entweder an Stelle der täglichen Ganzkörpereinheit oder sogar als Ergänzung mit möglichst großem zeitlichen Abstand: z.B. morgens Intervall- und abends Krafttraining.

Diese Form des Intervalltrainings ist dem üblichen Cardio vor allem deswegen enorm überlegen, da es in kürzerer Zeit deutlich mehr Energie verbraucht und darüber hinaus für einen signifikanten Nachbrenneffekt sorgt, der bis zu 48 Stunden anhalten kann und dabei vorwiegend – selbst in Ruhephasen – Körperfett verbrennt. Im Verbund mit hochfrequentem Krafttraining programmieren Sie Ihren Stoffwechsel durchgehend auf Fettverbrennung, so dass eben diese immer mehr zur Routine wird.

Überschüssiges Körperfett hungert man sich nicht einfach nur weg. Vielmehr fackelt man es ab! Während einer Diät sind trainigsfreie Tage und eine stark reduzierte Kalorienaufnahme immer ein Problem, da sie beide den Stoffwechsel bremsen und somit auch die Fettverbrennung, gleichzeitig jedoch Muskelsubstanz kosten. Durch unser Vorgehen können wir diese Probleme weitestgehend vermeiden und überdurchschnittliche Erfolge erzielen. Überzeugen Sie sich selbst!

*

11. Die korrekte Ernährung

Zu diesem Thema gibt es lesenswerte Literatur. Sehr empfehlenswert für Athleten, die den Weg des größtmöglichen Widerstandes beschreiten, ist das Buch »Ernährungsstrategien in Kraftsport und Bodybuilding« von Dr. Christian von Loeffelholz. [47]

Wir wollen uns an dieser Stelle mit dem Thema Ernährung rein pragmatisch auseinandersetzen und interessieren uns vorwiegend für klare Prinzipien und ebenso klare Fortschritte. Lassen Sie sich hier aber von niemandem – auch nicht von mir – etwas aufzwingen, was sich nicht zu Ihrem Vorteil auswirkt. Gehen Sie also auch bei Ihrer Ernährung autoreguliert vor.

Geben Sie allem eine Chance und beobachten Sie ganz genau, was funktioniert und was nicht. Ernährung ist dabei ein noch emotionaleres Thema als das Training. Genau hier liegen auch die meisten Ernährungsprobleme vieler Athleten verborgen: Wir wissen ja, welche Ernährung die richtige wäre, was gesund wäre, was zum Aufbau notwendig wäre und welche Entbehrungen zur Körperfettreduktion notwendig wären. Ich bin mir ziemlich sicher: Auch Sie, verehrter Leser, wissen das ziemlich genau!

Das Problem liegt woanders: Wir suchen alle immer wieder aufs Neue den heiligen Gral der Ernährung. Eine Ernährung, die unserer Gefühlslage ent- und nicht widerspricht. In den meisten Fällen wird dieser Weg jedoch vergeblich gesucht. Unsere Gesellschaft determiniert ihre Bürger im Großen und Ganzen zu Fast Food, Süßigkeiten und Rauschmitteln. Die Werbung dafür ist überall. Die entsprechende Industrie ist gewaltig. Sie verspricht Energie, Spaß und Glück. Sofort. Natürlich gegen Bares. Sie ist das Abbild unserer Schwäche und Ungeduld. Sie belegt, dass wir stets den Weg des geringsten Widerstandes wählen und alles immer sofort haben wollen. Das ist der Beweis, dass wir in jenen Bereichen, in denen wir nicht unserer Weisheit, sondern unserer Emotion folgen, grundsätzlich fehlgeleitet werden.

Wie ein Schifflein auf hoher See werden wir von den Stürmen der Gefühlswelt mal hier und mal dort hin gerissen. Ohne festes Ziel werden wir viel bewegt, doch selbst bewegen wir dabei nicht viel. So kommen wir nicht voran. Wir müssen auch hier Kybernetiker werden: Wir müssen die eigene Entwicklung so steuern, dass wir uns von all diesen emotionalen Stürmen so wenig wie möglich mitreißen lassen und unsere Handlungen stets so regulieren, dass wir dauerhaft auf Kurs bleiben.

Lieber Leser, bitte prägen Sie sich das ein: Jene Athleten, die ihre körperliche Entwicklung beherrschen, haben diese Macht nicht, weil sie über eine gesegnete Veranlagung oder ernährungstechnisches Geheimwissen verfügen. Sie folgen einfach nur ihrer Weisheit und nicht ihren Gefühlen!

Es gibt hier keine Geheimnisse. Also hören Sie auf, die Erlösung in einer Ernährungweise zu suchen, die Ihren Stimmungsschwankungen folgt und doch funktioniert. So etwas gibt es nicht! Wollen Sie einen schönen, großen und starken Körper, so müssen Sie lernen, Ihre Emotionen zu beherrschen.

Es kommt nicht darauf an, wie es schmeckt, sondern darauf, wie es wirkt! Es ist völlig egal, ob Sie gerade den schlimmsten »Hungerterror« verspüren oder pappsatt sind. Was zählt ist die negative Kalorienbilanz bei der Diät und die positive beim Aufbau! Es ist alles so einfach. Es ist nur sehr schwer, auch wirklich einfach zu sein. Bleiben Sie auf Kurs und Sie werden Ihr Ziel erreichen. Lassen Sie sich hingegen immer wieder aufs Neue von Ihrem Ziel ablenken, dann haben Sie es auch nicht anders verdient. Das ist hart, aber fair. Nichts bekommt man geschenkt – nichts von Wert.

Alles hingegen, was man doch so gut wie geschenkt bekommt – die kurzfristige Befriedigung durch Zucker und Fast Food, den Spaß durch Rauschmittel – das ist nichts Echtes, nichts Wahres, nichts Wertvolles. Das ist die Sucht von Schwäche und Unvernunft. Je schwächer und emotionaler ein Mensch ist, desto mehr lässt er sich von diesen Entwicklungsgiften beherrschen, desto weniger beherrscht er sich selbst.

Natürlich liegt darin ein gewisser Reiz; müssen wir uns doch schon den ganzen Tag über im Beruf, der Familie usw. beherrschen. Da wollen wir doch ab und an auch mal die Zügel fallen lassen und hemmungslos unseren Gefühlen folgen. Jeder Mensch benötigt ein Ventil, um seinen Emotionen freien Lauf zu lassen. Das liegt in unserer Natur. Die sich anhäufenden Missbrauchsfälle angeblich religiöser und enthaltsamer Menschen, die das Gebot der Nächstenliebe in Abertausenden von Fällen zu wörtlich ausgelegt, zu emotional gehandelt haben, stehen Pate dafür, dass die emotionale Natur des Menschen sich nicht beherrschen lässt und sich umso grausamer und rücksichtsloser entlädt, je länger sie geknechtet und verdrängt wird.

Das sind auch keine Zufälle mehr. Das ist ein klares Muster: Die Emotion sucht sich immer den Weg des geringsten Widerstandes, den Ort und Moment, an dem die Vernunft am schwächsten ist: ganz egal, ob es dann auf Hamburger, Kartoffelchips, Gummibärchen, Wodka, Zigaretten oder gar Schlimmeres hinaus läuft. Unsere Gesellschaft ist doch genau darauf hin ausgelegt: An welchen Regalen gehen wir als erstes vorbei, wenn wir ein Geschäft betreten und was gibt es an der Kasse? Süßigkeiten, Spirituosen und Rauchwaren. Wo fahren wir nach der Arbeit kurz vorbei? Beim »Drive-in« eines Fastfood-Konzerns. Was machen wir am »Feier-Abend«? Was machen wir in der

»Raucher-Pause«? Wir folgen stets unseren Emotionen auf den Weg des geringstmöglichen Widerstandes in das Verderben von Sucht, Krankheit, Schwäche und Fettleibigkeit.

Aber all dies können wir in den Griff bekommen. Ich will Ihnen keine Standpauke halten, dass all dies ungesund und nicht gut für Ihre Entwicklung ist – denn das wissen Sie bereits ganz genau. Uns Menschen ist es nur – wenn wir mal ehrlich sind – völlig egal, was wir wissen, was gut für uns ist und was nicht. Wir machen nicht das, was gut für uns ist, sondern immer nur das, was wir wollen. Aus diesem Grund müssen Sie lernen, Ihr Wollen, Ihren Willen zu beherrschen!

Dies geht wiederum nur, indem Sie den sich immer wieder aufs Neue aufstauenden emotionalen Druck Ihres Daseins sublimieren, konzentrieren und in feste Bahnen leiten, die es Ihnen ermöglichen werden, diese Energie konstruktiv für Ihre Entwicklung zu nutzen und nicht destruktiv für Ihre Zerstörung! Genau das ist der Schlüssel zu Ihrem Erfolg und ich will Ihnen auch sagen, wie Sie das realisieren können.

Sehen Sie sich einmal die Menschen an, die zu solchem Fehlverhalten neigen. Es sind körperlich und geistig Schwache, die ihren Körper vernachlässigen. Ihre Fehltritte sind nichts weiter als Kompensation; nichts anderes als klägliche Ersatzhandlungen, im Zuge des Ungehaltenseins über die Enthaltsamkeit von körperlicher Verausgabung und Erfüllung.

Der Körper spürt dies und dreht deswegen völlig am Rad. Die beteiligten Hormone können sich nur bedingt regulieren; Stresshormone besitzen überhaupt kein Regelungssystem. Mit jedem neuen Stressmoment schüttet der Körper mehr davon aus und wird dadurch zusehends zur tickenden Zeitbombe. Die Stresshormone versetzen den Körper in Alarmbereitschaft, indem sie die Blutgefäße erweitern, den Kreislauf ankurbeln und den Zucker, der in der Leber gespeichert ist, verstärkt in das Blut ausschütten, um schnell verfügbare Energie zu haben und dann wartet der Körper: auf Kampf oder Flucht.

In der modernen Welt findet jedoch beides so gut wie nie statt. In unserer Gesellschaft haben wir die soziale Mobilität eines Salatkopfes und müssen deswegen vornehmlich Nehmerqualitäten beweisen. Sie können dem Diskussionsgegner in einem Meeting nicht einfach eine kleben. Wir können bei einem wichtigen Vorstellungsgespräch auch nicht einfach aufstehen und davonlaufen. Hier bei uns überlebt nicht der, der körperlich am besten kämpfen oder flüchten kann, sondern genau andersherum derjenige, der seine Stresssituationen am besten aussitzen und dabei »cool« bleiben kann – wie beim Verharren in einem überfüllten Bahnwaggon.

Unser Körper weiß dies jedoch nicht und so laufen gestresste Menschen Tag für Tag durch unsere Straßen und versuchen, Ihre aufgestaute Energie zu entladen, wo Sie es am schnellsten und einfachsten können. Bei fehlgeleiteten Individuen geschieht dies zumeist auf destruktive Art und Weise im Umgang mit anderen Menschen, Dingen und sich selbst. Desaströse Verhaltenstendenzen in unserer Gesellschaft beruhen zu großen Teilen auf mangelhaft kompensierten Stressbelastungen jener Menschen, die nicht wissen, was sie mit ihrer überschüssigen Energie und ihrem naturgegebenem Potenzial anfangen sollen.

Natürlich dürstet der menschliche Körper dann auch nach möglichst schnellem Energienachschub, denn die Leber wurde ja bereits von den Stresshormonen geplündert. Und so entsteht der Heißhunger der gestressten Gesellschaft auf Fast Food, Süßkram und Alkohol!

Wir wollen es besser machen: Entdecken Sie das Geheimnis Ihres Erfolges und erkennen Sie das konstruktive Potenzial dieses emotionalen Druckes. Entfesseln Sie Ihre Gefühle dort, wo es einen Nutzen für Sie hat: Kämpfen Sie... Kämpfen Sie gegen den Widerstand! Stauen Sie ruhig Frustration auf, sammeln Sie diese und dann machen Sie das, was Ihr Körper so sehnlichst benötigt, um die aufgestauten Stresshormone wieder los zu werden: Fordern Sie Ihren Körper so hart und smart es nur geht. Trainieren Sie täglich!

Je öfter Sie Ihren Körper fordern, desto weniger Anlass werden Sie dazu haben, im Alltag Dummheiten zu machen, desto leichter wird es Ihnen fallen, sich in Beruf, Partnerschaft und Ernährung selbst zu beherrschen, desto weniger Druck werden Ihnen die Stresshormone bereiten, desto mehr verfügbare Zeit werden Sie fühlen, über die wahren Konsequenzen Ihrer Handlungen nachzudenken und desto bessere und konstruktivere Entscheidungen werden Sie im Leben treffen. Das alles nur durch tägliches körperliches Training – das konstruktivste Ablassventil emotionalen Druckes, seit es zivilisierte Gesellschaften gibt.

Eventuelle Ernährungsprobleme bei Ihnen, verehrter Leser, liegen häufig hier begründet. Erkennen Sie das und geben Sie Ihrem Leben einen festen Kurs. Wenn Sie die Zwänge emotionalen Druckes regelmäßig bewusst und zielgerichtet – also konstruktiv – körperlich abbauen, dann werden Sie sehen, dass Sie emotional nicht mehr vom Thema Ernährung abhängig sind. Dann werden Sie keine gesundheitsschädliche mehr verfolgen, sondern erkennen, dass eine naturbelassene und ausgewogene Ernährung – im Sinne Ihrer individuellen Zielstellung – der einzig richtige Weg ist, um zu einem gesunden, starken und schönen Körper zu gelangen. Ich zähle hier auf Ihr Verständnis: Erkennen Sie die Zusammenhänge und dann beherrschen Sie sie auch; nutzen Sie Ihre Energien konstruktiv und nicht destruktiv!

Mein Ernährungskapitel hat eine ganz simple Botschaft: Konsumieren Sie keinen »Müll«! Keine leeren Kalorien, keinen Zucker, kein Weißmehl, keine schädlichen Fette, kein Fast Food, keine Süßigkeiten und keine Drogen, Sucht- oder Rauschmittel. Falls Sie es doch machen... dann stressen Sie sich dadurch nicht auch noch künstlich, denn dadurch beginnt der Teufelskreislauf des Stresses von vorne und Sie bekommen noch mehr Heißhunger auf diese Sachen. Wenn Sie also sündigen, dann genießen Sie es; machen Sie es bewusst und achten Sie hier stets auf Qualität statt Quantität! Nutzen Sie derartige

Schritte zum Stressabbau, zur Entspannung, dann kann auch ein Stück Schokolade bei einem guten Glas Rotwein sehr gesund sein. Wie beim Training kommt es nicht nur darauf an, was man macht, sondern vielmehr darauf, wie man es macht.

11.1 Generelles zur Ernährung

Die Muskulatur ist mit Abstand das größte Stoffwechselorgan des Körpers. Wollen wir unseren Stoffwechsel beherrschen, so müssen wir die Entwicklung unserer Muskulatur beherrschen und wollen wir die Entwicklung unserer Muskulatur beherrschen, so müssen wir unseren Stoffwechsel beherrschen.

Neben dem täglichen Training spielt die Ernährung dabei eine wichtige Rolle. Wollen Sie hier Einfluss nehmen, dann müssen Sie das Niveau des Genussmenschen, der nur isst, um seinen Gaumen zu verwöhnen, weit hinter sich lassen und erkennen, was Ernährung für Sie wirklich ist: der Regler für Ihre Entwicklung! Beherrschen Sie Ihre Ernährung und stimmen diese optimal auf Ihr Training ab, dann werden Sie auch entsprechende Fortschritte ernten.

Training oder Ernährung allein bedeuten nicht viel für das Erreichen unseres Zieles. Erst beide zusammen entfalten wahren Nutzen und je mehr sie harmonieren, desto größer wird dieser auch sein.

11.1.1 H_2O – das wichtigste Lebensmittel

Der menschliche Körper besteht zu knapp 60 % aus Wasser. Ihre Muskeln bestehen zu 75 % aus Wasser, Ihr Blutplasma zu über 90 % und auch Ihr Körperfett setzt sich zu 25 % aus Wasser zusammen, ja selbst Ihre Knochen sind noch zu knapp 22 % flüssig. Fragen Sie mich also, was das wichtigste Lebens-Mittel für Sie ist, dann antworte ich: H_2O!

Es gibt so viele Getränke, doch die meisten davon sind Müll – voll mit Zucker, Toxinen und chemischen Zusatzstoffen. Wollen Sie jedoch kein Mülleimer sein, dann schütten Sie sich gar nicht erst damit voll. Bleiben Sie bei Wasser, Milch und Tee – alles andere zählt als Genuss- oder Suchtmittel, ist für unsere Entwicklung nicht von Bedeutung oder sogar schädlich dafür. Davon abgesehen gibt es kein Lebensmittel, das besser schmeckt als kaltes, klares und mineralienreiches Wasser – das flüssige Gold!

Wasser ist die wertvollste Ressource auf unserem Planeten und das wichtigste Nahrungsmittel für jeden Athleten. Schätzen Sie es nie gering, nur weil es in scheinbar unerschöpflichen Mengen aus dem Hahn zu laufen scheint. Machen Sie sich lieber bewusst, dass es so wertvoll ist, dass unsere Gesellschaft verstanden hat, dass es keinem einzigen Bürger vorenthalten werden darf. Bereits eine bescheidene Quelle kann selbst in der lebensfeindlichsten Wüste eine Oase entstehen lassen. Das Potenzial dazu ist eigentlich immer vorhanden – vom Wasser hängt seine Realisierung ab. Wasser bedeutet Leben! Machen Sie auch aus Ihrem Körper eine Oase der Entwicklung und vertrauen Sie auf das am stärksten kontrollierte Lebensmittel unseres Landes. Es darf auch ruhig aus der Leitung sein.

Machen Sie sich bei jedem Schluck bewusst, dass dies etwas ganz Besonderes ist, etwas sehr wertvolles und lebensförderndes – um Welten besser, optimaler und gesünder als der Rest, der sonst so in den Getränkeabteilungen steht. Streichen Sie den Müll und trinken Sie genau die Flüssigkeit, aus der Sie zum Großteil selbst bestehen! Gerade in der Diät ist das wichtig. Denn oftmals interpretieren wir nur das als Heißhunger, was in Wirklichkeit das inständige Verlangen unseres Körpers nach klarem und vitalisierenden Wasser ist.

Seien Sie hier nicht sparsam. Trinken Sie immer ausreichend. Mindestens drei Liter pro Trainingstag – also jeden Tag. Machen Sie es an Ihrem Körpergewicht fest: Für jedes Kilogramm 50 Milliliter. Wiegen Sie 60 kg, so sind das drei Liter. Bei 80 kg sind es schon vier und bei 100 kg sind es fünf.

Denkbar ist auch eine Orientierung an dem Nahrungsaufkommen, dass Sie täglich vertilgen – wenn Sie sich gerade in einer Aufbauphase befinden. Wer mehr isst, der sollte auch mehr trinken! Viele versäumen dies. Für jede Kilokalorie berechnen Sie einen Milliliter. Benötigen Sie 3.000 kcal, dann landen Sie hier wiederum bei drei Litern. Benötigen Sie 5.000 kcal, dann sind es schon fünf.

Beide Modelle geben einen groben Rahmen vor, an dem Sie sich orientieren können. Darüber hinaus sollen Sie vergegenwärtigen, dass der menschliche Körper mit zunehmenden Ausmaßen an Körperfülle und Energiezufuhr auch entsprechend mehr Flüssigkeit benötigt, um optimal funktionieren zu können. Gebräuchliche Empfehlungen wie »Zwei Liter pro Tag sind für jeden Menschen ausreichend« sind Blödsinn. Die Nahrungs- und somit Flüssigkeitsbedürfnisse einer 50 kg-Sekretärin sind grundverschieden von denen eines 140 kg-Powerlifters. Den Unterschieden dieser beiden Körper gilt es Rechnung zu tragen.

Gezählt wird nur Wasser, Milch und Tee. Decken Sie immer erst Ihren täglichen Bedarf an diesen liquiden Lebensmitteln, bevor Sie schwach werden und Ihren Körper zum Konsum angeblicher Genussmitteln erniedrigen. Lernen Sie, dass wahre Lebensmittel auch die einzig wahren Genussmittel sind! Dann werden Sie erkennen, dass es keinen größeren Genuss für einen Menschen gibt, als genau die Mittel zu konsumieren, die sein Lebenspotenzial entfesseln und bewahren.

Vielleicht kommen Ihnen die hier gegebenen Empfehlungen etwas hoch vor, aber Sie müssen bedenken, dass immer von Trainingstagen die Rede ist. Pro Stunde harten Trainings sollten Sie dabei immer mindestens 1 Liter Wasser trinken, um Ihre Leistungsfähigkeit aufrecht zu erhalten. Bei sehr intensivem Training – und entsprechender Sommerhitze – kann es sogar noch deutlich mehr sein. Gehen Sie auch hier stets auto-reguliert vor und lernen Sie, rechtzeitig zu fühlen, wann Ihr Körper wieder einen Schluck Wasser vertragen kann. Gewöhnen Sie sich daran, ausreichend zu trinken, aber zwingen Sie sich auch nicht dazu. Dennoch sollte Ihnen klar sein, dass Sie hier – ebenso wie bei allem – nicht nur nach Ihrem reinen

Bedarf gehen sollten, sondern nach Ihrem Optimum! Viele Menschen sind es gewohnt, mit sehr wenig fester und flüssiger Nahrung über die Runden zu kommen und haben einen dementsprechend geringen Bedarf, aber das ist alles andere als optimal, sondern oftmals nur das Minimum, da sie sich nicht um ihre körperliche Entwicklung scheren. Sie leben jedoch bewusster und wollen weit mehr, also trinken Sie auch mehr!

11.1.2 Protein – der wichtigste Nährstoff

Neben Wasser besteht unser Körper vorwiegend aus Proteinen. Sie sind die Bau-, Immun- und Botenstoffe schlechthin, die uns Figur, Struktur, Funktionalität und Stabilität verleihen. Die Gesamtheit der Proteine eines Körpers wird als »Proteom« bezeichnet und ist im Gegensatz zum sehr stabilen »Genom« (Erbgut) ständigen Veränderungen unterworfen.

Durchgehend finden in unserem Körper Auf- und Abbauvorgänge statt. Überwiegen erstere, so befinden wir uns in einem anabolen Zustand; überwiegen letztere, in einem katabolen. Unser Ziel ist es stets, möglichst viel Protein zu erhalten und darüber hinaus aufzubauen, indem wir es im Training gezielt zerstören und ansonsten schützen, wo es nur geht. Die trainingsbedingte Zerstörung ist dabei ein Teil von jener Kraft, die stets das Böse will und doch das Gute schafft – zumindest würde Goethe es so formulieren.

Um diesen grundsätzlich anabolen Prozess andauern zu lassen, müssen wir einerseits durch chronische Belastung einen möglichst hohen Proteinumsatz (und damit auch -bedarf) generieren und diesen andererseits auch durch eine geregelte Ernährung decken.

Ein Gramm Protein ist dabei nicht gleich ein Gramm Protein. Es gibt Unterschiede im Aminosäurenprofil. Zudem ist von Bedeutung, welche Nähr- bzw. Schadstoffe die jeweilige Proteinquelle sonst noch mit sich bringt. Konzentrieren Sie sich auf naturbelassenes Protein möglichst hoher Wertigkeit. Je weniger Sie insgesamt essen, desto wichtiger wird dieser Maßstab.

Fische und Meeresfrüchte stehen ganz weit oben. Sie weisen ein ausgezeichnetes Aminosäurenprofil auf und verfügen darüber hinaus über sehr gesunde Fette – wie z.B. die berühmten Omega-3-Fettsäuren. Auch geflügelte Proteinquellen wie Pute und Hähnchen warten mit hochwertigem Eiweiß und wenig Fett auf, welches ja nur beim Fliegen hindern würde. Zudem bieten Rinder, Schweine, Schafe usw. willkommene Möglichkeiten zur kulinarischen Abwechslung. Sie sind ebenfalls empfehlenswerte Proteinquellen. Man sollte stets auf naturbelassene Produkte achten. Auf hochgemästete und mit Medikamenten vollgestopfte Massenerzeugnisse sollten wir verzichten, wo es nur möglich ist.

Hinzu kommen die Erzeugnisse dieser Tiere wie z.B. Eier und Milchprodukte. Sie sind ebenfalls sehr empfehlenswert und schmecken köstlich. Das einzige Manko ist die Lactose in vielen Milchprodukten, die einigen Athleten Probleme bereiten könnte, da sie sich gerade in einer Diät befinden oder hier eine Unverträglichkeit entwickelt haben. Käse und Speisequark sind sehr gesund. Sie bieten verschiedene Nährstoffprofile, die Sie je nach Zielsetzung für sich nutzen sollten. Integrieren Sie diese nährstoffreichen Proteinquellen fest in Ihren Ernährungsalltag.

Darüber hinaus gibt es auch sehr empfehlenswerte Proteine pflanzlicher Herkunft, insbesondere die aus Nüssen, Pilzen und Hülsenfrüchten. Reis, Kartoffeln und Getreide sind hingegen ein zweischneidiges Schwert, da sie zum Teil gehörige Mengen an stärkehaltigen Kohlenhydraten liefern, zu denen wir gleich noch kommen werden.

Vorab wollen wir jedoch festhalten, dass Proteine Ihre wichtigste Nährstoffquelle sein sollten – und das nicht nur als Kraftsportler oder Bodybuilder. Fisch, Meeresfrüchte, Fleisch und darüber hinaus Eier, Milchprodukte, Nüsse, Pilze und Hülsenfrüchte sollten dauerhaft die Basis Ihrer Ernährung bilden, denn diese Lebensmittel machen gesund, schön und stark!

11.1.3 Fett – vollkommen unterschätzt

Fette müssen oft als Sündenbock für Krankheit und Dickleibigkeit herhalten. Aber zu Unrecht werden sie derart pauschal verurteilt. Es gibt nämlich auch sehr gesunde und sogar lebenswichtige Fettsäuren. Viele Vitamine sind fettlöslich und können auch nur in Gegenwart von Nahrungsfett effizient verstoffwechselt werden. Selbst gesättigte Fette haben gewisse Vorteile und sollten niemals unbedacht als gesundheitsschädlich gebrandmarkt werden.

Wirklich ungesund sind vor allem die künstlich gehärteten trans-Fettsäuren. Sie erhöhen das Risiko koronarer Herzerkrankungen und wirken sich negativ auf den Cholesterinhaushalt aus. Des Weiteren diskutiert man über einen Zusammenhang zu Blutdruck- und Insulinproblemen und einem erhöhten Risiko für Allergien und Krebs. Es sind diese industriellen Erzeugnisse, die im Rahmen vieler Streich- und Frittierfette Einzug in die Welt von Fast Food, Snacks, Fertigprodukten, Backwaren und somit auch in unseren Stoffwechsel finden; der damit jedoch nur bedingt klar kommt.

Aus diesem Grund mein Appell an Sie – zum Wohle Ihrer Gesundheit: Verzichten Sie nicht generell auf Fett, aber streichen Sie dafür industriell erzeugten Fette und die Produkte vom Fließband, in denen sich diese verstecken – das gilt auch für Vieles aus der Bäckerei! Vertrauen Sie auf natürliche Fette aus möglichst naturbelassenen Fisch-, Fleisch-, Ei-, Nuss-, Milch- und Pflanzenprodukten!

Butter ist z.B. deutlich gesünder als viele Margarinen. Achten Sie bei allen Risikoprodukten immer auf die Inhaltsangaben. Enthält das Produkt »gehärtete Fette«, dann verzichten Sie darauf. Blätterteig, Chips, Schokoladen-Aufstriche und vieles mehr können dazu gehören. Je industrieller und massenhafter diese Produkte produziert werden, desto eher dürfen Sie auch davon ausgehen, dass bei der Produktion dieser Nahrungsmittel von Fast Food-Ketten, Konzernen und Bäckereien kostengünstige trans-Fettsäuren verwendet wurden. Bereits wenige Gramm pro Tag steigern das Erkrankungsrisiko deutlich.

Im Gegenzug gibt es aber auch der Gesundheit überaus zuträgliche Fettsäuren, solange man es mit ihrem Konsum nicht übertreibt. Wenn Sie z.B. regelmäßig Fisch essen, ist Ihr wöchentlicher Bedarf der Omega-3-Fettsäuren ausreichend gedeckt. Auch Süßwasserfische tragen hierzu bei; neben Thunfisch und Lachs gibt es noch deutlich mehr Artenvielfalt unter Wasser. Leider drohen die Meere überfischt zu werden. Bitte kaufen Sie deswegen Produkte aus nachhaltiger Fischerei (z.B. erkennbar durch das »MSC-Siegel«) und – insofern Sie die Möglichkeit dazu haben – heimische Fische.

Essen Sie so vielseitig wie möglich. Es ist die Abwechslung, die gesund hält, denn nur sie kann uns auch alle wichtigen Nährstoffe in den Konstellationen und Verhältnissen liefern, wie sie der Natur unseres Körpers entsprechen. Einseitige Überdosierung hingegen ist uns weniger von Nutzen und oft sogar schädlich.

Eine grundlegende Versorgung mit gewissen pflanzlichen Fetten sollten Sie ebenfalls durchgehend aufrecht erhalten. Qualitativ hochwertige Pflanzenöle sind gesund und sollten je nach Trainingsschwerpunkt reichlich verwendet werden. Vermeiden Sie jedoch die Öle mit einem zu hohen Gehalt an Omega-6-Fettsäuren, da sich diese in zu großen Mengen negativ auf den Omega-3-Haushalt auswirken und so zu Konsequenzen führen, die der Gesundheit abträglich sind. Zu meiden sind aus diesem Grund: Sonnenblumenöl, Maiskeimöl, Sojaöl und Distelöl – ebenso wie minderwertigere Ölmischungen, die nur auf dem Etikett schön aussehen, bei einem Blick auf die Inhaltsangaben jedoch gar nicht mehr so gut wegkommen.

Ihre absoluten Freunde sind hingegen Olivenöl, Leinöl, Rapsöl und Walnussöl. Sie weisen rundum empfehlenswerte Fettprofile auf und sollten in Ihrer Ernährung eine wichtige Rolle spielen.

11.1.4.1 Kohlenhydrate – ziemlich überschätzt

Der Körper besteht fast vollständig aus Wasser, Proteinen und Fett, aber nur zu einem vergleichsweise winzigen Teil aus Kohlenhydraten – in Form von Glykogen und Glucose. Dementsprechend wenig Bedeutung sollten Sie auch in unserer Ernährung spielen! Es gibt das Motto: »Man ist, was man isst«, um darauf zu verweisen, dass sich derjenige nicht zu wundern braucht, dass er wie Mülleimer aussieht und riecht, wenn er nur Müll in sich hineinstopft. Umgekehrt sollte aber auch gelten: Man isst, was man ist! Wir *sind* fast vollständig aus Wasser, Protein und Fett und somit sollten wir dies auch vorwiegend essen.

Es gibt essenzielle Aminosäuren und es gibt essenzielle Fettsäuren. Aber so etwas wie essenzielle Kohlenhydrate gibt es nicht. Sie sind vor allem eines: Treibstoff – Energie, die wir benötigen, um zu leben. Unser Bedarf an Kohlenhydraten bemisst sich also vorwiegend daran, wie viel Energie wir täglich verbrauchen, was grundsätzlich von unserem Grund- sowie Leistungsumsatz abhängt. Alles darüber hinaus wird zu Körperfett. Außerdem führt der Konsum kurzkettiger Kohlenhydrate zu starken Blutzucker- und Insulinschwankungen. Das kann kurzfristig zu Stimmungsschwankungen und langfristig zu gesundheitlichen Problemen führen. Die mit Zucker verbundene Gesundheitsproblematik ist dabei hinlänglich bekannt. Immer mehr Forschungsergebnisse tendieren dazu, auch stärkehaltigen Nahrungsmitteln – wie z.B. Getreide – eine Wirkung zuzuschreiben, die der Gesundheit abträglich ist. [Vgl. 48]

Die Erfahrung bestätigt, dass viele Menschen empfindlich auf Zucker und Stärke reagieren, dadurch verstärkt Körperfett aufbauen, es nur sehr schlecht wieder loswerden und langfristig auch gesundheitliche Probleme bekommen. Vermeiden sie diese hingegen, dann geht es ihnen oft deutlich besser: Die Gesundheit pendelt sich wieder ein und die Entwicklung und Beherrschung des Körperfettgehalts – wie auch die Stimmung – verbessern sich spürbar. Viele Athleten verzichten deswegen dauerhaft auf Zucker und Stärke. Die Chance ist groß, dass auch Sie davon profitieren werden! Probieren Sie es einfach mal aus: Bringen Sie in Erfahrung, ob viele Ihrer ästhetischen und gesundheitlichen Probleme allein durch eine langjährige suboptimale Ernährung bedingt sind. Vielleicht lassen sie sich schneller in den Griff bekommen, als Sie es sich je erträumt hätten.

Verzichten Sie dafür auf alle Getreideprodukte wie z.B. Nudeln, Brot und »Cerealien« und reduzieren Sie darüber hinaus auch Kartoffeln, Reis und Mais. Industriezucker ist natürlich generell zu verurteilen. Wer diesen Müll regelmäßig konsumiert, ist selber schuld und isst am besten auch gleich noch einen Riegel Frittierfett dazu. Verzichten Sie jedoch darauf, dann werden Sie mit Sicherheit eine deutliche Steigerung Ihrer Lebensqualität erfahren!

Alles ist eine Sache der Gewöhnung und jede Veränderung konfrontiert uns mit dem Ungemach des Neuen und Unbekannten – selbst wenn dieses positiver Natur ist und das bisher Gewohnte eher negativ. Aus diesem Grund blocken wir bereits viele potenzielle Optimierungen unseres Daseins und Chancen unserer Entwicklung von Anfang an ab. Psychologen sprechen hier von Neophobie – der Angst vor Neuem. Seien Sie stets klüger! Geben Sie allem eine Chance; beobachten Sie genau, ob es positiv oder negativ für Sie ist und nicht nur, ob es Ihnen zu gefallen scheint oder nicht.

Gewohnheiten kann man umprogrammieren – wenn man sie beherrscht und sich nicht von ihnen beherrschen lässt. Also: Wenn der Schuh drückt, dann blenden Sie das nicht aus, sondern ziehen Sie ihn aus und erwählen Sie einen passenderen! Die einzige Gewohnheit Ihres Lebens, die wirklich von Bedeutung ist, ist diejenige, sich niemals an Gewohnheiten zu klammern. Eher sollten Sie es zu Ihrer Aufgabe werden lassen, möglichst viele der schlechten Gewohnheiten, die sich klammheimlich in Ihr Leben geschlichen haben, zu entdecken und auszuradieren. Eine suboptimale Verteilung der soeben aufgezählten Makro-Nährstoffe und Ernährungssünden gehören dazu.

11.1.4.2 Nützliche Kohlenhydrate

Ebenso wie wir auch nur bestimmte Fette verurteilen, so verurteilen wir auch nicht alle Kohlenhydrate, sondern vor allem die industriell hergestellten Mastmittel für Mensch und Tier: Zucker und Stärke.

Sehr gesund und deutlich empfehlenswerter für unsere Gesundheit und Entwicklung sind hingegen zwei ganz bestimmte Kohlenhydratquellen: Gemüse und Obst!

Selbst bei einer kohlenhydratreduzierten Ernährung sollten Sie niemals darauf verzichten. Die damit verbundene Energie liefert uns viele lebenswichtige Nähr- und Ballaststoffe. Sie wissen ganz genau, wie gesund Gemüse und Obst für Sie sind! Aber halten Sie sich auch an Ihr Wissen oder folgen Sie hier noch Ihren Launen und glauben Sie, dass Sie allein durch proteinreiche Nahrung sowie ein paar Vitamintabletten alles im Griff haben? Falls Sie es so halten... Wie läuft es denn so bei Ihnen? Sind Sie mit Ihrer momentanen Entwicklung zufrieden? Wie steht es um Ihr Immunsystem? Sind Sie anfällig für Infekte?

Worauf ich hinaus möchte: Es gibt eine Gruppe von Nährstoffen, die weder in tierischen Nahrungsmitteln, noch in Nahrungsergänzungsmitteln enthalten sind, weil Sie noch ziemlich unbekannt sind und gerade erst erforscht werden: die sekundären Pflanzenstoffe – auch »Phytamine« genannt.

Die bereits besser erforschten davon sind z.B. das Krebszellen tötende Resveratrol, welches vorwiegend in Trauben und Beeren vorkommt und auch dem Rotwein eine gewisse gesundheitsfördernde Wirkung verleiht, aber auch einige Flavonoide in Obst und Gemüse, die ebenfalls stark anti-oxidativ wirken und somit unseren Körper vor freien Radikalen und z.B. auch vor Herz-Kreislauferkrankungen schützen. Forscher gehen davon aus, dass es Tausende sekundäre Pflanzenstoffe gibt, von denen bisher nur wenige eingehend erforscht sind. Dennoch scheinen etliche sehr gesund für den Menschen und gut für seine Entwicklung zu sein. Wie viele davon finden Sie wohl in einem handelsüblichen Vitaminpräparat?

Schon länger gelten Phytamine als *die* Anti-Aging-Nährstoffe schlechthin und alles, worauf wir achten müssen, ist, ausreichend Obst und Gemüse zu verzehren. Beides ist im Vergleich zu anderen Lebensmitteln sehr günstig und rundum gesund – solange bei der Produktion auf nachhaltigen Anbau und den Verzicht auf gesundheitsschädliche Pflanzenschutzmittel geachtet wird.

Auch für unseren Säure-Basen-Haushalt sind diese vorwiegend basisch wirkenden Lebensmittel nützlich, was insbesondere bei einer stark säurelastigen proteinreichen Ernährung von Bedeutung ist – auch wenn der menschliche Körper hier über ein ausgeklügeltes System der Selbstregulation verfügt und sich nicht so leicht aus dem Gleichgewicht bringen lässt. Je optimaler wir jedoch seine Lebensbedingungen gestalten, desto weniger muss er selbst regulierend eingreifen und desto mehr kann er sich um die Verwirklichung anaboler Bestrebungen kümmern. Wir müssen immer bedenken, dass seine

Kapazitäten begrenzt sind und wenn wir diese durch suboptimales Training, unausgewogene Ernährung und lasterhafte Gewohnheiten bereits erschöpfen, dann können wir unsere überdurchschnittliche Entwicklung gleich vergessen – denn dafür müssen möglichst günstige Umstände geschaffen werden.

Wer also der Ansicht ist, dass ein Verzicht auf Obst und Gemüse durch andere Ernährungsschwerpunkte oder gar Tabletten ausgeglichen werden könnte, der befindet sich auf dem Holzweg und glaubt sicherlich auch noch, dass Ballaststoffe ihren Namen zu Recht erhalten haben. Dies ist jedoch keineswegs der Fall und ich bin mir sicher, dass Sie darüber im Bilde sind, dass Ballaststoffe für eine gesunde Ernährung und eine funktionierende Verdauung unabdingbar sind. Des Weiteren können sie uns in der Diät von großem Nutzen sein, doch dazu später mehr. Auch was Vitamine und Mineralien angeht, sind Sie mit Gemüse und Obst bestens versorgt. Die bereits empfohlenen tierischen Produkte runden das Spektrum ab – solange sie weitestgehend naturbelassen sind.

Je mehr Industrie, desto schlechter für Sie! Merken Sie sich dabei: Es gibt keinen natürlichen Mangel, der nicht auch durch die Natur selbst wieder behoben werden könnte.

In diesem Sinne: Guten Appetit. Es gibt nichts Wohlschmeckenderes, Gesünderes, Leistungssteigernderes und Verschönernderes als eine ausgewogene, vielseitige und naturbelassene Ernährung – denn wahre Stärke, Pflege, Stabilität und Entwicklung geschieht von innen nach außen. Und zwar vor allem durch eine korrekte Ernährung.

11.2 Kraft- und Masseaufbau

Je mehr Muskelmasse Sie besitzen, desto höher ist auch Ihr Grundumsatz, desto mehr müssen Sie essen. Je mehr Energie Sie darüber hinaus für Aktivitäten wie körperliche Arbeit oder das Training aufwenden, desto höher ist Ihr Leistungsumsatz. Darüber hinaus beschleunigt sich auch Ihr Stoffwechsel durch den anhaltenden Nachbrenneffekt, der jedes Mal entsteht, wenn Ihr Training fordernd genug ist. Je öfter Sie also trainieren, je intensiver Sie dabei vorgehen und je mehr Muskelmasse Sie bereits haben, desto mehr Energie müssen Sie zu sich nehmen, um hier weiterhin Kraft und Masse aufbauen zu können – und zwar deutlich mehr.

Unterschätzen Sie niemals den sich so akkumulierenden Energiebedarf bei autoreguliertem Hochfrequenztraining! Durch die chronische Belastung wird Ihr Stoffwechsel durchgehend auf Hochtouren laufen. Darüber hinaus werden Sie Ihre Glykogenspeicher – je nach Trainingsintensität – stark entleeren, wodurch Ihr Energiebedarf auch durchgehend auf einem hohen Niveau verbleiben wird. Ihr Stoffwechsel gleicht dem eines Rennpferdes, das täglich auf die Bahn kommt und dabei für 60 Minuten so intensiv gefordert wird, dass es danach immer noch vollkommen aufgedreht ist und selbst im Ruhezustand einen deutlich gesteigerten Energieumsatz hat. Bereits am nächsten Tag geht es schon wieder auf die Rennbahn und das Pferd wird erneut stark gefordert usw.

Was meinen Sie, wie viel Energie das alles kostet? Was meinen Sie, wie viele Kalorien Sie täglich verheizen, wenn Sie sich den Stoffwechsel eines Rennpferdes antrainieren? Und was meinen Sie, wie schnell Ihre Leistungsfähigkeit hier ausgebremst wird, wenn Sie Ihrem Stoffwechsel diese Energie nicht liefern?

Viele Athleten scheitern bereits an dieser Frage. Sie denken, das Training allein würde schon alles richten und die Muskeln würden wachsen, wenn Sie ausreichend Wachstumsreize erhielten. Aber so einfach ist das nicht: Wenn ein Athlet härter bzw. öfter trainiert, dann benötigt er deutlich mehr Energie. Wenn ein Athlet mehr Muskelmasse aufbauen will, dann benötigt er dafür mehr Energie. Wenn ein Athlet neu aufgebaute Muskelmasse erhalten will, dann benötigt er hierfür mehr Energie.

Wer seinen Leistungsumsatz nicht energetisch kompensieren kann, wird deutliche Leistungseinbußen hinnehmen müssen und darüber hinaus Energie verlieren, die eigentlich für seinen Grundumsatz bestimmt wäre. Wer aber nicht einmal seinen Grundumsatz energetisch befriedigt, der wird verlieren und zwar – je nach Situation – auch mehr oder weniger deutlich an Muskelmasse, die dann schlicht und einfach verhungern wird.

Die meisten Athleten behalten Ihren Energiekonsum auf einem relativ gleich bleibenden Level – ebenso gleich wird auch Ihr Körpergewicht bleiben. Seien Sie sich einer Tatsache bewusst: So lange Sie aufbauen wollen, so lange müssen Sie auch Ihre Kalorienaufnahme steigern!

Soll die Entwicklung voranschreiten, so muss das Training progressiv sein; nichts davon wird jedoch funktionieren, wenn die Ernährung nicht ebenso progressiv gehandhabt wird. Je schwerer Sie trainieren und je stärker und muskulöser Sie dadurch werden, desto deutlicher müssen Sie auch Ihre Ernährung an diese Fortschritte angleichen oder das Gesamtsystem Ihrer Entwicklung wird zusammenbrechen. Versagen Sie bei diesem wichtigen Punkt, dann werden Sie auch bei den Punkten »Leistung« und »Wachstum« deutliche Einbußen hinnehmen müssen.

Soll das auto-regulierte Hochfrequenztraining für Sie funktionieren, dann müssen Sie ebenso deutlich, wie Sie mehr trainieren, auch mehr essen und darüber hinaus noch mehr essen, je mehr Masse Sie aufbauen wollen! Konzentrieren Sie sich dabei auf die bereits aufgezählten eiweißhaltigen Lebensmittelgruppen, viel Gemüse und Obst sowie eine nicht zu knappe Fettversorgung durch Nüsse und Öle; den gesteigerten Wasserbedarf nicht zu vergessen.

Behalten Sie dabei Ihr Körpergewicht täglich im Auge. Wenn Sie eine ausreichend positive Kalorienbilanz haben, dann wird sich Ihr Gewicht im zeitlichen Rahmen weniger Wochen merklich erhöhen und wenn Sie darüber hinaus korrekt und hochfrequent trainieren, wird ein gewichtiger Teil dieser Zunahme Muskelmasse sein.

Bewegt sich der Zeiger der Waage so gut wie überhaupt nicht, ist die Botschaft klar: Sie müssen noch mehr essen. Sollten Sie mit den bereits erwähnten eiweiß- und fetthaltigen Lebensmitteln nicht auf ein entsprechend hohes Kalorienplus kommen, dann beginnen Sie vorsichtig, sich an eine gesteigerte Kohlenhydrat-Aufnahme heranzutasten. Beginnen Sie mit möglichst komplexen, naturbelassenen Kohlenhydraten aus Reis, Mais, Haferflocken und Kartoffeln. Beobachten Sie dabei ganz genau, wie sich das Erscheinungsbild Ihres Körpers und das Gewicht auf der Waage verändert. Damit wir uns richtig verstehen: Diese Kohlenhydrate konsumieren Sie keineswegs anstelle der Proteine und Fette, sondern zusätzlich.

Bringt dieser Schritt immer noch keine Fortschritte mit sich, dann nehmen Sie zusätzlich Produkte auf Getreidebasis zu sich – wie z.B. Nudeln und Brot. Darüber hinaus lohnt sich der Schritt zu »industriellen« Kohlenhydraten – also Zuckerprodukten und Fast Food – niemals. Das ist einfach nicht gesund für unseren Körper, mehr aus der Fabrik als aus der Natur und darüber hinaus kariesfördernd. Essen Sie lieber etwas »Richtiges«.

Wollen Sie die Kalorienaufnahme noch weiter steigern, dann essen Sie einfach insgesamt mehr. Vor allem sollten Sie die Aufnahme gesunder Fette – vorwiegend in Form qualitativ hochwertiger Öle – forcieren. Die liefern pro Gramm mehr als doppelt so viele Kalorien wie Kohlenhydrate oder Proteine und sind somit die beste Möglichkeit, auf akzeptable Weise mehr Energie zuzuführen, ohne dabei den Blutzuckerspiegel des Körpers durcheinander zu bringen und Karies zu fördern.

Bereits 100 ml pro Tag liefern Ihnen bis zu 900 kcal extra. Tränken Sie entweder Ihre Speisen verstärkt damit, mixen Sie es in Ihre Shakes hinein oder konsumieren Sie es direkt per Esslöffel – wie eine Medizin, die Sie von der Schwäche mangelhaften Aufbaus heilen soll. Buttern Sie auch ruhig Ihre Speisen ausreichend. Fett ist der beste Geschmacksträger, den wir haben, und vom Rührei über den Fisch bis hin zum Reis schmeckt mit Butter einfach alles besser.

Anstelle von kurzkettigen Kohlenhydraten verstärkt auf Fette zurückzugreifen, hat dabei einen großen Vorteil. Während erstere vorwiegend Ihren Insulinspiegel durcheinander bringen, steigern letztere Ihren Testosteronspiegel. Je mehr Sie sich wie ein Raubtier ernähren und den Schwerpunkt Ihrer Ernährung auf hochwertige Proteine und Fette konzentrieren, desto besser für Ihren anabolen Hormonspiegel.

Wollen Sie hingegen zu einem adretten Pummelchen mutieren, dann müssen Sie sich nur umsehen, was solche Menschen den lieben langen Tag zu sich nehmen. Sie werden erkennen, dass hier Zucker-, Fast Food- und Weißmehlprodukte dominieren. Also wenn schon Kohlenhydrate, dann lieber solche, die uns mit wertvollen Proteinen, Fetten und anderen Nährstoffen versorgen und selbst so wenig Zucker und Stärke aufweisen wie möglich: Nüsse, Gemüse und Obst.

Um ehrlich zu sein, ist Insulin – welches vor allem zur Verstoffwechselung von Kohlenhydraten ausgeschüttet wird – ebenfalls ein sehr anaboles Hormon, wenn nicht sogar das stärkste, das wir haben. Es führt aber zu Blutzuckerschwankungen und stört den Fettstoffwechsel auf eine Art und Weise, die uns nicht gefallen sollte: Es ist nämlich der Gegenspieler des Hormons Glucagon, welches verstärkt Fettsäuren aus unseren Körperfettdepots freisetzt, damit diese verstoffwechselt werden können. Nehmen wir nun Kohlenhydrate zu uns, dann bremst das stärkere Insulin das schwächere Glucagon aus, stört dessen fettabbauende Tätigkeit, setzt sich wie ein Schloss vor unsere Fettzellen und verhindert deren weiteren Katabolismus. Das geschieht, um diese Reserven für härtere Zeiten zu schonen – schließlich sind durch die frisch eingetroffenen Kohlenhydrate ja wieder ausreichend Kalorien vorhanden und somit liegt kein Grund mehr vor, die Reserven anzugreifen.

Prinzipiell ist dies eine lebensfördernde Maßnahme, liegt jedoch nicht in unserem Sinne, da wir möglichst wenig Körperfett zulegen wollen. Deshalb sollten wir den Fettstoffwechsel dauerhaft am Laufen halten und die Kohlenhydrataufnahme stets im Griff haben, um zu große Insulinschwankungen zu vermeiden.

Insulin hat aber einen Vorteil, den wir nutzen wollen: Es »spült« die Nährstoffe, die sich zum Zeitpunkt seines Ausstoßes im Blut befinden, in die Organe, die über ausreichend sensible Insulinrezeptoren verfügen – was bei regelmäßigem Training und korrekter Ernährung vor allem auf unsere Muskulatur zutrifft. Wenn wir also in zeitlicher Nähe zu unserer täglichen Trainingseinheit einen Insulinausstoß provozieren und zugleich für eine ausreichende Versorgung mit schnellverfügbarem Eiweiß – wie z.B. einem guten Wheyprotein – sorgen, dann beliefern wir unsere Muskulatur schnellstmöglich mit hochwertigen Baustoffen. Der durch das Training bewirkte Muskelkatabolismus kann so frühzeitig ausgebremst und in einen Anabolismus umgewandelt werden.

Da dies eine gewisse Zeit benötigt, empfiehlt sich hierbei nicht nur der berühmte »Post-Workout-Shake« mit Whey und schnell verfügbaren Kohlenhydraten, sondern ebenso ein »Pre-Workout-Shake« spätestens 30 Minuten vor dem Training. Dieser unterstützt einen schon während des Trainings mit ausreichend Energie und Aminosäuren. Auf diese Weise kann man den Muskelabbau minimieren, die Leistungsfähigkeit steigern und den Aufbau maximieren.

Vor dem Training sollte man dabei auf ein schnell verfügbares Eiweiß und ebenso schnell verfügbare, aber möglichst hochwertige Energie setzen. Das Ganze sollte leicht bekömmlich sein und den Magen wenig belasten. Ebenso wie auch beim Post-Workout-Shake würde ich auf Industriezucker verzichten. Setzen Sie lieber auf Fruchtzucker, indem Sie sich etwas Obst in den Whey-Shake mixen (oder dazu essen). Am besten mit Wasser oder möglichst fettarmer Milch. Fett verlängert nämlich den Verdauungsprozess. Das können wir so kurz vor dem Training nicht gebrauchen – da benötigen wir das Blut in der Muskulatur und nicht im Magen. Die letzte richtige Mahlzeit sollte deswegen mindestens zwei Stunden vor dem eigentlichen Training liegen.

Um das Blut während des Trainings noch besser in die Muskulatur zu bekommen, kann sich die Hinzugabe der Aminosäure L-Arginin in den Pre-Workout-Shake lohnen. L-Arginin ist an der Produktion von Stickstoff beteiligt und führt zu einer Erweiterung der Blutgefäße, was man im Training durch einen deutlich verstärkten Pump spüren kann. Darüber hinaus empfiehlt sich eine regelmäßige Supplementierung mit Creatin Monohydrat vor dem Training. Dieses Supplement ist hinlänglich bekannt und seine Wirksamkeit im anaeroben Energiehaushalt ausreichend erwiesen. Halten Sie sich bei der Dosierung dieser beiden Präparate an die Herstellerangaben. Wenn Sie darüber hinaus gehen wollen, tasten Sie sich langsam an höhere Dosierungen heran und beobachten Sie genau, wie Ihr Körper darauf reagiert. Kaufen Sie stets nur hochwertige Produkte.

Welches Obst Sie in den Pre-Workout-Shake geben bleibt Ihnen überlassen. Vom Apfel über die Birne oder Banane bis hin zu Beeren stehen Ihnen alle Möglichkeiten offen. Natürlich können Sie diese auch parallel zum Shake essen, aber je »flüssiger« Sie alles aufnehmen, desto schneller wird es der Körper verstoffwechseln und das zählt vor dem Training. Probieren Sie aus, wie viel Shake Sie sich vor dem Training gönnen können, ohne dass er die darauf folgende Einheit belastet.

Nach dem Training lohnt sich ein Shake mit Eiweiß, gemahlenen Haferflocken und Früchten. Bei Haferflocken und Früchten wird der Insulinausstoß zwar niemals so rapide ausfallen wie etwa bei Traubenzucker, aber das ist nicht so wichtig und deutlich gesünder. Wollen Sie jedoch nicht vollständig auf Süßigkeiten verzichten, dann ist nach dem Training der beste Zeitpunkt dafür. Wenn Sie davor wirklich stark waren, dürfen Sie danach auch einmal schwach werden. Schokoladenprodukte mit möglichst hohem Kakaoanteil oder Kakao zum Trinken wären hier denkbar. Sollten sich Nüsse und Rosinen in der Schokolade befinden, umso besser. Getrocknete Früchte sind zudem ein guter Kompromiss für alle, die es zwar natürlich haben wollen, aber dennoch süß. Rosinen, Aprikosen & Co sind da eine willkommene Abwechslung, sollten jedoch möglichst naturbelassen sein und nicht geschwefelt oder gar kandiert.

Darüber hinaus können Sie es nach dem Training auch ruhig etwas fettreicher angehen lassen, denn hier ist das Zeitfenstern nicht mehr so eng. Der Magen darf nun beschäftigt werden. Vollmilch und eine Hand voll Nüsse wären jetzt genau richtig. Darüber hinaus sollten Sie so zeitig wie möglich – mindestens jedoch innerhalb der nächsten zwei Stunden – eine umfassende Mahlzeit folgen lassen, ohne die Sie in Zeiten des Aufbaus sowieso nie zu Bett gehen sollten.

Spät abends sollte ein langsam verdauliches Protein den Tag abrunden, um den Körper auch während der Nachtruhe mit Eiweiß zu versorgen. Hier empfiehlt sich das sog. Casein, das vorwiegend in Milchprodukten enthalten ist – z.B. in Magerquark, Käse oder entsprechenden Präparaten.

Auch zu Beginn des Tages sollten Sie direkt eiweißreich und kalorienhaltig starten. Sehr empfehlenswert ist ein Milchshake mit Protein aus Quark oder Pulver, Haferflocken, Früchten und – wenn es Ihnen schmeckt – etwas Gemüse; z.B. Karotten, Tomaten oder Sellerie. Ein Schuss Öl – sehr gut schmeckt Walnussöl – sorgt darüber hinaus dafür, dass Ihr Körper die fettlöslichen Vitamine (A, D, E und K) auch absorbieren kann.

Wenn Sie es mit dem Aufbau wirklich ernst meinen, sollte in absehbarer Zeit ein ordentliches Frühstück folgen – wie z.B. Rühreier mit Zwiebeln, Paprika, Pilzen, Käse und Schinken. Mittags sollten Sie je nach Situation und Gemütslage etwas Leichtes (z.B. ein Fischgericht mit Reis und Gemüse) oder etwas Deftiges mit ordentlich Fleisch und Beilage zu sich nehmen. Im weiteren Verlauf des Tages sollten Sie ähnlich verfahren. Essen Sie so viel, so oft und so gut Sie können, bis Ihre Waage eine Gewichtszunahme anzeigt. Solange Ihr Gewicht stagniert, müssen Sie einfach noch mehr essen! Daran führt kein Weg vorbei.

Achten Sie dabei auf eine möglichst große Vielfalt der Nahrungsmittel. Viele Bodybuilder essen tagein tagaus das Gleiche. Das mag zwar leicht zu berechnen sein, aber es ist ungesund, langweilig und hemmt die Entwicklung. Menschen sind Allesfresser und genau so sollten sie sich auch ernähren! Das bedeutet: Eine vielseitige Ernährung aus qualitativ hochwertigen Lebensmitteln entspricht unserer Natur. Sieht man sich jedoch die Liste der Inhaltsstoffe auf den Etiketten der Lebensmittel im Supermarkt an, dann ist »Natürliches« hier eher spärlich gesät. Je mehr Zutaten dabei stehen und je weniger Ihnen diese ein Begriff sind, desto eher gehört das jeweilige Produkt in den Müll und nicht auf den Tisch.

Sparen Sie niemals an der Ernährung! Die meisten Menschen geben Unsummen für Handys, Zigaretten und ihre Mode-Launen aus. Dafür sparen Sie am falschen Ende. Wie viel qualitativ minderwertige Nahrung muss man wohl kaufen, um sich auf diese Weise die vielen Partys oder den neuen Flachbildschirm finanzieren zu können? Andererseits kann man sich deutlich hochwertigeres Essen leisten, wenn man lernt, die Schwerpunkte richtig zu setzen und sein Geld nicht für alle möglichen Laster aus dem Fenster zu schmeißen. Wie Seneca schon wusste, ist schließlich nicht derjenige arm, der wenig hat, sondern der, der mehr haben will.

Es gibt keine Menschen, die nicht aufbauen. Es gibt nur Menschen, die zu wenig essen! So lange Sie stets auf gesunde – sprich naturbelassene – Ernährung und smartes Hochfrequenztraining achten, werden Sie Ihrer Gesundheit nicht schaden und vorwiegend Muskelmasse aufbauen. Darüber hinaus werden Sie sich vielleicht sogar erst mit einer deutlich höheren Kalorienaufnahme wirklich gut fühlen. Je mehr der Stoffwechsel nämlich auf Hochtouren läuft und je intensiver die erlebten Wachstumsschübe ausfallen, desto lebendiger werden Sie sich auch fühlen. Das ist wirklich unbeschreiblich. Sie sollten es selbst erleben!

11.3 Körperfettreduktion

Generell funktioniert dies nur über eine negative Kalorienbilanz: Sie müssen mehr

Energie verbrauchen, als zu sich nehmen. Auf die Bedeutung des täglichen Trainings für den Erhalt der Muskelmasse und eines hohen Grund- und Leistungsumsatzes wurde bereits hingewiesen.

Bei einer Diät ist es nicht nur wichtig, wie viel Sie essen, sondern auch was Sie essen. Eigentlich ist die Frage nach dem »Was« sogar wichtiger als die nach dem »Wie viel«, denn auch hier gehen Gesundheit und Qualität stets vor Quantität!

Wenn Sie gelegentlich einige Kalorien zu viel aufnehmen, ist das zunächst kein Problem. Solange Sie über die Woche gesehen eine negative Energiebilanz aufweisen, ist alles in Ordnung. Wenn Sie jedoch das Falsche essen, wird das irgendwann zum Problem. Aber was ist das Falsche?

In einer Diät ist all das falsch, was Ihnen viel Energie liefert, aber weder sättigt noch wichtige Nährstoffe einbringt. Einseitige Hungerkuren sind ebenfalls tabu! Sie können niemals genügend Nährstoffe liefern, um den Körper gesund und leistungsfähig zu halten. Fettreduktion sollte nie im Rahmen des Dahinsiechens provoziert werden, sondern stets durch eine normale und gesunde Lebensweise, bei der die Priorität des Energieumsatzes auf dem Fettstoffwechsel liegt!

Enthalten wir dem Körper Nährstoffe vor, so bezieht er sie ganz einfach aus sich selbst – in puncto Energie (Körperfett) wollen wir das. Aber enthalten wir ihm auch Anderes vor (z.B. Calcium oder Protein), dann wird er diese Stoffe ebenfalls aus sich selbst gewinnen. Da kennt er kein Pardon. Da frisst er sich selbst von innen heraus auf, verstoffwechselt seine Muskulatur und baut die eigene Knochensubstanz ab; vom dahinschwindenden Immunsystem ganz zu schweigen. Muskelschwäche, Krankheit und Osteoporose sind die Folge – ebenso wie starke Leistungs- und Motivationseinbußen.

Kein Wunder, dass eine Diät für viele Menschen zur Hölle auf Erden wird, insbesondere wenn sie zusehends schlechter einzuhalten ist und man immer weniger satt wird. Falsches Vorgehen und nagender Hunger führen hier schnell zum Versagen, einem »zerschossenen« Grundumsatz und zur nächsten Fressattacke. Das lässt alles nur noch schlimmer werden. Durch den so unabwendbaren Jojo-Effekt wird man schnell wieder zulegen.

Aber das muss nicht sein. Wir wollen intelligenter vorgehen: Wollen wir Fett verlieren, so müssen wir dessen Verstoffwechselung so stark wie möglich ankurbeln und neue Fettspeicherung möglichst verhindern. Darüber hinaus müssen wir alle anderen Substanzen und Systeme so gut es geht erhalten, wenn möglich sogar stärken – das betrifft unseren gesamten Bewegungsapparat, unser Immunsystem und unsere mentale Einstellung.

Um dies alles zu erreichen, müssen wir unsere Ernährung säubern: Zuerst streichen wir den gesamten Müll. Alle leeren Kalorien, die kaum wichtige Nährstoffe liefern und sogar mehr Hunger bereiten, als dass sie sättigen. Also vor allem zucker- und weißmehlhaltige Produkte. Wir sollten den Konsum von Kohlenhydraten reduzieren, um das Insulin gering und das Glucagon hoch zu halten, denn nur so kann auch Körperfett als primäre Energiequelle verstoffwechselt werden. Vor allem werden wir alle stärkehaltigen Produkte streichen – wie z.B. Nudeln, Reis, Mais, Kartoffeln, Brot usw.

Andererseits müssen wir unsere Muskeln, Knochen und das Immunsystem schützen und das geht vor allem über hochwertiges Eiweiß und die damit verbundene Calciumaufnahme. Die bereits aufgezählten eiweißreichen Lebensmittelgruppen – Fisch, Meeresfrüchte, Eier, Käse, Quark und Fleisch – behalten wir somit bei. Sie sollen den Schwerpunkt unserer Diät bilden. Auf die Milch verzichten wir, da auch sie zu viele Kohlenhydrate liefert, die wir uns lieber ersparen sollten. Shakes gibt es von nun an nur noch mit Wasser. Nüsse und Hülsenfrüchte werden weiterhin konsumiert, aber natürlich bei weitem nicht in Umfängen wie in der Aufbauphase, da sie ebenfalls Kohlenhydrate liefern.

Eine Ausnahme machen wir bei Gemüse und Pilzen. Sie haben einen hohen Wasseranteil, liefern viele wichtige Nährstoffe und vor allem Ballaststoffe. Diese sorgen dafür, dass wir trotz Diät satt sind, dass die Verdauung rund läuft und dass wir gesund bleiben. Wenn es also eine Beilage zu Eiern, Käse, Fisch und Fleisch gibt, dann besteht sie aus Pilzen und Gemüse!

Obst ist generell sehr empfehlenswert, liefert jedoch zu viele Kohlenhydrate. Hier kommt es auf das Timing an: Die einzig sinnvollen Momente in einer Diät, in der man den Konsum von Obst etwas lockerer sehen kann, sind diejenigen, in denen die körpereigenen Glykogenspeicher von Leber und Muskulatur weitestgehend erschöpft sind und deswegen Muskelabbau droht. Die aufgenommene Energie wird dann zur Synthese von Glykogen eingesetzt und nicht zum Aufbau von Körperfett. Zu solchen Zeitpunkten ist Obst empfehlenswert, da es die Muskelmasse des Körpers schützt und bei kurzfristigem Kalorienüberschuss, ausreichend Protein und korrektem Training sogar geringfügigen Muskelaufbau ermöglicht.

Diese Momente sind die erste Mahlzeit des Tages nach einer zehrenden Nacht ohne Energieaufnahme, nach harter körperlicher Arbeit und direkt nach dem Training. Zu diesen Zeitpunkten können Sie vorerst den Konsum von Obst aufrecht erhalten. Stagnieren jedoch die Fortschritte, dann streichen Sie das Obst zum Frühstück. Avocados und Papayas sind hier eine Ausnahme, da sie nur sehr wenige Kohlenhydrate liefern. Nach dem Training sollten Sie das Obst immer beibehalten – nicht nur Ihrer Gesundheit, sondern auch Ihrer Muskulatur und somit Ihrem Grundumsatz zuliebe. Streichen Sie es hier, dann werden Sie es insgesamt noch schwieriger haben, Fett zu verlieren.

An Nicht-Trainingstagen sollten Sie auf Obst verzichten. Wenn Sie keine Energie – über den Grundumsatz hinaus – verbrauchen, dann würde überschüssiger Treibstoff sofort in Ihre Fettdepots wandern. Das wollen wir vermeiden.

Ihren Fettkonsum sollten Sie zu Beginn der Diät relativ hoch belassen und die negative Kalorienbilanz über Kohlenhydrat-Verzicht und das Training kreieren. Wenn die Fortschritte jedoch kleiner werden, sollten Sie auch zusehends

Ihre Nahrungsfette reduzieren. Streichen Sie zuerst die gesättigten Fette aus Butter und Fleisch. Setzen Sie zusehends mehr auf Fisch und mageres Fleisch – also vorwiegend Geflügel. Verzehren Sie aber weiterhin Eier, Käse, Nüsse und hochwertige Öle. Das sind absolute Nährstoffbomben. Sie sollten in jeder Diät dauerhaft konsumiert werden. Streichen Sie diese also nie vollständig und bleiben Sie abwechslungsreich – allenfalls reduzieren dürfen Sie sie.

Proteine sind und bleiben die wichtigste Nährstoffquelle und sollten überhaupt nicht reduziert werden. Ausreichend Protein und Training schützen Ihre Muskulatur und schlussendlich hängt von dieser alles ab, denn darin verheizen Sie Ihr Körperfett. Je mehr Muskulatur Sie während einer Diät verlieren, desto fetter werden Sie bleiben!

Dennoch funktioniert – ebenso wie auch der Aufbau von Muskulatur – auch der Abbau von Körperfett nur dann, wenn Sie stets progressiv vorgehen. Stagniert Ihr Gewicht auf der Waage, so müssen Sie weitere Schritte einleiten. Eine Ausweitung der nächtlichen Fastenphase hat sich hier bewährt. Die körpereigene Fettverbrennung wird um so stärker, je länger wir nichts essen – ebenso wie auch der Ausstoß des Wachstumshormons HGH. Am frühen Morgen befindet sie sich auf dem Höhepunkt – insbesondere wenn wir durch ein intensives Training am Vortag für einen ordentlichen Nachbrenneffekt gesorgt haben.

Wollen wir diese Situation nutzen, empfiehlt es sich, die gesteigerte Fettverbrennung so weit wie möglich auszudehnen, indem wir das Frühstück ausfallen lassen. Im Laufe der Woche kann man zudem die erste Mahlzeit des Tages immer weiter hinauszögern. Das Ganze hat nur einen Haken: Dabei droht auch Muskelmasse verstoffwechselt zu werden. Durch tägliches auto-reguliertes Training und einen kleinen Eiweiß-Puffer am Morgen können wir dieses Problem jedoch abmildern. Trinken Sie hierzu einfach einen Proteinshake – am besten ein hochwertiges Mehrkomponentenprotein, welches sowohl kurz- als auch langfristig für Eiweiß im Blut sorgt – mit Wasser und sonst nichts. Auf keinen Fall Kohlenhydrate! Denkbar wäre auch ein Stück fettarmer Käse oder magere Wurst – wie z.B. gekochter Schinken oder Putenbrust.

Sehen Sie sich beim Käse nach speziellen Light-Produkten um, die es z.B. auch für Mozzarella, Aufschnitt und Camembert gibt, um unnötige Kalorien zu vermeiden. Das damit verbundene Calcium schützt unsere Knochen in der Fastenphase, was die wenigen Gramm Fett wieder aufwiegt. Darüber hinaus sinkt der Testosteronspiegel signifikant, wenn wir das Nahrungsfett zu sehr einschränken. Eine »fettarme« Diät ist somit kontraproduktiv. [49]

Sehr schmackhaft ist es auch, Käse und Wurst direkt zu kombinieren und auf diese Weise ein noch vielseitigeres Nährstoff- und Aminosäurenprofil zu kreieren. Etwas Schinken mit Mozzarella oder Schnittkäse schmeckt dabei sehr gut und wenn Sie noch Schnittlauch oder Basilikum und Pfeffer dazu geben, kommen Sie so wunderbar durch den Morgen. Das ermöglicht hohen Muskel- und Knochenschutz bei geringem Insulinausstoß und anhaltender Fettverbrennung – eine ideale Kombination!

Generell sollten Sie in der Diät viel Wert auf Kräuter und Gewürze legen. Diese sind gesund, oftmals sogar entzündungshemmend (z.B. Curry), geschmacklich vielseitig und sie ersparen Ihnen viele überflüssige Kalorien aus Soßen und anderen Beilagen. Am besten ist es, wenn Sie sich dafür ein gut sortiertes Gewürzregal und einen kleinen Kräutergarten anlegen – die Mühe lohnt sich.

Des Weiteren sollten Sie Ihre Thermogenese anregen, wo es nur geht: Die Temperatur Ihres Körpers wird nämlich vorwiegend über die Verbrennung von Körperfett angeheizt und jede Steigerung derselben durch Training und Ernährung verstärkt diesen Effekt. Essen Sie dazu also ruhig scharf und würzen Sie ausreichend mit Pfeffer, Curry, Paprika und Chili. Trinken Sie darüber hinaus viel grünen Tee, denn auch dieser regt die Thermogenese an. Den stärksten Thermotreibstoff haben wir in unserer Liste jedoch bereits ganz oben stehen: Protein. Dieses erhöht den Effekt der Wärmeabstrahlung nachweislich um bis zu 35 % und das für bis zu 36 Stunden. [50]

Im Gegensatz zu Fetten und Kohlenhydraten, welche die Körpertemperatur bei ihrer Verstoffwechselung nur geringfügig und allenfalls für ein paar Stunden erhöhen, steigert die Verdauung der Proteine die Thermogenese deutlich. Ein gewichtiger Teil der gelieferten Kalorien wird bei der Verwertung gleich wieder verheizt – was bedeutet, dass wir mehr davon essen können! Darüber hinaus ist Eiweiß auch der Nährstoff mit dem höchsten Sättigungseffekt, was uns wiederum hilft, da wir früher davon satt werden. Es liefert also im Endeffekt weniger Energie und sättigt mehr. Was könnte optimaler für eine Diät sein? Hochwertiges Eiweiß vereint somit Muskelschutz und -aufbau (was einer Erhaltung bzw. Erhöhung des Grundumsatzes entspricht), eine erhöhte Thermogenese und ein gesteigertes Sättigungsempfinden.

Darum geht es bei unserer Diät: Möglichst viel Nährstoffe und Sättigung erhalten und dennoch eine negative Kalorienbilanz bewahren! Mit dem Vorgehen, wie es in diesem Kapitel beschrieben wird, können wir genau dies erreichen.

Gemüse unterstützt uns hier ungemein: Es weist eine *geringe Energiedichte* auf, da es vorwiegend aus Wasser und vielen Ballaststoffen besteht. Dennoch hat es eine *hohe Nährstoffdichte*: Es versorgt uns mit vielen wichtigen Phytaminen, Vitaminen und Mineralien, die notwendig sind, um auch in Zeiten der negativen Kalorienbilanz unsere Gesundheit zu erhalten. Wir erhalten viel Nutzen und Sättigung bei wenig Energie – die perfekte Mischung. Im Verbund mit viel Protein, ausreichend Fett und natürlich auto-reguliertem Hochfrequenztraining ist dies die Taktik schlechthin, um Körperfett zu verlieren und Muskelmasse zu erhalten.

Das Volumen der Nahrung spielt auch eine Rolle, da die Magendehnung bereits zum Gefühl der Sättigung und Zufriedenheit beizutragen vermag. Durch ballaststoffreiche Ernährung mit geringer Energiedichte setzen wir auf genau dieses Pferd. Ebenso können wir unseren Magen durch Wasser dehnen. Trinken Sie also gerade in der Diät ausreichend zu den Mahlzeiten, dazwischen und vor allem davor. So bewirken Sie bereits eine gewisse Grundsättigung und zwar noch vor dem ersten Bissen. Auch direkt nach dem Aufstehen in der morgendlichen Fastenphase kann dies sehr nützlich sein. Ein Spritzer Zitrone fügt etwas Geschmack und Frische hinzu. Sind Sie also hungrig, dann trinken Sie erstmal ein Glas Wasser und dann sehen Sie weiter.

11.4 Supplements

Nahrungsergänzungsmittel werden völlig überschätzt – angeheizt durch die millionenschwere Industrie dahinter. Viele sind die Dose nicht wert, in die sie abgefüllt werden, aber einige von ihnen sind durchaus praktisch.

»Naturbelassen« sind diese nicht gerade; aber wenn Sie, verehrter Leser, hin und wieder nicht die Zeit dazu haben, für ausreichend Proteinnachschub zu sorgen, Sie vor oder nach dem Training einen »schnellen« Shake trinken oder während einer Diätphase Protein pur zu sich nehmen wollen, dann können Sie ruhig auf Proteinpulver zurückgreifen. Sie sollten dieses jedoch nur als »Ergänzungsmittel« ansehen und nicht als Nahrung an sich. Solange Sie das beachten, befinden Sie sich im grünen Bereich.

Neben Proteinkonzentraten und Creatin dürfen Sie ruhig Ihr Geld »verpulvern« wie Sie möchten, aber erwarten Sie nicht allzuviel dafür. Korrektes Training, eine ausgewogene Ernährung, eine bewusste Regeneration und eine positive, leistungsorientierte Einstellung sind um Welten wichtiger als Supplements. Haben Sie hier Defizite, dann wird Ihnen kein Supplement der Welt weiterhelfen können. Haben Sie hier keine Defizite, dann benötigen Sie auch keine Supplements – so einfach ist das!

*

12. Progressive Regeneration

»Sie können zu 100% davon überzeugt sein, dass hochfrequentes Training der Heilige Gral des Muskelwachstums ist, aber wenn Sie Ihrem Körper nicht erlauben, zu regenerieren, dann werden Sie ganz einfach keine Fortschritte machen! Sie müssen die perfekte Balance zwischen Stimulation und Regeneration erzielen, um optimal voranzukommen.« Christian Thibaudeau [51]

Neben Ihrem ZNS – dem zentralen Nervensystem – besitzt Ihr Körper auch ein vegetatives Nervensystem (VNS). Dieses steuert die willentlich weniger beeinflussbaren Vorgänge Ihres Körpers wie Herzschlag, Atmung und neben dem Kreislauf des Blutes auch die Aktivität des Stoffwechsels. Es ist Herr über die Entwicklung unseres Körpers, indem es diesen im Falle des Falles aktiviert und bei Gelegenheit passiviert.

Für die Aktivierung in Stresssituationen ist der Teil des VNS zuständig, der als »Sympathikus« bezeichnet wird. Verschiebt sich das Gleichgewicht zwischen Aktivität und Passivität unseres Körpers zu seinen Gunsten, so spricht man von einer »ergotropen Wirkung«. Diese wird durch Stresssituationen hervorgerufen, durch die der Körper abrupt in den »Flucht-Kampf-Modus« springt und bereit ist, volle Leistung zu bringen. Geschieht dies, so zieht der Athlet all seine Ressourcen, seine Aufmerksamkeit und das Blut aus den kurzfristig vernachlässigbaren Organen und Systemen seines Körpers ab, um sie an die Front, in die Muskelfasern zu schicken, um Leib und Leben zu schützen.

Alle Momente unseres Lebens, die zu einem verstärkten Ausstoß von Stresshormonen führen – mag es die Bedrängnis in einer Menschenmenge, eine ungewohnte Anforderung im Beruf oder schweres Training sein – aktivieren den Sympathikus.

Solange dieser vorherrscht, ist Action angesagt und solange können wir uns weder erholen, noch regenerieren. Um die Belastung hochfrequenten Trainings jedoch kompensieren zu können, müssen wir lernen, möglichst schnell und gezielt den sog. Parasympathikus – als Gegenspieler des Sympathikus – zu aktivieren, um unseren Körper wieder zu beruhigen und ihn in den Zustand der »Vagotonie« zu versetzen. Erst dann kann und wird er sich wieder um sich selbst kümmern, den Pulsschlag senken, das Blut in die Organe zurückleiten und seine Aufmerksamkeit auf wichtige Vorgänge und Systeme lenken, die für Reparatur, Wachstum und Gesundheit von größter Bedeutung sind.

Der Sympathikus kümmert sich quasi um die Außenpolitik unseres Körpers und der Parasympathikus um die Innenpolitik. Wie auch jedes Land sich nur dann erfolgreich zu entwickeln vermag, wenn beide Aspekte ausgeglichen sind, so gilt dies auch für unseren Körper. Wird die Aufmerksamkeit fast vollständig der Außenpolitik gewidmet, dann verkümmert das Innere und wird sukzessive labiler. Langfristig wird das Gesamtsystem zusammenbrechen. Umgekehrt wird das Äußere zusehends verweichlichen, je unverhältnismäßiger man sich der Innenpolitik widmet. Die Balance der Kräfte, Triebe und Anstrengungen muss stets gewahrt bleiben, will man sich weiter entwickeln. Heraklit hat recht, wenn er darauf hinweist, dass der Krieg der Vater aller Dinge ist. Aber wir werden den Krieg gegen unsere Schwächen und Feinde immer nur dann siegreich verfolgen können, wenn wir auch die Mutter aller Dinge – den Frieden – ebenso im Fokus zu behalten wissen!

In diesem Kapitel werde ich Ihnen somit nicht einfach nur vermitteln, was immer in solchen Kapiteln steht: »Entspannen Sie sich und schlafen Sie viel«, sondern viel mehr möchte ich Ihnen bewusst machen, worum es hier beim Thema »erfolgreiche Regeneration« wirklich geht und wie man diese am besten verwirklicht.

12.1 Der Parasympathikus muss herrschen

Erfolgreiche Regeneration bedeutet nicht einfach nur gezielte Passivität, sondern die aktive Förderung des Parasympathikus! Wenn Sie die Zusammenhänge dahinter verstehen, werden Sie erkennen, dass es mit einer gewollten Ruhepause nicht so einfach getan ist, oder dass Sie oftmals sogar nur Zeitverschwendung ist.

Sehen wir uns die Auswirkungen von Stress einmal näher an: Stress soll möglichst gezielt eingesetzt und ansonsten vermieden bzw. abgebaut werden. Unnötiger Stress ist destruktiv für uns, da er uns daran hindert, zu regenerieren. Also müssen wir ihn umgehen, wo es nur geht, und darüber hinaus müssen wir bereits aufgebauten Stress loswerden, so schnell es nur geht. Solange wir dies nicht schaffen, bleibt der Sympathikus am Ruder und es ist Essig mit der Regeneration.

Wie wir bereits schon einmal kurz festgehalten haben, kann sich Stress nicht selbst zurück regulieren. Sobald er da ist, bleibt er auch da, bis er wieder abgebaut wird. Beenden wir somit einen stressigen Tag, indem wir uns nur noch erholen wollen, dann funktioniert das einfach nicht, da der Körper noch voller Stresshormone ist, die unsere Blutzuckerwerte auf die eines Diabetikers hochtreiben. Wenn die Hormone und Energievorräte in Ihrem Körper Lambada tanzen, werden Sie es überaus schwer haben, hier abschalten oder gar einschlafen zu können. Am nächsten Morgen werden Sie wie gerädert aufwachen, da Ihr Körper trotz der Schlafensperiode kaum zur Ruhe gekommen ist. Sie werden sicher verstehen, dass man so schnell ausbrennen und die Leistungsfähigkeit rapide in den Keller gehen wird – der nächstbeste Infekt wird kaum auf Widerstand treffen.

Eine mangelhafte Stressbewältigung bremst viele Athleten in ihren Bestrebungen aus. Oftmals liegen die Probleme dabei nicht im Training begründet. Objektive Erholungszeit ist weniger von Bedeutung. Was zählt, ist die Zeit, in der wir den Parasympathikus aktivieren. Diese Kunst gilt es zu erlernen.

12.2 Training zum Stressabbau

Keine Pausenzeit ist von Nutzen, wenn Sie dabei noch gestresst sind! Der beste Weg jedoch, um sich überschüssigen Stress und die damit verbundenen Konsequenzen vom Halse zu schaffen, ist – man lese und staune – tägliches auto-reguliertes Training. Selbst an Tagen, an denen Sie besonders gestresst und kurz vor dem Ausbrennen sind, ist ein lockeres Durchblutungstraining genau das, was Sie brauchen. Hier eine Trainingspause einzulegen wäre kontraproduktiv. Sie könnten zu Hause sowieso nicht abschalten. Der Sympathikus Ihres Körpers käme dabei nämlich nicht zur Ruhe; Ihr Blut wäre bis oben hin mit Zucker gesättigt und würde vor Stresshormonen nur so brodeln.

Ein optimales Training wirkt wie eine Blutreinigung: Es verbrennt den überschüssigen Zucker und baut die Stresshormone ab. Es wirkt im wahrsten Sinne des Wortes befreiend. Erst nachdem diese Stressschlacke abgebaut ist, kann der Körper – und somit auch Sie – wirklich zur Ruhe kommen. Also flüchten Sie (HIIT) oder kämpfen Sie (Widerstandstraining), aber legen Sie sich nicht gestresst in die Badewanne oder aufs Sofa. Das wird nicht funktionieren. Man kann erst abschalten, wenn man den Stress- und Zuckerüberschuss abgebaut hat. Genau dies ermöglichen uns die täglichen Trainingseinheiten. Diese sollten am besten abends abgehalten werden, um möglichst entspannt in das Land der Träume hinabtauchen zu können.

Fühlen Sie sich durch zu viel schweres Training körperlich überlastet, sind aber dennoch vom Stress geplagt, dann können Sie auch in diesem Fall Ihre Regeneration fördern, indem Sie trotz alledem lockeres Cardio ausführen, spazieren gehen oder sonst eine Aktivität verfolgen, bei der Sie sich bewegen, tief durchatmen und abschalten können – selbst wenn es nur Angeln oder Gartenarbeit ist. Dies empfiehlt sich sogar regelmäßig, selbst wenn Sie nicht gestresst sind. Ist Ihr Körper nämlich – in Phasen geringer Trainingsfrequenz – langfristig zu ruhig, dann ist das auch nicht gut. Bringen Sie ein wenig Bewegung in Ihren Kreislauf und fördern Sie die Durchblutung täglich, damit Ihr Körper ausreichend mit Sauerstoff und Nährstoffen versorgt bleibt.

Der periodische Wechsel von Bewegung und Pause ist optimal für die Entwicklung unseres Körpers. Zu lange Pausen oder zu wenig Bewegung sind hier genauso verkehrt wie gar keine Pausen. Alles muss sich im Gleichgewicht befinden und doch starken Schwankungen unterliegen, denn nur die Konkurrenz von Sympathikus und Parasympathikus hält langfristig fit. Aktivieren Sie Ihren Sympathikus durch hochfrequente Trainingsbelastungen, so werden Sie das nur dann verkraften, wenn Sie Ihren Parasympathikus ebenso fordern.

12.3 Schalten Sie den Sympathikus ab und den Parasympathikus an

All dies ist vor allem eine Frage der Einstellung. Wir Menschen sind tagsüber durchgehend angespannt und in einer Art Bereitschaftszustand. Befreien Sie sich von diesem, wenn es die Lage ermöglicht. Das ist deutlich öfter der Fall, als Sie denken.

Nehmen wir z.B. die momentane Situation: Sie halten dieses Buch in der Hand und lesen aufmerksam darin. Das ist mit Stress verbunden. Versuchen Sie jetzt einmal die Spannung Ihres Körpers gezielt herabzusenken und dadurch lockerer und entspannter zu werden; atmen Sie dabei ruhiger und tiefer.

Spüren Sie den starken Unterschied in Ihrem Muskeltonus und wie Sie allein durch Ihren Willen unnötige Verspannungen von sich nehmen können? Trainieren Sie diese Fähigkeit, wo es nur geht! Beginnen Sie damit in kleinen Ruhepausen, direkt nach dem Training, in der Dusche, beim Hören von Musik, beim Sitzen im Sessel, beim Lesen der Zeitung, beim Gespräch mit anderen Menschen, beim Einkaufen, beim Zugfahren, beim Essen usw.

Werden Sie lockerer! Immer schön cool bleiben und sich nicht von jeder Kleinigkeit stressen lassen. Regen Sie sich nicht über alles auf und schon gar nicht über die Dinge, die Sie sowieso nicht ändern können. Selbst wenn Sie etwas daran ändern können, dann bringt es auch nichts, sich darüber aufzuregen – ändern Sie es einfach.

Wie Sie sehen, gibt es überhaupt keinen Grund, sich im Leben zu stressen – mal abgesehen vom Training und anderen wichtigen Betätigungen. Aber alles andere sollte Sie nicht hin- und herwerfen wie ein Blatt im Wind. Den Stress, den Sie sich von Anfang an ersparen, müssen Sie nachträglich nicht mehr mühselig abbauen, um endlich in die Regenerationsphase eintauchen zu können.

Was ich damit sagen will: Der Großteil des Stresses, der Ihren Körper belastet und Ihre Regeneration vereitelt, ist hausgemacht, durch Sie selbst verschuldet und somit vermeidbar. Üben Sie sich in der Kunst der Selbstbeherrschung und Sie werden in den Momenten, in denen es wirklich darauf ankommt, deutlich belastbarer sein als je zuvor und zwar einfach dadurch, dass Sie lernen, Ihre Ressourcen zu schützen und gezielter einzusetzen!

Darüber hinaus werden Ihnen die Probleme des Alltages und der Umgang mit anderen Menschen deutlich leichter fallen, wenn Sie diesen mit einem klaren Kopf begegnen. Konzentrieren Sie sich außerdem auf einen Lebensstil, der Ihnen Freude bereitet und Sie auch wirklich erfüllt; denn das, was wir gerne machen, das vermag uns kaum zu stressen – egal wie belastend es in Wirklichkeit ist. Solange wir etwas bewältigen können und auch noch Spaß daran haben, ist der damit verbundene Stress konstruktiv. Er wird dann als »Eustress« bezeichnet – so wie wir ihn auch im auto-regulierten Training erleben. Der Stress, der hierbei entsteht, wird dabei durch die jeweilige erfüllende und bewältigbare Tätigkeit direkt wieder neutralisiert und abgebaut.

Alles hingegen, was uns gegen den Strich geht, uns überfordert und nur gemacht wird, weil es gemacht werden muss, das stresst uns wirklich, ist destruktiv und wird als »Disstress« bezeichnet. Die damit verbundenen Sorgen und Tätigkeiten brocken uns mehr Ärger ein, als wir zu bewältigen vermögen. Disstress zerstört uns. Vermeiden Sie ihn, wo es nur geht, und korrigieren Sie Ihr Leben dahingehend, dass Sie über kurz oder lang alle Disstress-Quellen streichen und aus Ihrem Alltag verbannen – selbst wenn Sie dafür einen völlig anderen Lebens-, Beziehungs- und Karriereweg einschlagen müssen. Das ist egal, denn es ist die richtige Entscheidung!

Sie werden immer nur das wirklich gut machen, was Sie auch machen wollen. Sie werden immer nur dort Erfüllung finden, überdurchschnittliche Leistung bringen und entsprechende Anerkennung erhalten, worin Sie auch gut sind. Also nehmen Sie Ihr Leben selbst in die Hand und lassen Sie den Werdegang Ihrer Entwicklung nicht nur von äußeren Umständen und Zufällen bestimmen. Übernehmen Sie Verantwortung und das in einem Rahmen, der Ihnen gefällt. Ihr Wille geschehe! Oder wofür leben Sie überhaupt?

12.4 Abschließende Regenerationstipps

Um Stress abzubauen, sollten Sie in der Freizeit das machen, was Ihnen Spaß bereitet – solange es nicht Ihrer Gesundheit und Entwicklung schadet: Genießen Sie Ihr Leben!

Ein fester Tagesablauf kann dabei viel Stress durch Ungewissheiten und kurzfristige Planungen ersparen. Feste Rituale zu installieren ist gerade beim Training und der Ernährung sinnvoll. So müssen Sie sich nicht immer aufs Neue fragen, ob Sie heute ins Training gehen oder nicht – Sie machen es ganz einfach. Warum? Weil Sie das nun einmal so machen – Punkt.

Bei der Ernährung ist es das Gleiche: Weshalb sollten Sie heute Abend keinen Müll essen, obwohl es so einfach wäre? Ganz einfach: Weil Sie das nie machen. Es gehört nicht zu Ihrer Routine, schwach zu werden. Sie haben einen festen Fahrplan und wenn der erst einmal zum Alltag gehört, werden Sie ihn auch nicht mehr über den Haufen werfen.

Indem Sie somit alles, was wichtig ist, zur selbstverständlichen Routine werden lassen, wird es immer einfacher, sich auch daran zu halten. Falls Sie sich durch feste Pläne jedoch eher gestresst und eingeengt fühlen, dann bleiben Sie lieber spontan. Dann gibt es keine Vorschriften – erlaubt ist, was funktioniert; denn darauf kommt es an. Das ist Auto-Regulation!

Zur Routine sollte aber Ihr Nachtschlaf werden. Je tiefer und ungestörter Sie schlafen, desto besser. Gehen Sie ins Bett, wenn Sie müde sind und stehen Sie auf, wenn Sie dazu bereit sind. Versuchen Sie nicht mit dem Wecker gegen Ihren natürlichen Tag-Nacht-Rhythmus anzukämpfen – das stresst ungemein. Und sorgen Sie für eine möglichst gute »Schlafhygiene«: Alles, was die Nachtruhe zu stören vermag, muss raus aus dem Schlafzimmer. Das beginnt bei durchgelegenen Matratzen, geht über blinkende oder laut tickende Uhren und endet bei Menschen, die Sie eigentlich überhaupt nicht leiden können. Räumen Sie hier gründlich auf und schmeißen Sie alles raus, was Ihrer Entwicklung im Wege steht. Und gönnen Sie sich auch tagsüber ruhig 'mal ein Nickerchen. Jedes Mal, wenn Sie die Augen schließen, fördert dies den Parasympathikus, denn die Augen verschlingen viel Energie und Ihre Wahrnehmung kostet viel Aufmerksamkeit – sparen Sie hier, wo Sie nur können.

Meditation vermag produktiv auf Ihren Körper zu wirken. Insgesamt beschäftigen sich nur wenige Athleten mit derartigen »mentalen Techniken«; in den Reihen der erfolgreichen Athleten jedoch sehr viele. Nun – zum Schluss des Buches – möchte ich Ihnen noch einmal ins Gedächtnis rufen, dass Ihr bewusster Geist und das damit verbundene ZNS entscheiden, wie weit Sie mit Ihrer Entwicklung kommen werden. Hier liegt Ihr größtes Potenzial verborgen. Meditation ist eine sehr gute Möglichkeit, dieses Vermögen zu ordnen und seiner Kraft eine feste Richtung zu geben. Gelassenheit, Selbstbeherrschung und Vertrauen sind Fähigkeiten, die hier geschult werden. Ohne diese werden Sie weder erfolgreich durchs Leben, noch durch hochfrequentes Training kommen. Meditieren Sie regelmäßig: Trainieren Sie Ihren Geist, um Ihren Körper zu beherrschen!

Abschließend noch ein Punkt zur Ernährung: Magnesium ist der Stresskiller schlechthin. Generell ernähren wir uns im Rahmen der in diesem Buch vorgeschlagenen Ernährung bereits ausreichend magnesiumreich. Nüsse, Spinat, Fisch, Geflügel, Mineralwasser, Orangen, Beeren, Bananen, Haferflocken und Milchprodukte sind hier die Spitzenreiter. Aber auch ein Stück Schokolade mit möglichst hohem Kakaoanteil ist ebenso empfehlenswert, wenn Sie es genießen und nicht einfach nur hinunterschlingen. Denken Sie immer daran: Auch Sündigen will gelernt sein!

*

13. Schlussworte

Verehrter Leser, ich möchte mich recht herzlich bei Ihnen dafür bedanken, dass Sie dieses Buch gelesen haben und würde mich darüber hinaus freuen, wenn Sie die darin enthaltenen Prinzipien in Ihren Trainingsalltag integrieren. Ich bin mir bewusst, dass das, was ich Ihnen hier vorsetze, den gängigen Ansichten widerspricht. Trotzdem hoffe ich, dass Sie die Chance darin erkennen, mit veralteten Vorstellungen aufzuräumen und eine neue Philosophie der Entwicklung mit Leben zu erfüllen – mit Ihrem Leben!

Wenn Sie eine möglichst umfassende Körperbräune erreichen wollen, wie würden Sie dann vorgehen? Würden Sie Ihren gesamten Körper täglich solcher Sonnenstrahlung aussetzen, wie es Ihre Verfassung erlaubt oder würden Sie alle paar Tage nur bestimmte Körperteile so extrem der Sonnenhitze aussetzen, bis Sie einen intensiven Sonnenbrand davontragen und die nun geschädigte Stelle für mindestens 48 Stunden oder gar eine ganze Woche in völliger Dunkelheit belassen?

Was wäre wohl natürlicher? Was wäre mehr schädlich als nützlich? Was wäre intelligenter?

Beantworten Sie diese Fragen und die Antworten werden auch Sie zu dem Trainingsverständnis führen, welches einer optimalen Weiterentwicklung am ehesten entspricht. Lassen Sie auto-reguliertes Training ebenso zu Ihrem Alltag werden wie auch ausgewogene Ernährung und bewusste Regeneration: Schönheit, Leistung und Gesundheit werden folgen.

14. Quellen

1. Janina Boyke, Joenna Driemeyer, Christian Gaser, Christian Büchel, Arne May: Training-Induced Brain Structure Changes in the Elderly; The Journal of Neuroscience, July 9, 2008; 28 (28), 7031-7035
2. Ramachandran, Vilaynur S.; Blakeslee, Sandra: Die blinde Frau, die sehen kann. Rätselhafte Phänomene unseres Bewusstseins; Rowohlt, Reinbek bei Hamburg 2009, 39
3. Chad Waterbury: Muskeln Sofort. Das Power-Programm; Meyer & Meyer Verlag, Aachen 2010, 114
4. Woodhouse, David: Ivan Abadjiev + the Bulgarian Weightlifting System; http://weightliftingexchange.com/index.php?option=com_content&task=view&id=438&Itemid=60
5. Moilan, Ari: Bulgarian Super Power Training; 20.05.2005; http://www.mikesgym.org/articles/index.php?show=article&sectionID=3&articleID=9
6. Pendlay, Glenn in: Shugart, Chris: The Glenn Pendlay Secret; 02.08.2011; http://www.t-nation.com/free_online_article/most_recent/too_much_muscle_the_glenn_pendlay_secret?sms_ss=facebook&at_xt=4d537ae4313858b3%2C0
7. http://www.styrkeloft.no/nyheter/frekvensprosjektet
8. http://www.styrkeloft.no/nyheter/frekvensprosjektet/1437-resultater-fra-frekvensprosjektet
9. Costa, Leo: Big Beyond Belief; Optimum Training Systems 1998, 14f.
10. Abadjiev, Ivan in: Woodhouse, David: Ivan Abadjiev + the Bulgarian Weightlifting System; http://weightliftingexchange.com/index.php?option=com_content&task=view&id=438&Itemid=60
11. Thibaudeau, Christian: Neural Charge Training. Super Growth and Recovery Strategy; 16.12.2010; http://www.t-nation.com/free_online_article/sports_body_training_performance_neural_charge/neural_charge_training
12. Saxon, Arthur: Textbook of Weight-Lifting; Health & Strength, London 1910
13. Higgins, Henry: Strength and Muscle Course: The Secret of the Professional Strong Man's Strength; 1915
14. Hackenschmidt, George: The Way To Live In Health & Physical Fitness. Strength and Health Publishing Co., York, PA 1935

15. Starr, Bill: The Strongest Shall Survive, 1976; Fitness Consultants and Supply (5. Auflage, 1999)
16. Schwarzenegger, Arnold: Encyclopedia of Modern Bodybuilding. Simon & Schuster, New York 1985
17. Schwarzenegger, Arnold: Arnold: The Education of a Bodybuilder. Simon & Schuster, New York 1993, 55
18. Tsatsouline, Pavel: The Naked Warrior. Dragon Door Publications, St. Paul, MN 2004, 98
19. Zatsiorsky, Vladimir M.: Krafttraining. Praxis und Wissenschaft. Meyer & Meyer Verlag, Aachen 1996
20. Waterbury, Chad: Bodybuilding's Next Frontier. The Waterbury High Frequency System; 30.01.2006; http://www.t-nation.com/free_online_article/sports_body_training_performance/bodybuildings_next_frontier
21. Schwarzenegger, Arnold: Das grosse Bodybuildingbuch, Wilhelm Heyne Verlag, München 1986, 153
22. Kiefer, John: The Russians Are Coming; 11.06.2010; http://dangerouslyhardcore.com/339/the-russians-are-coming/
23. Mann J.B., Thyfault J.P., Ivey P.A., Sayers S.P.: The effect of autoregulatory progressive resistance exercise vs. linear periodization on strength improvement in college athletes.; J Strength Cond Res. 2010 Jul; 24 (7): 1718-23; http://www.ncbi.nlm.nih.gov/pubmed/20543732
24. Traufetter, Gerald: Intuition. Die Weisheit der Gefühle; Rowohlt, Reinbek bei Hamburg 2007
25. Hensel, Peter in: Joe Weider's Bodybuilding. Heyne Verlag, München 1991, 93
26. Staley, Charles: Escalating Density Training; 15.02.2002; http://www.t-nation.com/free_online_article/sports_body_training_performance/escalating_density_training
27. Baldwin: Musculoskeletal adaptions to weightlessness and development of effective counter measures. Medicine & Science in Sports & Exercise 1996; 28, 1247-1253
28. Waterbury, Chad: Hybrid Hypertrophy; 08.03.2005; http://www.t-nation.com/free_online_article/sports_body_training_performance/hybrid_hypertrophy
29. Nietzsche, Friedrich W.: Also sprach Zarathustra. Alfred Kröner Verlag, Stuttgart 1941, 168
30. Zippel, Christian: Der Wille zur Kraft. Novagenics, Arnsberg 2010
31. Strossen, Randall: Super Kniebeugen. Novagenics, Arnsberg 1992, 58
32. Lee, Bruce: Tao of Jeet Kune Do. Ohara Publications, Santa Clara, California 2003, 43
33. Beckmann, Dirk: »Faszi... was?« Unbekannt und faszinierend – Faszien; Ein Interview mit Dr. Robert Schleip; Pilates – Das Magazin No 3 Juli/Oktober 2009, 38-45; http://www.somatics.de/PilatesMagazin09.pdf

34. Zane, Frank auf einem Bodybuilding-Seminar 1977, zitiert in: Roberts, Daniels: Hypertrophy Cluster Training (HCT-12) – Key Principles to Growth, 09.05.2010; http://www.wannabebig.com/hypertrophy-cluster-training-hct-12/hypertrophy-cluster-training-hct-12-key-principles-to-growth/
35. Halson S.L., Jeukendrup A.E.: Does overtraining exist? An analysis of overreaching and overtraining research; Sports Med. 2004; 34 (14): 967-81; http://www.ncbi.nlm.nih.gov/pubmed/15571428
36. Armstrong L.E., Van Heest J.L.: The unknown mechanism of the overtraining syndrome: clues from depression and psychoneuroimmunology; Sports Med. 2002; 32 (3): 185-209; http://www.ncbi.nlm.nih.gov/pubmed/11839081
37. Nederhof E., Lemmink K.A., Visscher C., Meeusen R., Mulder T.: Psychomotor speed: possibly a new marker for overtraining syndrome; Sports Med. 2006; 36 (10): 817-28; http://www.ncbi.nlm.nih.gov/pubmed/17004845
38. Meeusen R., Watson P., Hasegawa H., Roelands B., Piacentini M.F.: Brain neurotransmitters in fatigue and overtraining; Appl Physiol Nutr Metab. 2007 Oct; 32 (5): 857-64; http://www.ncbi.nlm.nih.gov/pubmed/18059610
39. Kenttä G., Hassmén P., Raglin J.S.: Training practices and overtraining syndrome in Swedish age-group athletes; Int J Sports Med. 2001 Aug; 22 (6): 460-5; http://www.ncbi.nlm.nih.gov/pubmed/11531041
40. Lehmann M.J., Lormes W., Opitz-Gress A., Steinacker J.M., Netzer N., Foster C., Gastmann U.: Training and overtraining: an overview and experimental results in endurance sports; J Sports Med Phys Fitness. 1997 Mar; 37 (1): 7-17; http://www.ncbi.nlm.nih.gov/pubmed/9190120
41. Krastev, Antonio: zitiert von Broz, John; http://forum.bodybuilding.com/showthread.php?t=121212081
42. Broz, John: http://forum.bodybuilding.com/showthread.php?t=121212081t=122395951
43. Berg, Joris van den: Mysteriöse Kräfte im Sport. Die Geheimnisse des Mentaltrainings. (1941) Covadonga, Bielefeld 2010, 116ff.
44. Nietzsche, Friedrich W.: Der Wille zur Macht. Voltmedia, Paderborn 2007, 651
45. Pendlay, Glenn in: Shugart, Chris: The Glenn Pendlay Secret; 02.08.2011; http://www.t-nation.com/free_online_article/most_recent/too_much_muscle_the_glenn_pendlay_secret?sms_ss=facebook&at_xt=4d537ae4313858b3%2C0
46. Pendlay, Glenn in: Shugart, Chris: The Glenn Pendlay Secret; 02.08.2011; http://www.t-nation.com/free_online_article/most_recent/too_much_muscle_the_glenn_pendlay_secret?sms_ss=facebook&at_xt=4d537ae4313858b3%2C0
47. von Loeffelholz, Dr. Christian: Ernährungsstrategien in Kraftsport und Bodybuilding, Novagenics, Arnsberg 2009

48. Cordain, Loren: Das Getreide – Zweischneidiges Schwert der Menschheit: Unser täglich' Brot macht satt, aber krank. Ernährung mit Getreideprodukten kann die Gesundheit ruinieren. Novagenics, Arnsberg 2004
49. von Loeffelholz, Dr. Christian: Ernährungsstrategien in Kraftsport und Bodybuilding, Novagenics, Arnsberg 2009, 234
50. von Loeffelholz, Dr. Christian: Ernährungsstrategien in Kraftsport und Bodybuilding, Novagenics, Arnsberg 2009, 237
51. Thibaudeau, Christian: The Thib System –Training Frequency and Rest Periods; 09.07.2008; http://www.t-nation.com/article/most_recent/the_thib_system_training_frequency_and_rest_periods

*